滇南医学名医丛书

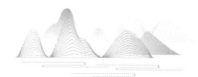

扶阳心法与临证旨要

吴生元 **著**

彭江云　杨会军　张晓琳 **整理**

人民卫生出版社
·北京·

图书在版编目（CIP）数据

扶阳心法与临证旨要 / 吴生元著. —北京：人民
卫生出版社，2023.6

（滇南医学名医丛书）

ISBN 978-7-117-34431-9

Ⅰ．①扶… Ⅱ．①吴… Ⅲ．①中医临床－经验－中国
－现代 Ⅳ．①R249.7

中国国家版本馆 CIP 数据核字（2023）第 025810 号

人卫智网	www.ipmph.com	医学教育、学术、考试、健康，购书智慧智能综合服务平台
人卫官网	www.pmph.com	人卫官方资讯发布平台

扶阳心法与临证旨要
Fuyang Xinfa yu Linzheng Zhiyao

著　　者：吴生元
出版发行：人民卫生出版社（中继线 010-59780011）
地　　址：北京市朝阳区潘家园南里 19 号
邮　　编：100021
E - mail：pmph @ pmph.com
购书热线：010-59787592　010-59787584　010-65264830
印　　刷：北京瑞禾彩色印刷有限公司
经　　销：新华书店
开　　本：710×1000　1/16　印张：14
字　　数：251 千字
版　　次：2023 年 6 月第 1 版
印　　次：2023 年 8 月第 1 次印刷
标准书号：ISBN 978-7-117-34431-9
定　　价：85.00 元

打击盗版举报电话：010-59787491　E-mail：WQ @ pmph.com
质量问题联系电话：010-59787234　E-mail：zhiliang @ pmph.com
数字融合服务电话：4001118166　E-mail：zengzhi @ pmph.com

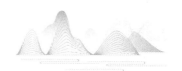

"滇南医学名医丛书"

编委会

总 主 编 彭江云 郑 进 秦国政

副 总 主 编（按姓氏笔画排序）

王 寅 田春洪 刘 琼 杜义斌

李兆福 肖 泓 吴文笛 张 超

张晓琳 陈艳林 欧阳晓勇 侯 宾

姜云武 姜丽娟 葛元靖

入编丛书专家（按姓氏笔画排序）

龙祖宏 吕光荣 刘复兴 严继林

苏 藩 吴生元 张 震 张沛霖

张良英 陆家龙 陈乔林 易修珍

罗 铨 赵 淳 姚承济 夏惠明

编 委（按姓氏笔画排序）

王仕奇 王华宁 王春林 尹剑文

邓 茜 叶建州 田 原 吕云华

刘 念 李 宁 李 垚 李 晓

杨会军 杨丽娟 沈嘉艳 张 玲

张建梅 邰先桃 赵常国 姚济白

秦 琼 晏蔚田 彭强丽 魏丹霞

学 术 秘 书（按姓氏笔画排序）

王仕奇 刘 念 李 宁 沈嘉艳

张 玲 赵常国 晏蔚田

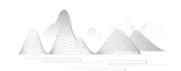

路 志 正 序

　　文化是一个民族的血脉，更是一个民族的灵魂，文化兴则国运兴，文化强则民族强。中医药学根植于中华优秀传统文化，是中华民族原创且具有鲜明华夏特质的医学体系。

　　在这源远流长、博大精深的医药体系中，一源多流，枝繁叶茂，可细化、分化和深化为不同流派。历代传承，发展至今，中医各学术流派更是精彩纷呈，滇南医学正是祖国医学流派中的灿烂瑰宝。

　　一方水土孕育一方文明，云南是人类文明重要发祥地之一，是独具秀美山川和民族特色的旅游胜地，更是拥有繁多道地瑞草、稀有金石灵兽的民族医学的传承创新之地。一方文明引领一方医学，庄蹻入滇，中原医药文化渐兴，并与各少数民族医药交相辉映，传承千年，形成了以兰茂为代表的，璀璨绚烂、卓尔不群的滇南医学。明代的兰茂是一位了不起的苍生大医，身处云岭大地，心系岐黄大业，著有《滇南本草》和《医门揽要》等传世之作。明清以降，滇南医学流派纷呈，名家辈出，如彭子益和曲焕章等皆为翘楚。民国乃至新中国成立后，名声显赫的吴氏、姚氏、戴氏、康氏四大名家亦是有口皆碑，家喻户晓。

　　作为后来者，吾辈中医人理应继承精华，更需发扬光大。"滇南医学名医丛书"涵盖了近现代云南中医界中具有显著代表性的诸位名医大家，该书首叙医家平生事略，"学术思想"和"理论探幽"章节介绍医家主要学术思想，"辨治思路"和"临证心得"章节论述医家于多年临床中独创或改良的内外治法，"方药辨析"章节总结医家的用药心法，运用经方、时方乃至原创验方的心得，并列举相关临床验案，以便读者能进一步学习医家的诊疗思想。此外，尚有"医话与文选"章节，通过医家讲演和诊余漫谈的内容，诸位滇南医家的形象更加丰满生动，跃然纸上，而"传承与创新"章节，则突出了医家毕生于医疗、教学、科研领域的守正创新，上下求索。丛书由以上诸多专题组成，可谓呕心沥血之作。

　　丛书有四大亮点。一者立足经典学术，如吴佩衡承郑钦安扶阳奥旨，以温通大法独步杏林；严继林承戴丽三之学，阐仲景六经辨证法式。二者囊括临证诸科，如龙祖宏诊疗脾胃肝胆疾病，刘复兴诊疗皮肤病，易修珍、张良英诊疗妇人病，吕重安诊疗小儿病，罗铨诊疗老年病，苏藩诊疗眼病等，皆为当代滇南医家立足临床各科，毕生躬耕实践的精华集成，诸位医家扎根高原土地，服务一方百姓，体现了滇南医者的责任与担当。三者涵盖多元诊疗，如张沛霖擅针灸，夏惠明擅推拿等，由此突出了中医具有显著优势的传统外治法。四者彰显守正创新，如姚氏家学传承数代，成一家之言，可谓守正；张震创立证候层次结构学说，独具卓见，可谓创新。丛书编排合理，搜罗广泛，纲举而目张，承前而启后，可谓滇南医学的集大成之作。

滇南医学是新时代云南中医人的学术家园，于此国运昌隆之际，"滇南医学名医丛书"应运而生，希望将来有更多相关的学术研究与实践经验得以呈现，同时注重宣传推广，将丛书成果转化为社会价值，以此造福全民健康。

余嘉勉其志，故乐为之序。

广州医生 路志正

2022 年 10 月 1 日于北京

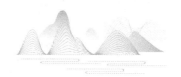

张 震 序

  云南简称滇，地处我国之南，故又称滇南。钟灵毓秀，民风淳朴，兄弟民族众多。自十三世纪后医药文化已较发达，明代云南中医药学术杰出代表止庵兰茂先生撰《滇南本草》，其序云："余幼酷好本草，考其性味，辨地理之情形，察脉络之往来……余留心数年，审辨数品仙草，合滇中蔬菜草木种种性情，著《滇南本草》三卷，特救民病以传后世……后有学者，以诚求之。切不可心矢大利而泯救病之心……凡行医者，合脉理参悟，其应如响，然凡奇花异草，切勿轻传匪人，慎之慎之。"展转传承，渐形成滇南医派群，代有发展。近百余年来，以云南四大名医为代表的医家各有专长，为民祛疾，深受群众爱戴。新中国成立后，毛泽东同志指明中国医药学是一个伟大的宝库，应当努力发掘，加以提高。十八大以来，党中央习近平总书记把发展中医药事业摆在突出的位置，指示遵循中医药发展规律，传承精华，守正创新。在省卫生健康委中医药管理局的领导下，云南名中医、省中医药学会会长郑进教授和彭江云教授、秦国政教授，鉴于滇南医派众多，精英汇集，各具特色，可供交流，积极主动组织各派骨干共同参与本丛书之编写以供同道诸君参考。此举难能可贵，故为之序。

云南省中医中药研究院　张震

2022 年 3 月 20 春分日于昆明

王 庆 国 序

作为弘扬我国优秀传统文化的重要载体,中医药为中华民族的富强昌盛作出了巨大贡献。中医学在历代发展的历史长河中,诞生了伤寒、河间、攻邪、滋阴、易水、温补、温病等影响深远的学术流派,进而发展了中医学术理论与实践特色。近些年来,地域文化特色鲜明的学术流派又相继诞生,如岭南医学、新安医学、孟河医派、龙江医派等,中医学术流派由此进入了百花齐放、百家争鸣的新时代。

云南位于祖国西南,复杂的地形地貌及海拔差异造就了云南多样的立体气候,39 万平方千米的土地上孕育了多种生态类型的丰富物种,拥有全国种类最为繁多的天然药物资源,云南由此成为世界著名的生物多样性中心。战国伊始,庄蹻入滇,开启了古滇文明的发展历程,25 个少数民族世居于此,孕育了璀璨多元的民族文化,而随着汉、唐和明代三次较大规模的汉族士人南迁入滇,中原文化亦不断传入云南。基于云南独特的地理时空环境和文化融合积淀,古滇文明与中原文化交相辉映,以中医药学理论体系为主体,融汇多种世居少数民族的医学特色,寓鲜明地域性、民族性、文化性、兼容性于一体的医学流派——"滇南医学"由此诞生。

明清以降,滇南医学发展盛极,名医辈出,著述颇丰。明代著名医药学家兰茂所著《滇南本草》《医门揽要》,为滇南医学成型阶段的标志性著作。清末民国时期,大理白族名医彭子益著《圆运动的古中医学》,阐河图中气升降圆运动之秘,今人李可大为推崇。曲靖彝医曲焕章创"云南白药",乃中医药民族品牌之瑰宝。新中国成立后,云南四大名医吴佩衡、姚贞白、戴丽三、康诚之可谓家喻户晓,众口皆碑,而吴氏扶阳学术流派、姚氏妇科学术流派、戴氏经方学术流派、管氏特殊针法学术流派等亦相应诞生,诸家流派弘化一方,医道法脉传承至今。

为充分发挥中医药防病治病的独特优势和作用,传承精华,守正创新,云南省大批专家学者对云南中医界的多家中医学术流派以及诸位名医名家的学术思想、临床经验、名著名方及特色诊疗方法等进行系统梳理,深化其内涵,拓展其外延，著成"滇南医学名医丛书"，可谓滇南医学发展史上具有里程碑和划时代意义的盛事盛举。相信本套丛书的出版问世，将能大力弘扬滇南医学流派的学术思想，分享名医名家的临床经验、治病方略和特色技艺，也能为中医药界广大同仁深入了解滇南医学提供良好有效的途径，医者受益的同时，亦可泽被滇南百姓，造福民生健康。

　　滇南医学，于斯为盛，兰茂垂范，道不远人。丛书即将付梓，余欣喜之际，乐而为序也。

北京中医药大学

2022 年 10 月

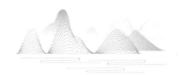

前　言

首论滇南医学之起源，可谓：医学肇三皇，滇南无尽藏。

轩岐仁术，肇自三皇，广大精微，源远流长。中医药学的发展，一源而多流，理一而分殊，故细化、分化和深化为不同流派。祖国幅员辽阔，国土广袤，由于地理物候和社会人文等因素的影响，故而有中医流派发展之广度。经数千年来的发挥演绎、整合积淀，中医药学得以传承精华、守正创新，故而有中医流派发展之深度。历代传承，深广结合，时至今日，中医学术流派更是精彩纷呈。

西南之疆，云岭之上，地灵人杰，历史悠长。云南因其特殊的地理环境和气候，动植物种类数为全国之冠，是世界著名的生物多样性中心，生物资源尤其是天然药物资源十分丰富，此即滇南之地域。史有庄蹻入滇、秦开五尺、蜀汉南征，开启滇南与中原之交流。间有建宁爨氏、南昭大理，素与中原往来密切、水乳交融。近代重九起义、护国运动、滇缅抗战，树中华国威，扬国士侠义，此即滇南之历史。25个少数民族世居云南，其宗教信仰与饮食习俗各异，孕育了古滇文明和绚烂多彩的民族文化。再经汉、唐、明代三次大规模的汉族士人移民入滇，中原文化遂成主流，此即滇南之人文。基于云南独特的地域、历史、人文，古滇文明、民族文化与中原文化交相辉映，以中医药学理论体系为主体，融汇多种少数民族医学特色，寓地域性、民族性、文化性、兼容性于一体的医学流派——"滇南医学"由此诞生。

次论滇南医学之沿革，可谓：兰茂弘医道，源远且流长。

滇南医学起源于秦汉，发展于南诏大理，成型于明清，兴盛于近现代，是祖国医学不可或缺的重要组成部分。秦汉之际，彝族、苗族、傣族、藏族等各族人民探索治病之法，形成地方独特的民族医疗模式。南诏大理时期，积极学习中原文化及医学，亦融汇印度密教医学与波斯医学，代表医家有溪智、白和原、白长善等，代表著作有《脉诀要书》《元阳彝医书》等。

明清时期，云南与中原交往甚密，经济文化发展迅速，是滇南医学成型的高峰时期。明代云南各地州医学蓬勃发展，涌现出不少名医贤达，如随明军入滇之军医董赐、巍山张羲、鹤庆全祯、昆明孙光豫、石屏何孟明、保山刘寅、通海孔聘贤、曲靖赵汝隆等。明代云南最负盛名的医家当属兰茂，乃推动云南民族医药与中医药交流融汇的奠基人物，著有《滇南本草》《医门揽要》，对后世影响深远，道光《云南通志》谓"二百年滇中奉为至宝，不可遗也"。清代云南医学体系的设置多承明之旧制，临床分科愈加细致。既有诸多医家醉心先贤经典，热衷整理古典医学文献，如管暄、管潏、张佩道、奚毓嵩、曹鸿举等，也有躬耕于临床儿科、眼科，或精通伤寒、或擅长针灸、或长于治疫的多位医家，如杨宗儒、李钟溥、赵琳、王恩锡、熊彬等。既有精通本草的习谭，也有手录方书十六卷的罗名模。既有收录 226 种彝药的抄本《医病好药书》，也有老拨云堂的代表方药制剂"拨云锭"。综上所述，在鼎盛时期的明清两朝，滇南医学基本成型。

近现代涌现了运用中医理法方药结合云南道地本草、民族医学特色进行辨证施治的大批中医名家，滇南医学呈现出百花齐放的繁荣景象。曲靖陈子贞著《医学正旨择要》，被奉为云南中医界的经典教材。大理彭子益著《圆运动的古中医学》，今人李可大为推崇。彝人曲焕章创云南白药，成为当今著名的民族医药品牌。新中国成立后，云南四大名医吴佩衡、姚贞白、戴丽三、康诚之可谓家喻户晓，名家李继昌、吕重安等亦众口皆碑，而吴氏扶阳学术流派、姚氏妇科学术流派、戴氏经方学术流派、管氏特殊针法学术流派、张氏云岭疏调流派等亦相应诞生。1960 年云南中医学院成立，云南的中医药教育事业更上层楼，家传、师承、院校教育等人才培养模式多措并举，傣医药学、彝医药学国家级规划教材出版，推动滇南医学人才队伍持续壮大。

再论名医丛书之出版，可谓：丛书传心法，医名后世扬。

滇南医学，蔚为大观，无尽宝藏，亟待发掘。然而即使距今尚近的现代滇南名医，其学术思想与临床经验的发掘整理，亦是现状堪忧。诸多名家贤达，或平生所学濒于失传；或既往虽发表出版，然几经辗转，今已难觅其踪；或未能公开问世，医家仅个人整理，赠予门人弟子，时日既久，以至湮没无闻；或虽有医家个人专著得以行世，如现代已故滇南名医之著作《吴佩衡医案》《戴丽三医疗经验选》《姚贞白医案》《康诚之儿科医案》等，但仅能反映其学术成就的某一方面，未能囊括学术思想与临证经验之全貌，故一直缺乏一套丛书将医家平生学验进行系统完善的整理与汇总。

我们深感老前辈们学验俱丰，独具卓见，临证确有佳效，遗留资料内容丰富多彩，具有颇高的学术和应用价值，若不善加搜集整理，汇总出版，则有绝薪之危。有鉴于此，我们广邀贤达，系统整理出版"滇南医学名医丛书"，此亦云南乃至全国中医药界翘首以盼之盛事。丛书的编写得到云南广大同仁的热烈响应，众多名医专家和流派传人都积极参与。大家怀着强烈的事业心、责任心，克服工作忙、任务多、时间紧等困难，坚守科学精神，贯穿精品意识，做到内容准确、表达流畅、图文并茂。通过努力，如今"滇南医学名医丛书"得以呈现在全国读者的眼前。

我们进行丛书编写的基本立足点有二：一是面向临床，围绕各科的临床问题，提供滇南名医的宝贵思路与诊疗经验。二是系统展现滇南医家学验之全貌，本丛书并非仅叙学术思想，仅载临床验案，或仅摘医论医话，而是分章别论，详尽阐述，将医家之学术思想和临床经验完整赅于一书，以全面反映医家之学术特色。每分册首叙"医家事略"，"学术思想"和"理论探幽"章节介绍医家主要思想，"辨治思路"和"临证心得"章节论述医家多年来独创或改良的内外治法，"方药辨析"章节总结医家的用药心法，运用经方、时方乃至原创验方的心得，附以相关"临床验案"。"医话与文选"章节通过讲演和医论的内容，使诸位滇南医家的形象更加丰满生动；"传承与创新"章节则突出了医家毕生于医疗、教学、科研领域的守正创新和上下求索。

丛书有四大亮点。一者立足经典学术，如吴佩衡承郑钦安扶阳奥旨，以温通大法独步杏林；严继林承戴丽三之学，阐仲景六经辨证法式。二者囊括临证诸科，如龙祖宏诊疗脾胃肝胆疾病，刘复兴诊疗皮肤病，易修珍、张良英诊疗妇人病，吕重安诊疗小儿病，罗铨诊疗老年病，苏藩诊疗眼病，等等，皆为当代滇南医家立足临床各科，毕生躬耕实践的精华集成。三者涵盖多元诊疗，如张沛霖擅针灸，夏惠明擅推拿等，突出了中医具有显著优势的传统外治法。四者彰显守正创新，如姚氏流派今传至第八代，成一家之言，可谓守正；张震创立证候层次结构学说，独具卓见，可谓创新。丛书编排合理，搜罗广泛，可谓滇南医学的集大成之作。

末论滇南医学之未来，可谓：今朝将付梓，明日更辉煌。

此套丛书的出版，得到了众多名医专家和学术流派传承人鼎力相助，依靠大家的齐心协力，我们才能完成"滇南医学名医丛书"的编写。最后，尤其要诚挚感谢路志正、张震、王庆国三位国医大师，三位耆宿大德在百忙之中一起为丛书作序，珍贵无比，蓬荜生辉，体现了对滇南医学的关心与厚爱。丛书虽几经易稿，然限于时间与水平，难免有不妥和不周之处，望读者批评指正，以便今后修订、提高。

　　2018 年云南省中医药学会学术流派传承专业委员会成立，滇南医学研究院挂牌，"滇南医学"自此成为云南中医界的闪亮名片。我们搭建起滇南医学学术流派发展论坛，每年邀请省内外名家齐聚一堂，春城论道。我们开办"滇南医学讲坛"，充分利用互联网传播优势进行线上直播。我们遍访名医，广求贤达，摸底、整理、抢救诸多珍贵资源，将医家平生之学验以影像"留声"，进行"活态"传承。从线下会议、线上平台的交流发展，到影像视频的传承记录，再到如今名医丛书的出版问世，滇南医学正与广大同仁携手并进，以崭新的姿态谱写明日的辉煌。

　　国运昌隆飞腾，中医流派兴盛，愿以是书为贺，昭显滇南医学诸位名家近年来的成果，贻飨同道，幸甚至哉。丛书得以出版，前辈心法得传，于弘扬滇南医学不无小益，当可告慰止庵先师及众位前贤。若是丛书可增后学之志趣，勤求古贤之慧论，或幸使达者于医道多一分知解，绵绵若存，保之不泯，期能光大我轩岐仁术，弘扬我滇南医学，如此幸事，于愿足矣。

　　文辞有尽，余绪无穷，付梓之际，谨作是叙。文末以诗纪之：

　　　　轩岐仁术肇三皇，兰茂弘道于南滇。

　　　　妙香佛国承医法，性天风月亦通玄。

　　　　四大医家荷祖业，流派广纳诸名贤。

　　　　离火九运甲辰至，丛书付梓启新篇。

彭江云

壬寅仲冬于云南中医药大学

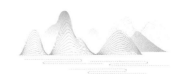

自　序

　　扶阳医学，肇自轩岐内难，承于仲景伤寒。明有赵献可发挥命门温补之说，清有郑钦安详析阴阳辨证之义。民国伊始，卢铸之设扶阳讲坛，影响遍布全国；建国而今，吴佩衡传法脉五代，自成一家之言也。

　　余幼承庭训，束发受书始，即略知医道一二。家父吴佩衡先生淡泊明志，唯尚疗疾愈人。其学问之道，淹贯诸经，博洽百家，诸家之中，又最推崇仲景、钦安温扶阳气之学。余 1960 年于昆明医学院毕业，忝列为吴佩衡先生学术继承人。临证侍诊在侧，研悉吴氏医学。家父耳提面命，倾囊相授，医道法术遂为余所承也。而后于云南中医学院进修三载，问学诸家，转益多师，医道修为渐臻堂奥矣。

　　夫鸿蒙未分，阴阳未判，性命立极，先天奥义，乃虚空祖炁也。太虚寥廓，肇基化元，两仪既生，阴阳始萌，乃元阳、元阴也。乾元一气，落于坤宫，二气合一，化生六子，乃六气、六经也。然后天生成，俱是虚位，二气流行，方显真机，故知呼吸运用，消长盈缩，端赖阳气之化也。阳气者，有温煦、推动、防御、固摄、气化之妙用。阳气亏虚者，温阳治之；阳气虚脱者，固阳治之；阳气下陷者，升阳治之；阳气浮越者，潜阳治之；损及奇经八脉者，补阳治之；升降出入逆乱者，通阳治之；气血营卫失和者，和阳治之。凡此种种，皆扶阳医学之妙法也。考仲景《伤寒论》398 条文，扶阳气、存津液为其主旨，温通大法为其特色。大易之用，大哉乾元，利贞之美，阳明之态，刚健之势，生生之气，化机不息，大化流行。扶阳之运用，不在于姜附之多少，是在于扶阳而一气环周，生机不绝。扶阳之奥妙，不离神机、气立，升降出入；协调气分、血分，津液精髓。倘能圆机活法，明姜附以润、石膏以温之旨，可得其三昧矣。

　　余以扶阳学术之理法辨证为基，业医至今五十余载。不遗祖训，不忘师诲，师古不泥，间出新意。1997 年成为第二批全国老中医药专家学术经验继承工作指导老师，彭江云、吴洋选派为吾之学术继承人。因日诊繁忙，无暇著述，所治应手之处，未能亲笔记录，幸得弟子彭江云、吴洋、吴永昕、肖泓、陈艳林、赵常国等勤勉笃行，录而存之，以记诊疗之见闻，亦验学力之浅深，故予赞扬。

医病非难，难在疑似之辨，辨察不明，鲜有不误人者也。余实践扶阳医学多年，虽未能发皆中的，然亦有可自信者。今不揣鄙陋，将毕生躬耕临证之精华集成于此，以飨后学，吾之幸也。是书谨将医理辨证、治法方药、临床心得与传承思悟等分而列之，详而述之，以明仲景、钦安立法垂方之大愿，亦悟吴氏医学扶阳理法之旨趣。本书初稿得彭江云、杨会军、张晓琳等人协助整理，乃臻完善。然管窥之见，难免偏颇，尚望杏林前辈及广大同仁不吝斧正。

平生所学，集结成册，今将付梓，是以为记。

吴生元
丙申仲夏于云南中医学院

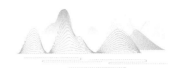

从 医 之 路

　　我出生于中医世家，父亲吴佩衡是著名的中医教育家、20世纪云南四大名医之一、中医扶阳学派的重要传人。在父亲的启蒙教导下，我从小就诵读《医学三字经》《药性赋》《濒湖脉学》《医学从众录》等中医入门书籍，对中医兴致有加。13岁时我罹患"肠伤寒"，一度危在旦夕，危急时刻，父亲用中医中药挽救了我年少的生命，肠伤寒痊愈后，我对父亲的敬仰更进一步，对中医治病更是深信不疑，自此立志从医。1955年高中毕业，当时全国尚无中医本科大专院校，在父亲的支持下我进入云南大学医学院（现已更名为昆明医科大学）系统接受了5年现代医学教育。1960年云南中医学院成立，大学毕业之际恰逢国家贯彻西学中政策，因此我被选派为吴佩衡学术继承人，又得以跟随父亲系统研习中医，在父亲的谆谆教导下逐渐掌握了吴氏扶阳学术思想和临床应用附子的经验。随后，我又在云南中医学院系统学习中医3年，博览古今医典，勤采众家之长。

　　吴氏扶阳学术思想渊源《黄帝内经》重阳理论，以《伤寒论》三阴寒化证温阳扶正思想立本，传承、发扬了郑钦安扶阳学说之精华，临证强调阳气乃人身立命之本，立法论治首重扶阳，善用、广用、专用、重用附子治疗危重疑难病症，往往能力挽沉疴。秉承家学、中西兼具，独特的教育经历让我打下了扎实的中西医理论根基，相较于父辈而言，我主张中医为主、中西医结合，以扶阳大法为纲，以病为目，病证结合的诊疗思路，遵行"理论—实践—理论—再实践"的辩证唯物主义实践观，深入研究"温扶阳气"大法，对阳虚阴寒证的诊治有自己独到的认识，创建了"产热不足所致阳虚阴寒证"的疾病发病理论，擅于应用四逆辈及桂枝汤类方，尤其擅用附子治疗风湿病、脾胃病、老年病等。曾治一65岁老年妇女，住院诊断为"支气管肺炎"急症发作，施以针药数日未效，体温39.5～40℃，晨轻暮重，咳嗽频作，咳痰黏稠、黄白相兼，口干但不思饮，仅饮热烫开水一两口，身重恶寒，辗转呻吟。当时诊视，面颧带赤，舌质边夹赤而少津，舌苔白腻而燥，脉轻举浮紧、重按则空。根据多年经验，判断为寒入少阴而致阴盛格阳之证，宜舍去假热之表象，抓住寒盛格阳之本质。遂拟方白通猪胆汁汤合二陈汤方1剂。当晚初服,体温仍居高不下,病者家属及当班医生均有惊疑,我仍然嘱之每隔1小时再煎服此方1次,连服2次,之后患者自觉心中烦热有减,已能熟寐2小时,至次日清晨体温已降至38℃,恶寒身痛随减,已能稍进稀粥。次日再煎服1剂,第三日复诊,体温降至37.2℃,病情大减,咳痰顺畅,继以四逆二陈麻辛汤连服3剂,病愈出院。因沿袭吴氏善用、敢用附子的学术特色,我被中医学界称为"第二代吴附子"(先父吴佩衡雅号"吴附子"),求诊的患者络绎不绝,甚至还有从泰国、越南、缅甸、新加坡、美国等国家远道而来者。

从业50多年来,我先后担任云南中医学院中医系主任、科研处处长、教务处处长及云南省中医医院院长。承担中医药学本科、专科"伤寒论""中医基础理论""中医内科学""西医内科学""医学拉丁文"等课程的教学工作,退休后一直担任云南省中医医院风湿病科学术带头人。在风湿病诊治方面,提出的"温阳益肾法"治疗尪痹,"寒热异途,内外分消法"治疗痛风,"健脾渗湿法"治疗高尿酸血症及痛风慢性期、间歇期,"益气养血,健脾益肾法"治疗骨痹,"扶阳散寒法"治疗皮痹等治疗思路先后被纳入国家中医药管理局2011年以来颁布的痛风、尪痹、骨痹、皮痹等病种的中医诊疗方案及临床路径,使该科风湿病的中医药诊疗达到国内同行专业先进、省内领先水平,显著提高了该科室社会知名度及学术影响力。

从父亲一生的经历和个人数十年的经历中,我深刻认识到许多中医师,特别是年轻一代中医师正逐渐对中医丧失信心,究其缘由,多因传统中医师承体系的薄弱,使年轻医师缺乏直观学习前人经验的途径,故而难以领会到中医的真谛。我极其重视郑钦安、吴氏扶阳学术思想与经验的传承,积极遵循传承学术思想、发扬特色优势、提高临床疗效、培养优秀传承人才及创新传承机制的原则,以学术整理与研究、特色中医诊疗技术提炼与推广应用为重点,以人才培养、科学研究、学术交流、条件建设、机制创新为支撑,在全面继承基础上实现学术思想、学术理论与临床实践的创新和发展。1994年,我被国务院授予有突出贡献的专业技术人员荣誉称号,享受国务院政府特殊津贴;1996年,被评为云南省名中医、第二批全国老中医药专家学术经验继承工作指导老师,作为云南吴佩衡扶阳学术流派第二代传人培养了彭江云、吴洋、肖泓、吴泳昕、陈艳林、赵常国6位学术流派第三代传人。2006年,荣获中华中医药学会首届中医药传承特别贡献奖,担任北京中医药大学"中青年名中医工程"指导老师及云南省中医药学会荣誉副会长等。2009年,我主持建立的"吴生元名医工作室"被中华中医药学会评为全国首届先进名医工作室。医、教、研并重,才能促进医疗、教学、科研水平的提高,这亦是现代中医发展之必要。在搞好临床医疗、教学及管理工作的同时，我非常重视科研工作，带头申报课题，先后承担省级科研课题 2 项，其中主持完成 1 项，参与 1 项（排名第 2）。以本人的经验方为基础，指导本名医工作室研究人员申报、开展国家、省部级课题 13 项。研制了"风寒感冒冲剂""风热感冒冲剂""蠲痹颗粒""痛风消颗粒""痛风清洗剂""七君颗粒""痛风贴""骨痹颗粒"等系列专科专病制剂，其中"蠲痹颗粒""痛风消颗粒""痛风清洗剂"获云南省食品药品监督管理局核准，制作成为云南省中医医院院内制剂，在云南省中医医疗集团 90 余家单位内广泛使用，疗效显著，备受广大患者及医护人员的欢迎。在总结父辈经验的基础上广泛参阅文献，从理论到实践归纳整理了吴氏应用附子的经验和优势特色，编著《伤寒论讲义》《伤寒论新注》《吴佩衡医案》《吴佩衡中药十大主帅古今用》《名中医真传》《云南师承名老中医学术经验荟萃》《中华中医昆仑·吴佩衡卷》《扶阳存津擅用温通大法：吴生元学术思想与临床经验集》等多部著作，撰写并发表了《附子的药理及临床应用问题》，整理编印了《中风病论治》《咳嗽论治》《痢疾论治》《祖国医学先天心肾与后天脾胃之相互关系》等文章为中医扶阳学说的探讨补充了理性和感性的认识。获省级科技成果奖励 3 项（排名第 1），其中，云南省科学技术成果奖三等奖 1 项、科学技术贡献奖 2 项；获云南省卫生科技成果奖二等奖 1 项（排名第 2）；获国家发明专利 1 项（排名第 1）。

医乃仁术。我一直遵循父亲"有才无德、有德无才，均不足为良医，要德才兼备，以德统才，方为优秀医者"的教导，将济世活人、积善成德作为自己一生之业，以"救死扶伤，全心全意，振兴中医，自强不息"为行为准则。为了让吴氏扶阳学术思想流芳后世，我从不拒绝到自己门诊"偷师"的学习者，跟随门诊的实习生、研究生、进修生数以百计。个人对吴氏扶阳学术思想亦毫不保留，从学术理论阐释到临床诊查实践，学生所疑皆一一解答。此外，还经常讲授对中医药的感受和一些中医历史典故，培养学生学习中医的兴趣，又能加深他们对中国传统文化、特别是中医传统文化的认识和感受。

"置身须向极高处，举首还多在上人"。中医药传承、发扬、创新是一项伟大而长期的事业，这不仅需要一代代的继承者，更需要甘于传道授业、奉献毕生所学的教学者。希望能以个人毕生经验为青年一代树立些许榜样，让源远流长的中医药事业生生不息、薪火相传。

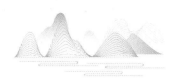

目 录

第一章 理论探幽······1

 第一节 阳气本论······1

 第二节 阳虚邪凑论······4

 第三节 寒湿致病论······8

 第四节 三阴寒化论······11

 第五节 气血荣通论······14

 第六节 脾胃枢纽论······17

 第七节 肝肾亏损论······21

第二章 辨证发微······25

 第一节 明辨阴阳······25

 第二节 辨标本虚实······26

 第三节 辨寒热真假······28

 第四节 注重体质······30

 第五节 重视舌脉······33

第三章 治法心要······38

 第一节 扶阳御邪······38

 第二节 扶阳存津······41

 第三节 温阳通络······43

 第四节 清上温下······45

 第五节 解表攻里······46

 第六节 温补脾肾······50

 第七节 顾护脾胃······51

第四章　临床实践心得 57

　第一节　外感病证 57

　　一、外感表证 58

　　二、外感发热 62

　　三、咳嗽 66

　　四、痢疾 70

　第二节　内伤杂病 74

　　一、心悸 74

　　二、胃痛 77

　　三、泄泻 81

　　四、呃逆 85

　　五、便秘 88

　　六、头痛 90

　　七、眩晕 93

　　八、淋证 96

　　九、水肿 98

　　十、尪痹 101

　　十一、骨痹 105

　　十二、大偻 109

　　十三、皮痹 112

　　十四、痛风 115

　　十五、项痹 120

　　十六、漏肩风 122

　　十七、腰痛 124

　　十八、骨痿 127

　　十九、背寒 129

　　二十、燥痹 132

　　二十一、痿证 135

　　二十二、狐惑病 137

　　二十三、内伤发热 140

　　二十四、月经不调三联证 143

　　二十五、不寐 147

第五章　方药辨析·······························152

　第一节　扶阳十大主药·····················152

　　一、扶阳首药选附子·····················153

　　二、调和营卫话桂枝·····················155

　　三、搜剔寒湿伍细辛·····················156

　　四、温阳化湿用干姜·····················157

　　五、温脾纳肾选肉桂·····················159

　　六、芳香化湿引砂仁·····················160

　　七、温中降逆公丁香·····················160

　　八、暖肝止痛吴茱萸·····················161

　　九、祛风解肌话葛根·····················162

　　十、散寒解表功麻黄·····················163

　第二节　扶阳常用辅药·····················164

　　一、降逆止呕君半夏·····················164

　　二、化湿醒脾参苍术·····················165

　　三、温肠止泻肉豆蔻·····················166

　　四、和解少阳伍柴胡·····················166

　　五、益气固表绵黄芪·····················167

　　六、温中理气用乌药·····················167

　　七、行气止痛理川芎·····················168

　　八、补肝益肾怀牛膝·····················169

　　九、益肾生精有杜仲·····················170

　　十、壮阳补火补骨脂·····················171

　　十一、滋补精血肉苁蓉···················172

　　十二、补肾强筋巴戟天···················173

　　十三、醒脾和胃石菖蒲···················174

　第三节　常用药对·························175

　　一、川芎配细辛之散寒止痛···············175

　　二、黄芪配防己之除湿止痛···············175

　　三、羌活配秦艽之祛风止痛···············176

　　四、独活配怀牛膝之祛风除湿，益肾通痹·····176

　　五、海桐皮配海风藤之祛风湿，通经络·······177

　　六、附子配桂枝之温经散寒止痛···········177

七、菖蒲配豆蔻之温中行气、化湿和胃 ……………………………………177

八、白芍配桂枝之调和营卫 ………………………………………………178

九、公丁配肉桂之温中健胃 ………………………………………………178

十、远志配麦冬之养阴敛汗 ………………………………………………178

十一、淫羊藿配薏苡仁之补肾祛风利水 ……………………………………179

十二、蜂房配骨碎补清上焦虚火 ……………………………………………179

十三、大、小蓟之凉血止血兼利尿 …………………………………………179

十四、仙茅配白茅根补肾气兼活血养血 ……………………………………180

第四节　经方释义 ……………………………………………………………180

一、桂枝汤 …………………………………………………………………181

二、桂枝附子汤 ……………………………………………………………181

三、麻黄汤 …………………………………………………………………182

四、麻黄细辛附子汤 ………………………………………………………183

五、大黄附子汤 ……………………………………………………………183

六、大建中汤 ………………………………………………………………184

七、防己黄芪汤 ……………………………………………………………184

八、四逆汤 …………………………………………………………………185

九、小柴胡汤 ………………………………………………………………186

十、竹叶石膏汤 ……………………………………………………………187

十一、承气汤类方 …………………………………………………………188

十二、真武汤 ………………………………………………………………189

十三、小青龙汤 ……………………………………………………………189

十四、温经汤 ………………………………………………………………190

第六章　扶阳实践与学术传承探讨 …………………………………………192

第一节　扶阳学派兴起对中医振兴的推动 …………………………………192

第二节　论学术流派传承与发展 ……………………………………………193

第三节　扶阳学术传承探要 …………………………………………………196

第四节　扶阳实践中值得注意的几个问题 …………………………………198

第一章 理 论 探 幽

第一节 阳 气 本 论

在人类文明的起源、发展过程中，太阳的光明和温暖及天火的恩赐和启示对人类的繁衍和文明产生了重要的影响，也启发了人类对阳气的朦胧认识。远古时代的早期人类，在饱受天火自然现象恐惧的同时，也意外地品尝了天火造就的动植物熟食，熟食的美味使人们开始了对火的追崇和探索。最初的火石生火和钻木取火等对火的主动获取和使用，使得进食生冷食物的饮食方式向火烤水煮的熟食方式转变。熟食不仅增加了人体对食物中营养物质的吸收，而且减少了生食所带来的胃肠疾病的发生，进而有利于人类的繁衍和人类族群的兴旺，也使人类萌生了对天、太阳和火的崇拜和依赖。

随着人类文明开化进程的不断衍生，文字文明带来了思想和古代哲学的兴起、记载和传播。《易·乾》："大哉乾元，万物资始，乃统天。"《易经》开始认为乾元之气乃创始化生自然界一切万物的动力源泉，这种乾元之力贯穿于影响万物发生、发展、转归等一切天道变化的过程中。在《易经》中，乾卦居一，以纯阳代表天象，乾元之气则为阳气萌始，为自然界的阳气所在。《庄子·知北游》说："人之生，气之聚也；聚则为生，散则为死。"庄子此言从古代朴素唯物主义观点出发，将人的生命状态归结为气的聚散动态变化，气聚则生，气散则灭。汉代董仲舒《春秋繁露·阳尊阴卑》云："阳始出，物亦始出；阳方盛，物亦方盛；阳初衰，物亦初衰；物随阳而出入，数随阳而终始；三王之正，随阳而更起；以此见之，贵阳而贱阴也……阳，天之德，阴，天之刑也，阳气暖而阴气寒，阳气予而阴气夺，阳气仁而阴气戾，阳气宽而阴气急，阳气爱而阴气恶，阳气生而阴气杀。"董氏贵阳贱阴的思想虽然与中医阴阳调和、阴平阳秘的阴阳和谐思想有异，但从历史和古代哲学的角度出发突显了阳的重要地位，并展现了阳气运动变化的特性。纵观中医理论的起源和发展可见，早期人类求自身生存、对自然的朴素认识、中国传统文化中"敬天尊天"及中国古代哲学中尊崇"重阳"的思想观念，对中医认识阳气产生了多重影响和重要启发，为中医扶阳学术思想和流派的产生奠定了最原始的基础。

《黄帝内经》开始探讨与人体健康和生命息息相关的阳气及其重要作用。《素问·生气通天论》云："阳气者，若天与日，失其所，则折寿而不彰，故天运当以日光明。是故阳因而上，卫外者也。"由此可见，《内经》把人体阳气与太阳相类比，以阐明阳气在人体中所处地位的重要性，犹如太阳之光明具有不可替代性，阳气具有积极向上、升发、防御外邪的特性。因此，历代著名中医学家大都推崇阳气和重视阳气及其作用。东汉张仲景受《内经》重视阳气思想的影响，在其著作《伤寒杂病论》中多处强调固护阳气、顾护津液、保护脾胃的指导思想。明代张景岳在《类经附翼》中指出："凡万物之生由乎阳，万物之死亦由乎阳，非阳能死物也，阳来则生，阳去则死矣。"在《类经·疾病类》中亦指出："然则天之阳气，惟日为本，天无此日，则昼夜无分，四时失序，万物不彰矣。其在于人，则自表自里，自上自下，亦惟此阳气而已。人而无阳，犹天之无日，欲保天年，其可得乎？《内经》一百六十二篇，天人大义，此其最要者也，不可不详察之。"又在《景岳全书·传忠录》中明确指出："难得而易失者惟此阳气，既失而难复者亦惟此阳气。"所以在《类经附翼·大宝论》中说："天之大宝只此一丸红日，人之大宝只此一息真阳。"他在《类经附翼·求正录》中强调了阳气在生命活动中的主导作用和温补阳气的重要意义。明代医家李中梓则举例以四季之象变换和不同朝向植物的特点，说明阳气在阴阳生化及阴阳平衡中的重要性。他说："譬如春夏生而秋冬杀也，又如向日之草木易荣，潜阴之花卉善萎也。故气血俱要，而补气在补血之先；阴阳并需，而养阳在滋阴之上。是非昂火而抑水，不如是不得其平也。"李中梓同样也认为，对于气血互生、阴阳互化和阴阳平衡，阳气均占主导地位。

总而言之，阳气无论是对于人体，还是在自然界阴阳生化及阴阳平衡过程中，均占重要和主导作用。清末著名伤寒学家郑钦安先生认为"万病皆损于阳气"，"有阳则生，无阳则死。夫人之所以奉生而不死者，惟赖此先天一点真气耳。真气在一日，人即活一日，真气立刻亡，人亦立刻亡，故曰人活一口气，气即阳也，火也，人非此火不生。"故在论治时，他强调"治之扶真阳，内外两邪皆能灭，是不治邪而实治邪也"，并认为"阳者阴之根也，阳气充足，则阴气全消，百病不作"。郑氏最为尊崇阳气，其代表著作《医理真传》《医法圆通》《伤寒恒论》在理论上推崇阳气，更在临床上强调温扶阳气，唯一不足的是缺乏相关的医案专著。云南吴佩衡扶阳学术流派的创始人、著名中医学家吴佩衡先生，其学术思想的核心内容之一便是极其重视阳气及其在人体中所发挥的重要作用，认为阳气与人的健康息息相关，是人身最宝贵的生命线，是人身立命之本。立法施治首重温扶阳气,临证处方善用附子、干姜、桂枝类辛温药物,其传世医案填补了扶阳临床实践医案缺乏的憾事,更为当世后学广泛学习和传承。世医现大都重视阳气,究其重要性则被简明总结为"存得一分阳气,便有一分生机""有阳则生,无阳则死"。这是对阳气作用重要性的高度概括。吴氏扶阳学术流派,传承中医扶阳特色,临证重视辨阴阳、寒热、虚实等,善辨阳虚阴寒证及不同寒热证候,细察舌脉,辨治多在阴阳寒热上打算,活用四逆辈、桂枝类方治疗疾病,临床多效。

关于阳气的特性和作用,历来在中医学理论中都备受重视,最早者当属《黄帝内经》。《素问·生气通天论》说:"生之本,本于阴阳。""凡阴阳之要,阳密乃固……故阳强不能密,阴气乃绝。""阳气者,一日而主外。""阳气者,若天与日……是故阳因而上,卫外者也。""阳气者,精则养神,柔则养筋。"可见,阴阳平和是人身立命之本,阳气是生命活动的原动力,具有温养全身经络、筋脉、形体及维护脏腑功能等作用。阳主阴从,阳气得护而旺盛,肌表腠理得以固密,才能更好地发挥卫护肌表、抵御外邪之重任,则阴精方可内守而安稳,才能维持正常的生理功能,达到功能恒常,才可做到机体强健。故明代医学家张景岳在《类经附翼·大宝论》中强调:"凡阳气不充,则生意不广……故阳惟畏其衰,阴惟畏其盛,非阴能自盛也,阳衰则阴盛矣。凡万物之生由乎阳,万物之死亦由乎阳,非阳能死物也,阳来则生,阳去则死矣……天之大宝只此一丸红日,人之大宝只此一息真阳。"强调了阳气当温扶使其充盛。李中梓在《内经知要》中说:"火者阳气也,天非此火不能发育万物,人非此火不能生养命根,是以物生必本于阳,但阳和之火则生物,亢烈之火则害物,故火太过则气反衰,火和平则气乃壮……阳气者,身中温暖之气也。此气绝,则身冷而毙矣。"他认为阳气居于人体的上下内外四维,无处不在并温煦周身,是生命的动力和根本。他对阳气在人体中重要作用的阐释更为明确,认为阳气的正常状态乃和平之态,既不能偏亢,亦不能偏衰;阳气亢盛过旺则相火食气伤津,进而阳气虚衰而渐丧维护生命之力,终致阳气绝而身亡矣。清朝著名医家郑钦安在《医理真传》云:"人身一团血肉之躯,阴也,全赖一团真气运于其中而立命。"由此可见,人身的阳气所发挥的正常功能在于温煦人体的气血、津液,维护机体的正常运行,是摄生、延年、防病的关键。现代中医理论认为,阳气是一身之气中具有温热、兴奋特性的部分,是人体内具有温煦、推动、兴奋、升腾、发散等作用和趋向的极细微物质和能量。阳气的作用具体表现在能温养全身的脏腑经络及四肢百骸,增强脏腑经络组织器官的功能活动,促进机体新陈代谢,不断化生人体所必需的阴精物质,保持人体阳气的充沛及正常运行,抑制体内阴寒之气,防御外邪侵袭以及宣散祛邪外出等多个方面，进而在防病治病摄生保健中发挥重要作用。对于阳气及其重要作用的认识也为后世温补学派的创立与发展提供了重要的理论依据。

阳气固然重要，但也离不开与阴精的互根和转化，只有阴阳和谐，阴气和平，阳气固密，机体才能发挥正常的生理功能，人人才能得享健康，正所谓"阴平阳秘，精神乃治；阴阳离决，精气乃绝"。从中医整体论和全面观理论角度出发，阳气必然不能独立而生，必依赖阴精相互扶持，正如夫妇阴阳交合方能绵延子嗣，恰有"孤阳不生，独阴不长"和"阴为阳之基，阳为阴之用"之义。正如姚止庵在《素问经注节解》中所云："平论阴阳，以见阳之不可无阴，亦犹阴之不可无阳也。阴阳互根之理，正天地合德之妙，变化所由起，万物所由成，顺之则得其所，逆之则疾病生。"而在《黄帝内经》中亦对阳气和阴精的关系做了阐明，《素问•生气通天论》云："阴者，藏精而起亟也；阳者，卫外而为固。"说明人体阴阳具有相互依存、互根互用的生理关系。阴乃体内精微物质，是顾护阳气的物质载体，阳卫护体外起到固密肌表使阴精内居安守的作用。恰如《素问•阴阳应象大论》云："阴在内，阳之守也；阳在外，阴之使也。"《素问吴注》注解说："阴静，故为阳之镇守；阳动，故为阴之役使。见阴阳相为内外，不可相离也。"又如《类经•阴阳类》注："守者守于中，使者运于外。以法象言，则地守于中，天运于外……以气血言，则营守于中，卫运于外。故朱子曰：阳以阴为基，阴以阳为偶。"进一步阐明阴阳含义的广泛性，如天地、上下、水火、男女、血气等均可用阴阳概括，并且两者之间均存在相互依赖、相互为用的关系。溯古至今，历代医家把调和阴阳作为防病治病及摄生养年抗衰老的根本法则，尊《内经》"因而和之，是谓圣度"即"阴阳调和"为最高法度，而对于人体复杂的生命活动，无非是把握其物质与功能之间的对立统一关系，故调理人体阴阳之相对平衡，方能够保护和维持人身的健康和长寿。而吾辈行医者，奈何独尤为重视阳气、提倡扶阳学说？皆因临床实践中，往往所见阳虚及真寒假热者为多，而非独治于阳则忘阴也，故临证治疗多以温扶阳气为主，固护阴精次之，亦是为达阴阳平和、气血荣通之常态，巩固人身之健康。

第二节　阳虚邪凑论

疾病的产生是正邪交争、阴阳相互作用过程中出现了失衡失调的结果，进而出现正虚不御邪、痰瘀浊毒变生、脏腑经络肢体受损的病理变化。对于疾病的产生及其病性，在《内经》中已经有了较为完备的理论阐述。《素问•调经论》："百病之生，皆有虚实。"《素问•通评虚实论》："邪气盛则实，精气夺则虚。"《素问·刺法论》："正气存内，邪不可干。"《素问·评热病论》："邪之所凑，其气必虚。"《灵枢·百病始生》："风雨寒热不得虚，邪不能独伤人。卒然逢疾风暴雨而不病者，盖无虚，故邪不能独伤人。此必因虚邪之风，与其身形，两虚相得，乃客其形。"《素问·生气通天论》指出："苍天之气，清净则志意治，顺之则阳气固，虽有贼邪，弗能害也。"风、寒、湿、暑、燥、火六淫是疾病常见外邪，如若不是机体正气不足而乘虚而入，是不能够侵犯人体而致病的。上述理论，既强调正气的主体地位，又阐述了外邪为致病的重要因素，故临床需要辩证地看待疾病内外因素的相互关系，这也是《内经》辨证论治思想在发病学方面的直观体现。在临床实践中常体会到，六淫同气相求，易感风寒湿者，必有先天禀赋不足、阳气素虚之征。正如北宋庞安时在《伤寒总病论》中指出："凡人禀气各有盛衰，宿病各有寒热，因伤寒蒸起宿疾，更不在感异气而变者。假令素有寒者，多变阳虚阴盛之疾，或变阴毒也。"阳气不足或者通行不畅，均可导致疾病的发生。因此，中医学认为机体正气亏虚是疾病发生的内在因素，而感受外邪是产生疾病的重要条件。正气亏虚，风寒暑湿燥火六淫外邪容易乘虚凑袭，致经脉气血阻滞不通，则易发病。正气之中，宗气为首，元气为枢，阳气为根。若阳气受损，不能卫外，阴精不能内守，外邪易侵，导致经络脏腑气机紊乱而发诸病。阳虚则生内寒，或易受风寒湿外邪凑袭，从阴化寒，寒凝血脉，阻滞经络，气血生成流通受阻，周流不畅。痹阻上焦，肺卫不固，肺失宣发肃降，容易出现恶寒发热、咳嗽、咳痰、心悸、胸闷胸痛等症状；痹阻中焦，脾阳受损，脾胃枢纽不利，脾阳亏虚，虚寒内生，清阳不升，浊阴难降，出现腹胀、纳呆、呃逆、溏泻等症状；痹阻下焦，肾阳亏虚，肾失蒸腾，水运失职，出现下肢水肿、怕冷、腰膝酸软、小便清长、大便稀等症；痹阻四肢，则肢体筋脉关节失于荣养，出现肢体关节疼痛、肿胀、晨僵、麻木，甚则变形、僵直及活动受限等症状。由此可见，上述诸证候均由阳气亏虚、邪气凑袭即"阳虚邪凑"这一共同病因病机所致，痹阻不通则为其发病的关键环节，共同影响疾病的病位、病势及脏腑经脉的病理差异。然而，阳气亏虚是一切阴寒疾患的根本病因，阳虚既有先天不足、体质禀赋差异所致，又有后天阳气生成不足或耗损过度所为，还有阳气生成后收藏纳运过程所耗伤；邪气则有风、寒、湿、燥等外邪不同特点所造成的不同差异。此外，阳虚邪凑导致机体发病及其疾病程度受四时天气、环境地域的不同而有轻重缓急之异，故临床诊治当注重天地人三才变化，三因治宜。

阳虚的关键在于阳气的化生、摄纳收藏及输布受四时环境的影响。阳气化生，源于先后二天之火。郑钦安在《医理真传·君相二火解》中说："君火，凡火也。相火，真火也。凡火即心，真火即肾中之阳。"又指出："二火不可分，而二火亦不胜合，所以一往一来，化生中气，遂分二气为三气也。"借用卦象原理来说明君火、相火的由来，并认为是君相两火升降往来交合化生中土之气，进而说明先天与后天的关系。吴佩衡在《医药简述》中认为："先天心肾为母，后天脾胃为子，君火生脾土，相火生胃土，君火为主，相火为辅，相火必须听令于君火，君火煊耀，则相火潜伏而肾脏温，坎水上升而心脏凉。"其主要从先天心肾与后天脾胃之间的相生关系，说明先天对后天的影响；又从君相火之间的主使关系，说明君火对相火的引领作用，进而强调先天心肾为阳气之本，后天脾胃为阳气之使。故而在临床中，经常可见到诸多脾阳虚而阴寒盛的患者，辨治则需把握先后天关系，充分理解和把握肾为先天之本，养先天以滋后天，温肾阳以健脾土，不可独温补脾胃而忽略肾阳乃先天之本也，唯此方能兼顾先后天，做到不失偏颇。因此，阳气的生成源于先天心肾之火的禀赋天成和后天脾胃中土的有力化生两个方面。因此，阳气虚损之时必先考虑其生源是否有碍，先天不足者往往呈现阳虚体质；后天不足者多因脏腑功能先天不足而化生中土之力有限，或为后天阳气化生不足，或与后天脾胃受损伤有关，故而脾胃阳虚阴寒之证，脏腑功能往往低下。只有先后天协调互用，紧密联系、相互促进，才能使阳气化生充裕，阴阳达到和谐状态，保持人体健康。

阳气的变化是六淫致病的重要影响因素之一，正如《素问·天元纪大论》所云："寒暑燥湿风火，天之阴阳也，三阴三阳上奉之。木火土金水火，地之阴阳也，生长化收藏下应之。天以阳生阴长，地以阳杀阴藏。天有阴阳，地亦有阴阳。故阳中有阴，阴中有阳。所以欲知天地之阴阳者，应天之气，动而不息，故五岁而右迁；应地之气，静而守位，故六期而环会，动静相召，上下相临，阴阳相错，而变由生也。"又指出："阴阳之气各有多少，故曰三阴三阳也。形有盛衰，谓五行之治，各有太过不及也。故其始也，有余而往，不足随之，不足而往，有余从之，知迎知随，气可与期。"由此可见，风寒暑湿燥火是天之阴阳之气，木火土金水乃地之阴阳五行，天则以阳气为生，地则以阴气收藏纳阳；并根据阴阳之气的多少划分为三阴三阳，应时而至，为天地间的正气，非时而至则成邪气；三阴三阳构成了运动变化的相互对应关系，其对应关系为：厥阴风木、少阴君火、太阴湿土、少阳相火、阳明燥金、太阳寒水。《素问·天元纪大论》又曰："厥阴之上，风气主之；少阴之上，热气主之；太阴之上，湿气主之；少阳之上，相火主之；阳明之上，燥气主之；太阳之上，寒气主之。所谓本也，是谓六元。"由此可见，三阴三阳的消长变化与风寒暑湿燥火六气关系密切，风寒暑湿燥火乃六气之本，决定了三阴三阳的归属，其消长容易受到其所主之气的影响，展现了阳主阴从的思想，阳气引导，阴精从之，阴平阳秘，则机体平和如常。

　　阳气收藏输布得当，方不影响其用；阳气损耗，往往涉及多个方面、多种途径，主要与起居、饮食、情志、药物及环境等因素有关。《素问·生气通天论》指出："阳气者，一日而主外，平旦人气生，日中而阳气隆，日西而阳气已虚，气门乃闭。"论述了人体阳气在一天之中的升降出入和虚实变化。《金匮要略》指出："若五脏元真通畅，人即安和。"气机升降出入失常是疾病发生的重要机制。《医理真传》说："人身一团血肉之躯，阴也，全赖一团真气运于其中而立命。"可见，人体的生、长、化、收、藏，全赖这一团真阳之气运行其中。彭子益在《圆运动的古中医学》提出"水之能藏阳热，全赖冬令寒冷"的观点，并认为如果阳热的潜藏不足，就会消亡。此外，阳气的流通输布正常对于人体健康也同样重要。阳气流通，通则无滞，气血水津输布转运正常，阳气的生成方能充足，气血冲和，百病不作，正如《素问·生气通天论》云："故阳蓄积病死，而阳气当隔，隔者当泻，不亟正治，粗乃败之。"反之，阳气稍有郁滞，阴液随从，疾病作矣，则如《素问·举痛论》所云："寒气入经而稽迟，泣而不行，客于脉外则血少，客于脉中则气不通，故卒然而痛。"阳气不能流通，阴液亦不能输布转运，气血水津停滞，变生瘀血、痰浊。正所谓"气血流通即是补"（《理瀹骈文》），气血流通关键在于气的流通，气为血之帅。由此可见，血液流通全赖阳气之温煦推动，阳虚气血运行受阻，加重疾病的病理机转。

　　环境与气候的差异，对机体阴阳本性及感受外邪属性影响较大，对人体阳气的状态的影响更是明显。中华大地，东南、东北、华中、华南、华北、西南、西北不同区域地理形态差异大，气候环境各不相同，人的体质属性就有很大差异，加之饮食生活习惯等特异性差异，使出现疾病后的临床证候呈现规律性特征。长期生活在云南的人易患阳虚证，是受其独特的地域气候影响。就云南而言，地处中华大地之西南一隅，气候兼具低纬气候、季风气候、山原气候的特点，有"年温差小，日温差大"的特征，呈现一年无寒暑，一天之中却出现四季更替的状态，降水呈干、湿集中分明且区域性差异大的特点。因此，在一年之中，阳气状态的平均变化较为单一，多呈现生长特性，而在一天之中，阳气有可能历经春夏秋冬的变化而出现生长、变化和纳藏的升降出入运动属性，阳气短时经历太多变化而容易耗散，且有更多阳气纳藏以备防邪之凑袭。因潜藏后难被激发的特性，阳气则呈现了一种悬浮状态或沉陷状态，其功能就得不到正常的发挥；而人体对于阳气的这些变化特性需要更为强大的调节功能，调节功能一旦低下则容易生病，故可以理解为，长期生活在云南地域的人，人体阳气整体上既呈生长态势而又不能充分生长，既在不断纳藏而又不能深入收藏，或所收藏的阳气不容易被激发，这就造成了长期生活在云南地区的人们多呈现阳虚体质或疾病多呈阳虚之候。而对于其他区域的人们出现阳虚之候的缘由则与云南不同，如西北多燥寒邪气侵袭伤阳，东北多寒冷湿邪耗损阳气，江浙、巴蜀等地湿气重而易郁遏阳气，虽病因病机不同，却都是阳虚的病理状态。所以，在治疗疾病过程中必须注重因时、因地、因人制宜的深入分析和精确把握发病的病因病机，方能准确明辨证候，才不至于盲目投以清热之剂或滥用补阳之法，切合病机的治疗才有助于维护阳气的正常运行，以达到阴平阳秘的健康状态。

综上所述："阳虚邪凑"是扶阳学派临床诊治疾病应当准确把握的一条核心病机，充分理解阳虚的属性和特性，掌握感受外邪的差异性，方能将扶阳理论活泛地应用于临床实践。吴氏扶阳学术流派在治疗疾病时，擅用多用附子、干姜、肉桂等温热药，是坚守中医辨证论治思想核心和把握阳虚病机核心的具体表现。在临床实践中，阴寒之气盛，伤阳亡阳者需用此类温热药，以达祛寒扶正、回阳救逆之效，但往往还有不少失治误治造成阳虚的病患，这些特征性病案在《吴佩衡医案》中均有体现。误治失治的主要原因在于对于病机的把握不够准确，如前所述，云南地域不利于阳气的充分潜藏和正常发挥，一旦受邪容易出现虚阳上越而呈现真寒假热之象，辨证欠精者往往投以清热之剂，却让寒凉药性助邪内侵造成"引狼入室"之患。此外，温阳还应关注阳气运行通畅，禁忌滋腻碍阳之品。因此，治疗疾病时，注重阳气亦绝不是简单地温补阳气，还当注意通阳。故吴氏扶阳学术流派之"扶阳"就主要以温阳和通阳为核心思想。阳气不足而阴偏盛需要温阳，阳气亏虚而阴盛格阳造成阳气郁阻，就该通阳。温阳、通阳，两者密不可分，但又有所侧重。在"中药十大主帅"中，吴佩衡先生就强调附子、干姜、肉桂的运用是温阳与通阳有机结合的具体体现。《本草备要》中说，附子，"其性浮而不沉，其用走而不守，通行十二经，无所不至"；干姜，"生用辛温，逐寒邪而发表；炮则辛苦大热，除胃冷而守中"；肉桂，"桂能引火，归宿丹田"。附子、肉桂均有引火归原之效。吴佩衡先生认为将肉桂加入姜附中，有起死回生之功，代表方如回阳饮（附子、干姜、肉桂、甘草），功效既能扶阳温通，又能引火归原——潜阳，才能使阳气更好地生长与收藏，这也充分体现了吴氏扶阳学术流派扶阳学术思想的用药特色。

第三节　寒湿致病论

寒为无形之邪，属阴邪，其性凝滞，主要阻遏卫阳，使卫阳不得宣通，或者损伤脏腑阳气，影响脏腑气机。寒为阴邪，易伤阳气，寒邪袭表，则卫阳受损，卫气不宣，邪正相争，出现恶寒发热，拘急而痛。寒邪中里，直中脾胃或伤脾肾之阳，则出现畏寒肢冷、下利清谷等症。因其性邪无形，故世人多有忽略，很多时候，当感觉到寒冷的时候，身体已经受到了损害。寒邪致病多在冬季，其有内寒与外寒的区别。外寒是外界的寒气侵犯人体并使人发生疾病的病邪，伤于肌表，称为伤寒；直中脏腑的则称中寒。寒在皮毛腠理，毛窍收缩，卫阳郁闭，发热恶寒，无汗；寒在肌肉经络，则拘急不伸，冷厥不仁，脉浮紧。寒性凝滞，易致气滞血瘀，使经脉不通，"不通则痛"，出现周身疼痛或脘腹疼痛等痛症。寒性收引，寒邪伤人，易致气机收敛牵引作痛。内寒则是人体功能衰退、阳气不足而致的虚寒病证。张仲景认识到失治误治是导致阳虚寒证的重要原因，在《伤寒论》中，常见因失治误治而导致的阳虚证候。误治主要有两种情况，一是过用苦寒药物，二是祛邪太过，均会损伤阳气。如过汗不仅伤阳，同时也伤阴，或阴阳两伤。如太阳病发汗太过，损伤卫阳而见阳虚汗漏不止之桂枝加附子汤证；桂枝甘草汤证即是发汗过多导致心阳虚之心悸证；或因发汗而汗出不解形成肾阳虚证、阳虚水泛证以及阴阳两虚证；太阳病误下而见表不解兼损伤胸阳证，或误用火法而致心阳虚证，或误用下法后复发汗而致肾阳虚证，以及误治成寒实结胸证；少阳病水饮内结，汗不得法而致寒湿发黄证，失治误治均可致太阴虚寒证，他经误治导致少阴阳虚证等。除了阴寒之邪及误治伤阳等病因可导致阳虚证外，与患者的虚寒体质也有关。寒邪致病与肾脏关系密切，肾中藏有真阳，为一身阳气之本。若素体阳气不足，易导致阴寒内生，如素体阴寒偏盛，内生寒邪，可致少阴阳虚阴寒证；平素胃阳不足，中阳虚衰，寒从内生，可致阳明中寒证；平素脾阳虚弱，寒湿内盛，可致太阴虚寒证；厥阴病也可因体质不同而出现上热下寒证、血虚寒凝证及肝胃虚寒证等。由于素体虚寒者形成的阳虚阴寒多易导致三阴病的发生，同时也反映病情比较深重。内、外寒证不同，但可相互影响，如阳虚内寒之人，易感外寒；而外寒侵入，易伤阳气，引起内寒。

　　湿在生活中常是指物体有水的状态，但是在中医术语中，湿的意义就比较复杂，有湿阻、伤湿、寒湿、湿热、湿温等。正常人体的含水量约占体重的七成，但是湿在人体内不单是指水分太多，还包括很多带水的多余物质，例如过剩的营养和代谢产物。湿为阴邪，容易阻滞气机，损伤阳气。这是因为湿为有形之邪，阻滞任何部位都影响该处的气血流通，使之功能不利。如阻滞于胸腔，会引起呼吸不畅，胸闷；如阻滞于脾胃，则会消化不良，脘痞腹胀，大便不爽等。湿性重浊，表现为沉重、重着的特点，临床上可见周身困重，四肢倦怠，头重如裹，关节重着痹痛，面垢增多，面色晦而不爽，分泌物与排泄物秽浊不清等。湿性黏滞，表现为黏腻停滞的特点，例如舌苔厚腻，小便浑浊淋沥不通，大便黏腻不爽，病情缠绵难愈等。湿性趋下，易袭阴位，湿为水邪，有向下的惯性。湿邪致病的特点是：缠绵不断，反复发作，好侵入人体之下部。湿邪侵入后，可表现有肢体沉重、胸腹痞闷、渴不欲饮、头沉发紧、女子白带多等。脉象见沉缓或滑，舌苔白腻或黄腻，皮肤可见肥厚、肿胀、水疱、糜烂等。

寒湿病证指湿邪加寒邪引发的一类病证。外感寒湿病是湿邪与寒邪同时合邪侵犯人体。内伤寒湿病是内生的寒邪与湿邪共存于人体中。因为湿为阴邪，所以凡是湿病而无热脉热证者，都归于寒证。寒湿病的症状有湿象和寒象，常见表现为头身困重，口不干，大便溏，小便清，舌质淡胖，有齿印，苔白腻或白滑，脉细缓弱。寒湿病在不同的病位有不同的表现，肌表外感寒湿见恶寒重，发热轻；内伤寒湿损伤阳气多见畏寒肢冷；寒湿阻于经络见关节与头身重着疼痛；寒湿犯肺则咳嗽痰白量多；寒湿阻于胸膈则胸闷胸痛；寒湿在肠胃则见纳呆，脘腹痞闷，呕吐恶心，大便溏软或水样便；寒湿在肌肤则水肿等。在上述症状中，舌质颜色淡白是确定病性属寒的主要指征。在《内经》中病机十九条是这般叙述的："诸病水液，澄澈清冷，皆属于寒。"这是指排出之水液清稀透明而寒冷的病证，这些病证大多与寒邪有关。其病机是由于寒邪侵入脏腑，阳气被伤，或素体阳虚，阴寒之气内盛而致阳不化气，阴凝而为寒水，气寒水静，水津不化，则上下窍所出之液，澄澈清冷。"诸痉项强，皆属于湿"，这是指多种手足抽搐、颈项强硬、活动不便的病症，这些病症大多属于湿邪所致。其病机是湿为阴邪，其性黏滞，易阻遏阳气。如果湿邪滞于经脉，伤及太阳，阳气失于温煦，筋脉失养失温，因而强直。《素问·至真要大论》说："诸湿肿满，皆属于脾。"脾胃主持人体水谷的受纳、腐熟、吸收和水湿的运化，是水液代谢的中枢，外湿进入体内，经常阻碍脾胃消化功能；脾胃功能低下，不能正常运化水液，又是内湿产生的根源。所以，湿病与脾胃关系最为密切。湿困脾胃及脾胃虚弱是湿病中与脾胃相关的基本病机，因而健脾利湿是湿病常用的治疗方法。寒湿病的治疗总原则是温阳燥湿。"寒湿之病，宜温燥，非温不能燥也。"临床上要根据病邪的来源、阳气受损的程度和病位的不同，采取具体的治法。如外感寒湿邪气与内伤寒湿邪气的治法是不同的。外感寒湿邪气，身体阳气尚未严重受伤，治疗时应以祛邪为主，宜温而兼散，用药如五积散、平胃散、加味五苓散等；内伤寒湿之邪，初起阳气亏损不严重者，尚可以温经通阳、燥湿利湿，但阳气虚损严重者，则必须以温补阳气和温补脾肾为主，扶正以祛邪。因为凡病内湿邪气者多属气虚之人，病初起不严重者，宜温宜利宜燥，用药如五苓散、平胃散、除湿汤、四妙丸之类。病情严重者，则必须用温补的药物，使阳气恢复，阴邪才能退，用药如桂附八味丸、理中汤等。

不论是外感寒湿病还是内伤寒湿病，治疗不当，过于温燥或过于温补，都有可能转化成湿热，因此在治疗的时候应该综合考虑患者的体质、年龄。人生活在自然环境当中，无论何时何地都不能脱离自然界而自行存在，故人体与自然存在一个平衡状态，这是正常的情况。若人体生病了，这个平衡自然已经打破，需要我们用药物将这个不平衡归于平衡状态。从古至今，人们一直在探索治病生存的方法。经过漫长的探索，古人发现防寒保暖的衣物可有效防御外邪侵袭，从而减少疾病的发生。生食饮冷或过食寒凉之物也会损伤机体的阳气，致使机体脏腑功能异常，其中以消化系统病证为基本和常见证候，进一步伤及其他脏腑，从而导致各种病证的发生。居住或工作处于阴冷潮湿的环境同样也会耗伤人体的阳气，容易使寒湿阻滞机体各部位，多表现为肢体关节的疼痛、沉重等病症。先人将这些记录在案，慢慢形成系统，成了最早的生存之道。不管是对太阳的崇拜、制作衣物、居住山洞或建造房屋，还是学会用火，都是原始人在与恶劣的自然环境抗争中总结出来的生活经验。其中最重要的是与寒冷作抗争，御寒取暖，保全性命。因此，早在原始社会时期，寒冷就被当作黑暗、疾病的象征。原始人大多数疾病的病因都与外界的寒冷以及食物的生冷分不开，故寒湿作为致病因素很早便受到了重视。为了保护身体不受寒湿的侵害，原始人类在漫长的生存过程中，学会了使用火，到后来形成艾灸法，这都是在与恶劣的自然环境斗争中产生的，其目的在于保护机体的阳气，免除寒湿等病邪的侵犯。这也是原始医疗中最早的扶阳理念，对后来医学的形成和发展影响巨大。

第四节 三阴寒化论

三阴是指三阴经，《伤寒论》中论述三阴病的原文分别是：第273条论述太阴病："太阴之为病，腹满而吐，食不下，自利益甚，时腹自痛，若下之，必胸下结硬。"第281条论述少阴病："少阴之为病，脉微细，但欲寐也。"第326条论述厥阴病："厥阴之为病，消渴，气上撞心，心中疼热，饥而不欲食，食则吐蛔，下之利不止。"根据《伤寒论》的论述，外感阴证如果失治误治或阳气虚损，外寒可传经而入内或直中三阴，形成内伤三阴证；而内伤阴证则是雾露雨湿从口鼻入腹，或冷物凉药直接入胃，病位不在表，而在脾胃。脾胃居于内，而雾露雨湿、冷物凉药性寒属阴，故称之为内伤阴证。《伤寒论》中的三阴证多以外邪传变和直中立论。宋金元时期充分认识到阴证危害甚大而较阳证尤为难治，特别重视对伤寒阴证的研究。王好古认为"伤寒，人之大疾也，其候最急，而阴证毒为尤惨，阳则易辨而易治，阴则难辨而难治"。根据感受阴邪的轻重和阳气受损的程度，一些医家发展总结了"阴毒"学说，认为阴毒是指阴气独盛、阳气暴绝的一类病证。《阴证略例·许学士阴证例》云:"阴毒本因肾气虚寒,因欲事或食冷物,而后伤风,内既伏阴,外又伤寒,或先感外寒而后伏阴,内外皆阴,则阳气不守。"《阴证略例·活人阴脉例》云:"大抵阴毒本因肾气虚寒,或因冷物伤脾,外伤风寒,内既伏阴,外又感寒,或先外寒而内伏阴,内外皆阴,则阳气不守。"由此可见,阴毒的内涵包括两个方面:一者病邪性质属于阴,且阴邪盛极而成毒,同时阴邪盛极,严重损伤阳气;二是肾气虚寒是导致阴毒证候形成的关键因素,导致内已伏阴,外又感寒,或先外寒而内伏阴,内外皆阴,则阳气不守。可见三阴病由于阳气的虚损较重,易见死候。

《医药简述》称:"世之患脾胃病,消化不良,或上吐下泻,以及痞满肿胀等证,虽属于后天脾胃之疾,而先天心肾之衰弱,实为主要原因。如只重视后天之调理,忘却先天心肾之关系,徒治其末,忽略其本,病轻或有效,病重则无益而有损。"即诊疗当中应看到脾胃虚寒的表象,更应该注意到先天心肾的重要。三阴病主要体现阳气受损,多为虚寒证性质,故治疗施以温扶为主,尤重温阳。温阳法使用涉及诸多方证,条文比比皆是。如理中汤证、甘草干姜汤证、桂枝甘草汤证、苓桂术甘汤证、四逆汤证、白通汤证、真武汤证、附子汤证、茯苓四逆汤证、干姜附子汤证等。温阳之药多用附子、干姜、桂枝、吴茱萸等。《伤寒论》运用附子涉及条文30余条,有方证20个之多,治疗各种虚寒病证。附子有生用、炮用之分,生用可走,重在回阳救逆,炮用能守,功在补火助阳,散寒止痛,但温阳之性则同。仲景或以附子为主药,如四逆汤、白通汤、通脉四逆汤、附子汤、四逆加人参汤等;或以之为辅药,如桂枝加附子汤、小青龙汤等,但均为温阳之用。具体运用时,治法用方随症加减变化无穷。三阴病之虚寒证,尤其是少阴阳虚阴盛之证,症见脉微细,但欲寐,手足逆冷,恶寒蜷卧,自利而渴,小便清长,汗出,呕吐,腹痛,舌淡苔白者,治疗以四逆汤温肾祛寒,回阳救逆。《伤寒论》有13条条文用到四逆汤:阴寒内盛,格阳于外者,症见下利清谷,手足厥逆,脉微欲绝,身反不恶寒,其人面色赤,或腹痛,或干呕,或利止脉不出者,以通脉四逆汤(生附子重用、干姜重用)破阴回阳,通达内外;阴寒内盛,格阳于上者,症见下利,脉微,面赤如妆者,治疗以白通汤破阴回阳,宣通上下;若阳亡阴竭,寒热格拒,症见下利不止,厥逆无脉,干呕烦者,治疗以白通加猪胆汁汤破阴回阳,宣通上下,兼咸苦反佐,引阳药入阴;发汗、攻下后,阴阳两虚证,症见四肢厥逆,恶寒,烦躁,脉微细者,治疗以茯苓四逆汤回阳益阴,宁心安神;若霍乱亡阳脱液者,症见恶寒,下利止,脉微,治疗以四逆加人参汤回阳救逆,益气生津;若霍乱阳亡阴竭者,症见呕吐下利不止,汗出,厥逆,四肢拘急,脉微欲绝,治疗以通脉加猪胆汁汤回阳救逆,益阴和阳。郑钦安:"按四逆汤一方,乃回阳之主方也。世多畏惧，由其不知仲景立方之意也。夫此方既列于寒入少阴，病见爪甲青黑，腹痛下利，大汗淋漓，身重畏寒，脉微欲绝，四肢逆冷之候，全是一团阴气为病，此际若不以四逆回阳，一线之阳光，即有欲绝之势。仲景于此，专主回阳以祛阴，是的确不易之法。细思此方，既能回阳，则凡世之一切阳虚阴盛为病者，皆可服也，何必定要见以上病情，而始放胆用之，未免不知几也。夫知几者，一见是阳虚症，而即以此方在分两轻重上斟酌，预为防之，万不致酿成纯阴无阳之候也。酿成纯阴无阳之候，吾恐立方之意固善，而追之不及……不知用姜、附之不早也。仲景虽未一一指陈，凡属阳虚之人，亦当以此法投之，未为不可。"

太阴病篇，其治疗原则为"当温之"。多为太阴脾虚寒证，或因中阳不足，寒邪外犯，内伤生冷，或因太阳病误下，阳明病清下太过，邪陷中焦所致。故太阴病多用温扶中阳之法，以四逆汤、理中汤之类治之。少阴病篇，有少阴热化证、少阴寒化证之别，少阴寒化证为少阴病之本证，少阴热化证为少阴病之变证。少阴寒化证为伤寒六经病变发展过程中的危重阶段，此时多正气虚衰，阳气不足，脾肾阳虚，故其提纲证为"脉微细，但欲寐"，一派阳气衰微之象。少阴阳虚，因水邪为患，变动不居，内而脏腑，外而四肢，上中下三焦，为害甚广，症状多样，病机统以肾阳虚水饮泛滥概括。其病脉沉者，则以四逆汤"急温之"，回阳救逆；阴盛格阳者，则以通脉四逆汤破阴回阳；阴盛戴阳下利者，则以白通汤通阳回阳；阴盛格阳严重者，则以白通加猪胆汁汤方破阴回阳，引阳入阴；少阴病吐利，手足逆冷，烦躁欲死者，则以吴茱萸汤温肾降浊；少阴病下利，便脓血，脾肾不固者，则以桃花汤温阳固涩；少阴病兼表，反发热，脉沉者，则以麻黄细辛附子汤温经解表，轻者以麻黄附子甘草汤；少阴病客寒咽痛则以半夏散及汤方散寒通阳，涤痰开结。温煦及气化无力，则致水气内停，水饮泛滥于全身，水饮或上逆，或凌心，或犯肺，或内溃胃肠，或外浸淫肢体，症见腹痛，小便不利，四肢沉重疼痛，下利，心下悸，头眩，身瞤动，振振欲擗地，咳嗽，呕吐等，治疗以温阳化气利水，方用真武汤，并随症加减。对机体失于温煦，寒湿内盛，经脉不通，寒湿凝滞于肌肉、筋脉、骨节，则见身体痛、骨节痛、背恶寒、手足寒等阳虚寒湿证，治疗以附子汤内服温阳散寒，除湿止痛；辅以灸法温通经脉外治，内外结合，增强疗效。对于外感风寒、内停水饮之咳喘证，治疗以小青龙汤外散风寒，兼温化水饮。因误治损伤脾阳，导致脾阳虚之太阴证，水停中焦者，治疗以茯苓桂枝白术甘草汤温运脾阳，利水降冲。兼邪犯少阳者，胆热内郁，三焦决渎失职，气化不利，水道不通，水饮内停，治疗以柴胡桂枝干姜汤。在和解少阳的基础上，以桂枝、干姜通阳散寒，温化水饮。兼胃阳不足者，水停中焦，治疗以茯苓甘草汤温胃阳，散水饮。厥阴病篇，包含有寒热错杂、上寒下热、阴阳逆乱等证情，主治方药乌梅丸、干姜黄芩黄连汤、麻黄升麻汤寒热并用，组方亦能体现温阳理论，四逆汤、当归四逆汤、当归四逆加吴茱萸生姜汤、吴茱萸汤则直接体现了扶阳一法。

在临床中，应审明病因，辨证论治。治疗三阴证时应该注意顾护阳气，防止邪气传遍三阴，或者阳气不足致寒邪直中。

第五节 气血荣通论

《内经》云："血气者，人之神。"中医历来重视人体气血及其病因病机，在临床各科疾病中都存在因于气血所致的或虚或实之病证。众所熟知，关于邪正盛衰立论的虚实概念，即为《素问·通评虚实论》所云的"邪气盛则实，精气夺则虚"，渐进演变为"邪盛则实，正亏则虚"。而气血之于虚实，《内经》从气血逆乱理论，即有"有者为实，无者为虚"。"有、无"针对气血偏盛偏衰而论，即气或血偏盛为邪为实，气或血偏衰为正亏为虚，此虽与前面所提"邪正虚实"的精神一致，但却为从气血角度出发而论虚实。此外，《内经》还载"血气不和，百病乃变化而生"，又说"百病之生，皆有虚实"，又从气血不和乃生虚实的角度对气血虚实作了论述，《内经》说："气血以并，阴阳相倾，气乱于卫，血逆于经，血气离居，一实一虚。"具体来说，就是气与气并为气实，血与血并为血实，气并入血为血实气虚，因气离居而血未动，血并入气为气实血虚，因血离居而气未动，总言之则为"有者为实，无者为虚"。《内经》又云："血气者，喜温而恶寒，寒则泣不能流，温则消而去之。"即从生理角度出发说明气血特性，血与气虽然阴阳本体所属不同，但其性喜好一致，皆需要温通，而避免寒凝，如《类经·疾病类》所说："血之与气，体虽异而性则同，故皆喜温而恶寒，寒则凝泣而留滞，温则消散而运行。"又从病理方面揭示，过寒能令气血不能周流而致实证，过热能使气血涣散而成虚证，正如黄元御《素问悬解》所述："血气者，喜温而恶寒，寒则涩不能流，血气梗阻，因而成实；温则消而去之，血气涣散，因而成虚。"因此，在理论指导临床实践的过程中，我们也应该结合客观实际来分析、讨论和解决问题，避免"管中窥豹，只见一斑"的片面的下结论，要全面结合天地人三才观来考量。

郑钦安在《医理真传》中用"气血两字作一卦解"开宗明义，说明气血关系密切及其对于机体生命活动至关重要。气有宗气、元气、肾脏真元之气，总归属于阳气。郑钦安在《医理真传·三焦部位说》中说："三焦之气，分而为三，合而为一，乃人身最关要之府，一气不舒，则三气不畅，此气机自然之理。学者即在这三焦气上探取化机，药品性味探取化机，便得调和阴阳之道也。"他认为人体一气分布，化为上中下三焦之气，上焦统领心肺之气，中焦统领脾胃之气，下焦统领肝肾之气；三焦之气分布人体上中下三部，关联五脏，而来源却是真元一气一分为三的变化，其核心实质即是说三焦为真阳气化所生，源自一气。并在《医理真传·六经定法贯解》中说真阳之气原寄于肾，因肾与太阳膀胱相表里，一气发动，从太阳经开始，而后循行诸经，昼夜循环，周而复始，六经源自一气。《医理真传·太阴经证解》更加明晰地论述："夫人身立命，全赖这一团真气流行于六步耳。以六步合而观之，即乾坤两卦也。真气初生，行于太阳经，五日而一阳气足。真气行于阳明经，又五日而二阳气足。真气行于少阳经，又五日而三阳气足……真气行于太阴经，五日而真气衰一分，阴气便旺一分也。真气行于少阴经，又五日而真气衰二分，阴气便旺二分也。真气行于厥阴经，又五日而真气衰极，阴气旺极也……人活一口气，即此真气也。"而我们熟知"气为血之帅"，对血有统摄、引领、运动和温煦作用，而人体生病往往与气血的异常相关，气的病机主要包括气的盛衰与气的运行，气的病证是气血津液病证、五脏内伤杂病的根本。因此，临床对于气（特别是阳气）当十分重视。而"血为气之母"，气的运行及化生依赖于血的承载，助气为用。而就气血之理，郑氏则以天之日月为喻，他说："不观天之日月，犹人身之气血乎！昼则日行于上，而月伏于下，夜则月行于上，而日伏于下，人身气血同然。失血之人，血行于上，而气伏不升可知。欲求血之伏于下，是必待气之升于上，气升于上，血犹有不伏者乎？知得此中消息，则辛温扶阳之药，实为治血之药也。又可怪者，人人身中本此气血二物，气为阳，法天，火也；血为阴，法地，水也。故曰人非水火不生活。水火二字，指先天先地真气，非凡世之水火也。愚夫愚妇，固说不知，而读书明理之士，亦岂不晓？明知血之为水，水既旺极而上逆，何得更以滋水之品以助之。此其中亦有故，故者何？惑于血色之红也，不知血从火里化生出来，经火锻炼，故有色赤之象。岂得以色红而即谓之火，即宜服凉药乎？此处便是错误关头。"而就气血之理，他还总结七绝两首，以警醒后学，其一云："吐血都传止血方，生军六味作主张。甘寒一派称良法，并未逢人用附姜。"其二云："血水如潮本阳亏，阳衰阴盛敢僭为。人若识得升降意，宜苦宜辛二法持。"郑钦安认为血证并非皆为火热之候，不能随便用寒凉之药；他认为血本属水，血证以水旺上逆者居多，此时应以姜、附等品补火消阴，则血证可退。以上论述说明，气血关系密切，为人身立命之本，应当固护人体真阳之气，统摄助运营阴之血，气血当升降有常，温通有道。

针对气血的特点和特性，气血致病主要包括虚实两大方面，究其病机治法可用"通荣"二字，一言以蔽之，病机关键在于气血所致机体的"不通""不荣"以及气血本身的"不通""不荣"。而其治疗大法则为使机体及其气血"通荣",达到气血平衡、机体平和之目的。就中医病机而言,有基本病机、关键病机、证候病机、疾病病机等不同层次之分,还有基本病机、脏腑病机、经络病机、奇经八脉病机、形体官窍病机等不同种类之异,而"气血通荣"病机归属于基本病机的重要组成部分,属于病机的最高层次,能够指导具体病机。气血荣通所涉及病种多广,病因复杂,病位可及心、肺、脾胃、肝、肾、四肢、筋骨、奇经八脉、络脉等脏腑经络,病势有急缓不同,病性虚实皆见,其可谓涉及病机要素的方方面面,对于涉及以上诸多要素的低层次病机具有原则性指导作用,有助于对于疾病运动状态及其影响因素的分析,还有助于对疾病的过程及本质的宏观规律的把握,有利于将审机论治和辨证论治有机结合。气血通荣病机所涉及脏腑主要包括心肺、脾胃及肝肾,脾胃为后天之本,运化水谷精微,化生气血,使之泉源不竭,调节全身气机;心主血脉,统摄血行,肺朝百脉,负责全身血液布行;肝藏血,主疏泄,肾藏精,精血同源;脏腑协同经络、脉道等使气血运行通畅,周流不滞,濡养全身,共达机体平和的健康之态。而就气血的"不通",具体病机主要表现为经络不通的气滞、血脉不通的瘀血、脉络受损的离经之血等,导致不通则痛、不通则废的病理表现。气血的"不荣",具体病机主要表现为气血不足,不能荣养脏腑、筋骨、关节、肌腠等,导致不荣则痛、不荣乃病的病理改变。此外,气血的不通不荣可以进一步导致气血不和,出现气血逆乱之症。

对于气血通荣失调之病机,仲景颇为重视,其《伤寒论》所载桂枝汤、当归四逆汤及《金匮要略》温经汤都为调和气血、温通血脉之良方。其中温经汤为妇科调经的经典方,共用药十二味,杂而不乱,法理自然,全方旨在通过温通以祛除瘀血,化生新血,通利血脉,寒温并用,以温为主,攻补兼施,共达"气血通荣"之目的,临床用于一切下元亏损,冲任虚寒,瘀血阻络,不通不荣为主要病机的气血相关病证,特别是妇人产后身痛,月经前后诸症,经期头痛、心悸、不寐等病证,皆可以温经汤化裁为用,调气血以平和,荣通筋骨、经络、脏腑等,以达"通则不痛,荣则不痛"之义。当归四逆汤为《伤寒论》厥阴病篇的一首主要方剂,主要针对血虚感寒,气血通荣失常的病证。本方有温经散寒、养血通脉之功效,故凡寒凝血瘀或兼血虚之证候皆可用之,如厥阴受寒之头痛,胃寒气滞之胃脘痛,妇女寒入血分之闭经、痛经及月经不调,以及某些自身免疫病,如皮肌炎、系统性硬化症、类风湿关节炎、雷诺病、过敏性紫癜等均有"气血荣通失调"的基本病机存在。若在方中加入吴茱萸、荜茇、附子,则温阳散寒、通行血络的作用尤甚。中医有"血得寒则凝,得温则行"之说,但凡滞则闭、热则通,人体经脉脏腑气血总以通行为顺、闭滞为逆,故在临证治疗中此系不可不认真把持的原则。李东垣创立补中益气汤虽专注补气,亦不忘气血通荣之要,现临床常将其与桂枝汤合用治疗痹病,如类风湿关节炎、骨关节炎、骨质疏松症等气血亏虚、不荣不通之痹证,每获良效。《济生方》所载归脾汤则是气血双补,健脾养心,统摄离经之血之要方,方中用药更是体现"通荣"之要,特别是茯苓、白术、黄芪、当归、人参、木香、远志等合用,疏达肝脾,流利脉道,引气血各归其道,尽行其用。正如张秉成《成方便读》云:"治思虑过度,劳伤心脾,以致血不归经,而为健忘不寐怔忡等证。夫心为生血之脏而藏神,劳则气散,阳气外张而神不宁,故用枣仁之酸以收之,茯神之静以宁之,远志泄心热而宁心神,思则脾气结,故用木香行气滞舒脾郁,流利上中二焦,清宫除道,然后参、芪、术、草、龙眼等大队补益心脾之品以成厥功,继之以当归,引诸血各归其所当归之经也。"临床常用于治疗心脏病、神经衰弱、贫血、消化性溃疡出血、崩漏、功能性子宫出血、血小板减少性紫癜、失眠、抑郁、焦虑等属心脾两虚、气血阻滞、气血不荣之病证,疗效显著。

第六节　脾胃枢纽论

脾胃为后天之本,能调节全身气机,为气机升降之枢纽。脾主运化:"饮入于胃,游溢精气,上输于脾,脾气散精,上归于肺,通调水道,下输膀胱。"《内经》中这段话叙述了脾胃在水谷精微运化中的重要作用,一方面将饮食物变为水谷精微,另一方面将水谷精微布散全身以供机体使用。脾胃功能失常可能出现水谷精微生成困难,也可能出现水谷精微布散失常,即生成痰饮积聚,又成致病之源,与此同时,得不到水谷精微滋养的地方可能因为没有濡养而失去原有功能。脾主升清,胃主降浊,脾生血统血,人体功能正常有赖血液的濡养和温煦,脾胃受损,气血生化无源,则会出现血虚,筋脉失养,筋脉紧缩,肌肉瞤动,还能出现血液统摄无权,血行脉外,形成出血,或者瘀血。从这些方面讲,脾胃为机体功能正常的枢纽。

脾阳虚由脾气虚发展而来,或为素体禀赋虚弱,久病体虚,劳倦过度,耗伤中气,或为过食寒饮,外寒直中,药过苦寒损伤脾阳,或为肾阳不足,命门火衰,火不生土,以致脾阳不足,运化失司,寒邪内生。脾阳虚衰,运化失职,故腹胀纳少;阳虚则寒从中生,寒凝气滞,故脘腹冷痛,喜温喜按;阳虚水湿不化,流注肠中,故大便溏薄清稀;脾阳虚不温四末,故形寒肢冷;中阳不振,水湿内停,膀胱气化失司,故小便不利;流溢肌肤则肢体困重,甚至肢体浮肿,渗注于下则妇女白带量多质稀。舌淡胖苔白滑,脉沉迟无力皆为阳气亏虚、寒湿内停之症。胃阳虚多因素体阳虚,过食生冷或胃部受寒,以及过服苦寒药物损伤胃阳而成。

胃阳不足，腐熟功能减弱，故饮食减少；胃阳不足，胃腑失于温养，遇寒则胃络收引，故胃脘隐痛；寒凝于胃，胃阳无力温化，故喜温喜按以助胃阳；阳虚则阴寒内生，阴不耗津故口淡不渴；腐熟无权，气血化源不足，故神疲乏力；胃阳无力温煦肢体，故肢冷喜暖。胃病及脾，脾失运化，可见腹胀，大便溏薄，或完谷不化。舌淡苔白滑，脉沉迟无力为胃阳不足之证。脾胃阳虚日久，生化无权，痰湿内生，致使肾阳虚。脾肾阳虚是指肾阳受损，不能温脾阳，导致脾肾阳气同时损伤，虚寒内生，温化无权。本证多由于体质虚弱而复感于寒邪，或久病耗损脾肾之阳气，或久泻不止，损伤脾肾之阳，或其他脏腑的亏虚，累及脾肾两脏等引起。脾主运化，肾主二便，本证多以运化、二便失司常见；脾阳不振，运化无力，故见倦怠乏力，纳呆腹胀，大便稀溏，久泄久痢，或五更泄泻，完谷不化；脾肾阳虚，水湿内停，脾失健运，肾失温化，阳虚水泛，水湿泛溢于肌肤，则见面浮肢肿，按之没指，小便短少；脾肾虚损，冲任不固，经血失固，则经行量多，色淡质稀；腰为肾府，肾虚则腰膝酸软，阳虚寒凝于内则气机不畅而见下腹冷痛，阳虚气血不荣于上则见面色少华；气血运行不畅则精神萎靡，疲倦乏力，不达四肢则四肢冷痛，舌淡胖，苔白滑，有齿痕，脉沉迟无力或细弱。阳气不足，不能温煦脏腑时，机体功能失调，故在辨证中要注意阳气的盛衰。

　　阳气主升，主动，阳气宜升发，反则为病。脾胃是人身气机的升降枢纽。脾主升，胃主降，两者一升一降，使人之气机生生不息。升与降，两者并不是平行并列的，但起主导作用的是升，脾阳不升，是许多疾病发生的主要原因。升阳是指用升提阳气的药物以解除人身之清阳不升或下陷等功能障碍。值得指出的是，补脾、升阳是辩证统一的关系，补脾的关键在于升阳，补脾胃而不升阳即是呆补；补脾则是升阳的根本，升阳而不补脾胃则是无根之升，即只能升散而不能升阳。南宋名医许叔微精研伤寒，善于以阴阳为纲辨识疾病，在扶阳方法运用上重视脾肾关系，在培补脾肾阳气方面，较之前人有新的认识，常常使用脾肾双补、先后天并温、补火生土的治法。他把肾气真火与脾胃比喻为"薪"与"釜"的关系。许氏在《普济本事方·心小肠脾胃病·二神丸》中说："有人全不进食，服补脾药皆不效……此病不可全作脾虚。盖肾气衰弱，真元衰劣，自是不能消化饮食，譬如釜鼎之中，置诸米谷，下无火力，终日米不熟，其何能化？"因此，凡遇到脾元久虚，泄泻不止或消渴的病症，每责之肾火式微，真元虚惫，而用附子、肉桂、补骨脂、肉豆蔻等暖补肾气，补火生土，这对后世命门学说的发展有着一定的影响。如治脾阳虚所致的浮肿，创制"实脾散"，既用草果、干姜温运脾阳，又以附子为君药温壮肾阳。严用和在强调重视脾肾的基础上，提出了补脾不若补肾的学术观点，他在重视脾胃功能的同时，更强调肾中命门真火的作用。他说：

"凡不进饮食,以脾胃之药治之多不效者,亦有谓焉。人之有生,不善摄养,房劳过度,真阳虚衰,坎火不温,不能上蒸脾土,冲和失常,中州不运,是致饮食不进,胸膈痞塞,或不食而胀满,或已食而不消,大便溏泄。此皆真火虚衰,不能蒸蕴脾土而然。古人云,补肾不如补脾,我谓补脾不如补肾。肾气若壮,丹田火经上蒸脾土,脾土温和,中焦自治,膈能开矣。"对于这类病证多采用温补的方法治疗,方可选八味丸等。自此以后,明代温补学家在论述脾肾和命门的时候大多推崇严氏之说。

补土派的宗师李东垣论述脾胃总与元气和阳气升发联系起来,尤重于脾胃的虚损和阳气的升发,如叶天士《临证指南医案》指出:"东垣大升阳气,其治在脾。"这就说明,阳气升发的关键在于脾。其治疗上并非仅着眼于补脾,而是从培补升发元气的角度立方用药,创立"脾胃论"自成一家。李东垣身处金元时期,结合当时的社会环境,其时正是中原战乱时期,百姓辗转于颠沛流离的苦难生活之中,认为劳役过度、饮食不节、精神的恐惧和紧张乃是形成内伤病的重要原因,严重损害脾胃之气,进而损伤元气。李氏精研《内经》《难经》,他发挥了《内经》"有胃气则生,无胃气则死"之论。在生理上,认为"脾胃为元气之本",脾胃为人体精气升降的枢纽,只有脾气升发,水谷之气上升,元气才能充沛,生机才能活跃,阴火才能降藏;在病理上,认为内伤的发病机制是元气不足,阴火亢盛,脾胃气虚,升降失常,所谓"内伤脾胃,百病由生",因而从脾胃立论,强调补土,并创立了一系列的理脾方剂,以"补土派"砥立医林;在治疗上,李东垣重视调补脾胃,主温补,即以理中、建中之旨运用,主张"益气升阳""甘温除热"等法,喜用升、柴等升阳之药,以助脾胃升发之性。《医宗必读》中说:"东垣以扶脾补气为主,气为阳,主上升,虚者多下陷,故补气药中加升麻、柴胡,升而举之,以象春夏之升。"清代张璐《诊宗三昧》中说:"东垣志在培土以发育万物,故常从事乎升阳。"李氏的脾胃学说,对养生学、预防医学、临床治疗等开拓了广阔的研究领域,充实和发展了中医学。

王好古师承张元素、李东垣之学,而有所发展,他的学术成就,主要是对阴证的深入研究和发挥。其所著《阴证略例》一书,掇取前贤有关阴证论述之精要,集为大成,并参以己见,进行了新的阐发。在阴证病因学上,不囿于伤寒外感之说,而重视内因在发病学上的作用,使阴证的认识从伤寒外感阴证发展到内伤杂病阴证。他把伤寒学说与脾胃内伤学说有机地结合起来,内伤与外感兼论。在发病学上,强调内因的作用,认为无论内伤与外感的发病,都在于人体正气先有虚损。对阴证的辨证,着重在厥阴、少阴、太阴三阴阳虚病证,治疗偏重温补,分三阴用药,更主张温养脾肾,以附子等为主药。王氏的阴证学说,扩展了仲景《伤寒论》治内伤杂病的范畴,对明清的温补学派起着承前启后的作用。

元代医家罗谦甫居李东垣门下凡十数年,故诊病制方多采撷东垣精义而随机应变。在许多验案中,罗氏将东垣益气升阳、调补脾胃的学术精华阐发无遗,更为突出的是,罗氏善用辛热温药扶补阳气。如以四逆汤温救四肢逆冷、口鼻气冷、时发昏聩之重证伤寒;以黄芪建中汤加附子、芍药温阳健脾治疗脾胃虚寒腹痛;以托里温经汤治"寒覆皮毛,郁遏经络,热不得升聚而赤肿"之外疡重症。其卓著的临床疗效,均反映罗氏在东垣用方的基础上温扶阳气,善用热药的证治特色。

脾胃为后天之本,气血生化之源,维持人体正常生理功能的枢纽,故在治疗当中应该顾护脾胃,尤其应该保护脾胃阳气。临床治疗过程中,凡病必问脾胃,辨证立法不忘脾胃,组方用药想着脾胃,治疗不忘顾护脾胃。不论是何病,也不论年龄性别,必询问与脾胃有关的症状。如不了解患者的脾胃状况,就不能为辨证立法提供全面的第一手材料,不了解患者后天之本是否健康,怎么能提出适当的治疗?

在辨证辨病中,亦不忘脾胃,不论何病,不论是外感还是内伤,是属寒还是属热,是属虚还是属实,均要分析疾病的发生发展是否与脾胃有关。对于肠胃病,首先要考虑脾胃,而对于其他脏腑的疾病,在辨证立法时也应重视调理脾胃。因为他脏疾病常累及脾胃,而脾胃为后天之本,气血生化之源,既已受累,必当调理。若不调理脾胃,顾脾胃之阳气,势必影响疾病的治疗。至于久病体虚之人,脾胃均有损伤,因此,在辨证立法上应重视脾胃。这也是整体观念在辨证立法时的具体体现。如脾与心,脾主运化、统血,为气血生化之源,心主血脉,共同主宰血液的生成与运行。心血不足等证常兼脾虚,心脾两虚之证,症见心悸、失眠、多梦、神疲乏力等,治当健脾养血。健脾是为了充足生化之源,促进血液生长。心脾两健,血运正常,则诸症痊愈。如脾与肝为制克关系,肝病患者,常累及脾,若单纯治肝,难获痊愈。正如《金匮要略》曰:"见肝之病,知肝传脾,当先实脾。"故见肝之病,治肝调脾,双管齐下,方能取效。再如脾肺共同主宰机体气的生成与津液的输布,脾虚失运,水液停聚生痰,痰浊阻肺,肺失宣肃,可致咳喘痰多、胸闷,此时除宣肺止咳、降气平喘外,亦不能忘脾虚之一面,当佐以健脾化痰之法。若咳喘日久,更伤脾气,症见痰多清稀,纳少便溏,气短乏力,又治以健脾运湿,辅以化痰止咳。再如脾与肾之关系,脾为后天之本,主运化水湿;肾为先天之本,主气化水湿。肾阳温煦脾阳,后天充养先天。故肾病常累及脾,脾肾两虚,常脾肾同治。总之,人体是一个有机的整体,脏腑之间相互联系,相互影响,他脏之病,常累及于脾胃,而脾胃为气血生化之源,既已受累,必当调理，故辨证立法时应不忘脾胃。

口服给药是中医治病的主要方法，药液被患者服用后，先受纳于胃，运化于脾，然后输布于全身各脏器。若脾胃功能正常，药物被充分吸收，则预期疗效可达；若脾胃功能不调，甚至衰败，则药物未被充分吸收，甚至因胃气衰败而格药，则预期疗效难达。因此，在临证处方用药时，若患者兼有脾胃疾患，方中必加入调理脾胃之品。若所兼脾胃之疾较轻，仅表现纳少、脘闷、腹胀者，在不影响主症的正常治疗的情况下，可在主方中加入石菖蒲、砂仁等芳香健胃之品；若所兼脾胃之疾较重，症见纳呆，胃脘疼痛，反酸嗳气，腹胀便秘或大便溏泄者，当先调理脾胃为主，兼治他疾，且治疗之药，多取平和之品，以免影响调理脾胃之治。正所谓"有胃气则生，无胃气则败"，即使是脾胃功能正常的患者，在用药时也应十分注意顾护胃气，在方中常加入生姜、大枣、甘草。因生姜能健脾暖胃，大枣温中健脾，甘草和中缓急，调和诸药。我认为不能一见热象，不问青红皂白，就投以大量的黄芩、黄连、大黄等苦寒之品，苦寒易伤脾胃；不能一见阴血亏虚，就投以大量的熟地黄、阿胶等甘腻之品，以免滋腻碍胃。

《黄帝内经》曰"太阴之上，湿气治之""阳明之上，燥气治之"，此是指脾胃之生理而言。然而脾胃同处中焦，常因饮食不节，过食生冷，劳伤心神，致使中焦受损，中阳虚则易致燥不胜湿，湿从寒化，故温中健胃、散寒除湿为常用之法。

第七节 肝肾亏损论

肝肾的生理功能都以精血为物质基础。肝藏血，肾藏精，两者关系密切，而肝血、肾精都由水谷精微化生，故肝血、肾精同源于水谷精微。并且，肝血的化生有赖于肾中精气的气化，肾精的充盛也有赖于肝中血液的滋养。精血互生，盛则同盛，衰则同衰，故有"精血同源"的说法。由于肝肾的阴阳相通，所以肝肾之阴常常同时虚衰，肝肾之火亦多同时亢盛。肝和肾均有相火，相火源于命门，故又有肝肾"同源于命门"之说。"肝肾两虚"是由于肝肾的这种密切关系，导致了肝肾其中一脏的虚损必然引起另一脏的虚损。肝肾亏损为因久病劳损，年高体弱，或肾精亏损导致肝血不足，或肝血不足引起肾精亏虚所表现出来的一类病证。根据病变脏腑不同，其证候类型及临床表现多种多样。其病机为精血不足，形体官窍失养，精血亏虚，症见面白无华、唇甲色淡、头晕、耳鸣、眼干、眼花、心悸失眠、多梦易惊、月经不调、经少经闭、腰酸疲乏、五心烦热、舌红、脉细等。肝肾亏损进一步发展，可导致肝肾阴虚。

肝主筋，肾主骨，筋骨既赖肝肾精血津液的充养，又赖肝肾阳气的温煦，如因先天禀赋不足，或因饮食不节，惊恐，郁怒，使肝肾精气受损，或阳气受损，损伤肝肾，一方面致营卫气血涩滞不行，壅遏于骨节周围而化热，酿痰、留瘀，使关节肿胀变形疼痛，屈伸不利；另一方面，又因卫外不固，易于感受外邪，风寒湿热之邪乘虚侵入，阻遏营卫，壅滞经络，深入筋骨，促使病情加重。清代张石顽《张氏医通》中风门、诸伤门诸论中大量引用赵献可的著述，作为辨证论治的知识基础，"三焦配合心主，代心司化育之令，即谓之君。而命门独操其权，故谓之相。若相火妄临五位，则为五志之火，其实一气之亢，初无彼此……若弦细而数，按之益坚，为少火气衰，而见肝肾真脉，非火使然。夫下焦之火，龙火也，水盛则蛰藏不见，其脉自平，今弦细且数，乃冰雪阴凌之象，虚劳见此，最为剧候。或反虚大数疾，为食气之火，耗竭真阴，虚阳飞越之兆，久病得此，百不一生。惟暴脱元气者，犹可峻补以敛固之。"说明诊察久病患者因身体功能耗损，所得脉象实际上是命门之火，也就是身体最基本的动力表现，"虽有虚实之分，绝无沉实之脉"，以提醒习医者不可妄以浮沉虚实作为辨别病因病机的标准，导致误诊误治。对于肝肾亏虚的患者应该注意培补命门，以助阳气，阳气充足，阴得以行。

肝肾亏虚，筋脉不荣，易出现痿证、痹证以及各种其他病证。痹证日久不愈，关节屈伸不利，肌肉瘦削，腰膝酸软，或畏寒肢冷，阳痿遗精，或骨蒸劳热，心烦口干，舌质淡红，舌苔薄白或少津，脉沉细弱或细数，是为历节。针对肝肾不足，筋骨失养，寒湿外袭所致之历节，运用温阳通络之法，设黄芪防己汤加减及独活寄生汤加减二方治之。针对风寒湿痹证，拟以黄芪防己汤治之。主症见关节肿胀疼痛，痛有定处，晨僵，屈伸不利，遇寒痛剧，局部畏寒怕冷，舌苔薄白，脉浮紧或沉紧。针对肝肾亏虚证，以独活寄生汤治之。主症见关节肌肉疼痛，肿大或僵硬畸形，屈伸不利，腰膝酸软无力，关节发凉，畏寒喜暖，舌红，苔薄白，脉沉弱。临床凡遇此二证，以上方治之，疗效颇显。

肝肾亏虚，是肾精亏虚引起肝血不足，即母病及子，或者肝血不足引起肾精亏虚，子病及母。在治疗的时候要补血填精，多用补血滋阴填精之品。但从历代医家经验来看，单单补血填精是不够的，孤阴不长，要在补血滋阴的同时注意补阳，以求阴中补阳。当肝肾不足时，气血两亏，气能生血，血能载气，只补充阴血，或者单一补肾精都不能达到想要的效果。单一补血，生化不足，如同驱动驾驶一辆动力不足的老车，自然走不快，效果很慢，或许还没有达到想要的治疗效果，患者已经不耐疾病攻伐而去；而气能生血，若阳气充足，血液自然容易化生，精血同源，水谷精微在中焦变化为赤，在脉为血，脉外为精。"孤阴不生，独阳不长，阳以阴为体，阴以阳为用。"故仲景常配滋阴之药以助壮阳，以期

"阴中求阳"，或配温阳之药以助滋阴补血药之力。王冰认为："阳气根于阴，阴气根于阳，无阴则阳无以生，无阳则阴无以化。全阴则阳气不极，全阳则阴气不穷。""阴中有阳，阳中有阴，平旦至日中，天之阳，阳中之阳也；日中至黄昏，天之阳，阳中之阴也；合夜至鸡鸣，天之阴，阴中之阴也；鸡鸣至平旦，天之阴，阴中之阳也。"阴阳要保持一种平衡状态："阴平阳秘，精神乃治；阴阳离决，精气乃绝。"而如果阴阳不能平衡，就会出现"阴胜则阳病，阳胜则阴病，阳胜则热，阴胜则寒"。"谕人之有阳，若天之有日，天失其所，则日不明；人失其所，则阳不固。日不明则天境暝昧，阳不固则人寿夭折。"王冰强调要平衡阴阳，首先要重视阳气，使阳气能够致密，起到护卫机体的作用，如果阳气不足，则会"折寿而不彰"，不能正常维系生命的正常运行，正所谓"天之大宝只此一丸红日，人之大宝只此一息真阳"。

在《金匮要略·中风历节病脉证并治》中共有5条条文论述历节病的病因病机。其中第4条"寸口脉沉而弱"，提出肝肾不足，筋骨失养，是导致历节的内因；"汗出入水中"，寒湿外袭，是导致历节的外因。第9条通过味过酸咸，伤筋枯髓，再次强调肝肾精血受损为历节病之本，血不足气亦虚，营不足卫亦滞，三焦气化失司，湿注关节为其标。由此可见，历节病的根本原因是在多种因素而致的肝肾不足、气血虚弱、正气先虚的情况下，又饮食不当，过食酸咸，饮酒汗出，则以风邪为主的邪气乘虚侵入人体，风血相搏，致关节不可屈伸，疼痛如掣。

叶天士强调"肾阳静而望藏"，抓住肾主静主藏的特点，若见肾脏亏虚的患者，即善用"辛热以通肾阳"，选用附子、干姜、炙甘草、胡芦巴、花椒之类药物，以温肾通阳。除用一般补阳药外，常兼用敛补之品，如芡实、山药、莲肉、五味子等，以用于肾阳不藏者。叶氏认为"由阴损及乎阳，寒热互起，当调营卫""凡补药气皆温，味皆甘，培生生初阳，是劳损主治法则""补阳宜甘温"，提出"凡元气有伤，当予甘药""元气已伤而病不愈者，当与甘药，则知理阳气，当推建中""以甘温厚味，养其阴中之阳"，善甘温养阳，用黄芪建中汤或青囊斑龙丸法。

人与自然是一个整体，《内经》中说"法于阴阳，和于术数，食饮有节，起居有常，不妄作劳"才能"精神内守"。古人是日出而作，日落而息，春来披发缓形，漫步于庭，以养春气。春天阳气升腾，人体养阳气，才能让机体健康，逆之则伤肝。春夏养阳，秋冬养阴，尤其在秋冬季要进补一些阳气旺盛的食物或者药材，因为秋冬万物阳气内敛，加之气温降低，需要热的、温补的阳物去调补我们的肝肾，比如食牛羊肉等。目受肝血能视，现代生活中，电脑手机不断地消耗着我们的目力,加上熬夜耗伤阴血,常常致阴血亏虚。熬夜时,机体不能得到充分休息,日积月累,子病及母;当然更有一部分"以酒为浆,以妄为常,醉以入房,以欲竭其精"者,更是耗伤肾精。肝肾亏损,元气亏虚,人体自然出现各种症状,药物治疗是一个方面,生活中自我调护也尤为重要。

第二章 辨证发微

第一节 明辨阴阳

阴阳是中医学辨别疾病属性的重要纲领，《内经》曰："阴阳者，天地之道也，万物之纲纪，变化之父母，生杀之本始，神明之府也。治病必求于本。"《素问·阴阳应象大论》又曰："善诊者，察色按脉，先别阴阳，审清浊而知部分，视喘息、听音声而知所苦；观权衡规矩而知病所主；按尺寸、观浮沉滑涩而知病所生。以治无过，以诊则不失矣。"《景岳全书·传忠录》亦说："凡诊病施治，必须先审阴阳，乃为医道之纲领，阴阳无谬，治焉有差？医道虽繁，而可以一言蔽之者，曰阴阳而已。"由此可见，阴阳是中医辨证的基本大法。我自幼随父亲吴佩衡学习中医，常年随父侍诊，家父吴佩衡曾说："识病之要在于识证，识证之要在于明辨阴阳，唯辨证确凿，方能对症下药，得心应手。"继承家学，善于运用张仲景的六经辨证论治的法则，掌握疾病发展变化的规律，明辨阴阳，分清寒热虚实，识别寒热真假，对证立方而获良效。总体来说，阳虚证的辨证要点主要在病程、神态、舌象、脉象、饮水、口气、二便等方面。

病程：新病多实，久病多虚。

神态：面色唇口青白无神，目瞑倦卧，声低息短，少气懒言，身重畏寒，口吐清水，饮食无味等，兼见口润不渴或渴喜热饮而不多，口气不蒸手等属阴证表现。

舌象：舌青滑，或黑润青白色，淡黄润滑。但如果舌干，甚则起芒刺，不论舌为何色，但见其人安静，渴喜热饮，则是由于阳气气化失常不能蒸腾津液，则属阴证。

脉象：脉象总在阴阳二字上求之，其要不出浮、沉、迟、数、有力、无力。《内经》有这样的记载："病肾脉来，如引葛，按之益坚，曰肾病。死肾脉来，发如夺索，辟辟如弹石，曰肾死。"死肾脉在指下，有一种夺索的感觉，实际上就是弦、洪的一种现象，并非阳盛、阳亢的表现。《金匮要略·水气病脉证并治》写道："脉得诸沉,当责有水,身体肿重。水病脉出者死。"脉出者就是夺索脉。就是弦而洪的脉,由内向外、呼之欲出的脉型,古人认为,肾脉应当沉,沉为常脉。所以脉如夺索、弹石者,死,表示难治。

饮水:口吐清水,满口津液,不思饮水或饮亦喜热滚。但如果是口渴引饮,饮一溲一,人安静,脉息无神,乃阳虚气化失司,仍为阴证。

二便:二便不利。如果患者疾病的主要证候即为二便的不正常,兼腹胀烦躁,舌黄饮冷,脉息有神者,乃阳邪闭结。宜用清凉、分利、攻下之品。二便不利,腹不满,人安静,口不渴,喜卧,脉息无神,舌青滑者,阴邪闭于下,由阳不足不能化阴也。宜用温补回阳之品。

口气:气微、气短、气冷、出言微细皆属阴证。

注重中医经典的研究,努力钻研《伤寒论》的理论与实践,在阴阳辨证中,阳证易辨易治,而阴证难识难疗。除阳虚证外,亦应注意阴虚辨治,阴虚病其人必面目、唇口红色,精神疲倦,张目不眠,声音响亮,口臭气粗,身轻恶热,二便不利,口渴饮冷,舌苔干黄或黄黑,全无津液,芒刺满口,烦躁,谵语或潮热盗汗,干咳无痰,饮水不休,六脉长大有力,种种病形皆有热象,而阴虚则为其真面目。然而,也有阴虚证近似阳虚者。阴虚证,有伏脉不见,或细如丝,而若阳虚极者,热极则脉伏也;四肢冰冷而若阳绝者,邪热内伏,而阳气不达四末也;有忽然吐泻,大汗如阳脱者,此为热伏于中,逼出吐泻也;有欲言不能而若夺气者,热痰上升,蔽壅也。不管病证如何,定有以上病形可见。

第二节 辨标本虚实

一、审察病证标本,确定先后逆从

《素问·标本病传论》篇中:"知标本者,万举万当,不知标本,是谓妄行。""先病而后逆者治其本,先逆而后病者治其本,先寒而后生病者治其本,先病而后生寒者治其本,先热而后生病者治其本。"由此可见,审察病证之标本,以定治法之先后逆从,这是辨证的重要内容。所谓标,就是疾病表现于临床的现象和标志;所谓本,就是发生疾病的根本。疾病的标本并不是固定不变的,它因具体疾病和具体患者而各有差异。就病因而言,引起疾病发生的病因是本,而表现于外的各种临床表现为标;就病变部位而言,原发病变部位是本,继发病变部位为标;就临床症状而言,原发症状为本,继发症状为标;就病之新旧而言,旧病为本,新病为标。病证表现虽多,但总不离标本,一切复杂的证候,都可以透过现象分析其本质，从而确立正确的辨证和实施合理的治疗。

审明病证的标本之后，治疗上先治其本或先治其标，应当视具体病情的轻重缓急而定。一般而言，在本病急、本病重的情况下，固然是先治其本；相反，则又须先治其标，或者标本同治。但是因为标本是可逆的，是可相互影响的，所以治标治本也可以相互影响，如临床上扶正以祛邪，治本即所以治标；祛邪而扶正，治标即所以治本。《素问•标本病传论》又提出："病发而有余，本而标之，先治其本，后治其标；故病发而不足，标而本之，先治其标，后治其本。"说明当不排除标病，就难于治本病时，应该先治其标，治标即是为治本准备必要条件。如治疗急性痛风性关节炎，初期局部红肿热痛，我认为仅是标象，治疗时用清热消肿的方剂一至二剂即可，其根本还在于素体气血不足，血脉瘀滞，加之寒湿浸渍，导致经脉气血不通，故宜先清解郁热治其标，再宜温散寒湿调其本。

审明标本，确定好先治后治的原则之后，采用"逆治"或"从治"就不难掌握了。所谓"逆""从"即正治与反治之法。"正治"即"逆治"，是采用与证候相反的药性来矫正其偏盛的临床表现，也就是"寒者热之，热者寒之，虚者补之，实者泻之"，以热治寒，以寒治热，以补对虚，以泻对实，证药完全相反的治法。而"反治"及"从治"是采取与某些假象证候性质相同的药性来矫正其偏胜的临床表现的治法，也就是我们所说的"寒因寒用，热因热用，通因通用，塞因塞用"，以热治热，以寒治寒，以泻治通，以补治塞，证药完全相同的治法。如以泄泻一证为例，既可起于脾虚运化失权，也可因于食物不洁而发。前者脾虚是本，泄泻是标，当采用正治之法，以治其本，用补脾和胃之剂以止其泄泻；后者邪侵胃肠是本，泄泻是标，当采用反治之法，以治其本，用催吐、泻下之剂，使其再吐再泻，以求其邪毒完全排出，从而止泻。在临床诊疗疾病过程中，审察病证的标本，掌握治法的先后逆从，是认识疾病和解决疾病的过程，是理法方药在临床上的具体运用，可使辨证和治疗更符合临床实际。

二、把握邪正虚实，合理施以补泻

疾病的发生发展变化与患者的体质强弱和致病因素的性质极为密切，疾病正邪双方在斗争过程中是消长的，正气增长则邪气消退，而邪气增长则正气削弱。随着邪气和正气的消长，患者机体就要反映出不同的病机与证候，即如《素问•通评虚实论》"邪气盛则实，精气夺则虚"。辨邪正虚实，可客观估价和分析疾病正邪消长与病情发展演变的关系，它对于疾病的正确诊断和治疗处理都有十分重要的意义。

"虚"是精气亏损而不足，"实"是邪气盛而有余，故虚是正虚，实是邪实。

"实"是指致病因素、病理产物所导致的病理反应;"虚"是指人体防御能力、代偿能力或修复能力不足的病机状态。两者之间相互影响,不能截然分开。在疾病过程中,或由于正气之虚,或由于邪气之盛,均会促使病情发展趋向恶化,而正气旺盛,或正气得复,邪气退却,则病情多向好的方向转化。识别虚实,一般不外辨别表里、阴阳、气血、脏腑的虚实。凡外感病多有余,内伤病则多不足。即外感多实,实有六淫、疫疠之分;脏腑功能失调,病理产物停积者亦实,实有气滞、瘀血、痰饮、水湿、食积、虫积之分。内伤多虚,虚有先天不足与后天失调之分,亦有阴阳、气血、津液、精髓之别。不过临床常见的实证中多夹有虚,临证时,须分主次、辨缓急,应详细识别。

从邪正虚实的关系上看,正气的充沛有赖于全身脏腑经络功能的正常运转,如肺气的肃降,心血的循行,肝气的调达,脾胃的运化,肾气的气化,经络的流通等,如果外邪内袭,破坏了这种正常的运转功能,便出现病态。不解除这种外邪的破坏,便不能恢复脏腑经络的正常功能。张从正曾说:"邪未去,而不可言补,补之则适足以资寇。"因此,对于虚证,要特别注意有无实邪干扰,如夹有实邪,单纯用补法,疗效往往不够理想。对于这类病证的补泻,多主张"以通为补"或"通补兼施",达到"邪去正自安"的效果。如部分心痛、心悸患者,虽然临床上表现一派虚象,仍然要以祛瘀除痰为主治,适当配合补法,疗效更好。当然也有以虚证为主,需用扶正之补法者,如有些长期发热的心痛、心悸患者,多数先由痰瘀而致阴虚或阳虚,在适当时期,还须用养阴益气或扶阳之法,才能达到退热开痹止痛的效果,若仍以大剂祛瘀清热、攻伐寒凉之品,往往症虽减而复发,正气更虚而邪气更实。对于外感病宜因势利导,以祛邪为第一要义,邪去而正自安,从而体现正气为本。因此,只有辨清虚实,才能合理施以补泻,收到预期的治疗效果。

第三节 辨寒热真假

审证精准,抓住病证的症结,才能够对症下药,药到病除。当病势轻浅、证情单纯时,寒证、热证不难辨别,而当病势危重,证情复杂时,辨明寒热真假则尤为重要。在临床诊断过程中,典型证候较易辨认,但不典型的证候也不在少数,一些症状还相互矛盾,甚至出现假象,而最常见的就是寒热的真假,即所谓"真寒假热""真热假寒""阴盛格阳""阳盛格阴",出现假象则不容易明确病证的本质。在这种情况下,必须克服表面性和片面性,从极其复杂的症候群里,透过现象看本质,辨明寒热真假。要做到这一点,首先应抓住关键性证候,不要被假象所迷惑。有时临床假象很多，而反映疾病本质的症状或体征只有一两个，但仅此才是主要的依据。李念莪《内经知要》曰："至虚有盛候，反泻含冤；大实有羸状，误补益疾。阴症似阳，清之者必败；阳症似阴，温之者必亡。"在寒热证的辨证论治中，我根据长期临床经验，总结经验方治之，屡获良效。如治疗风湿热邪所致之痹证，治宜清热除湿，用竹叶石膏汤加味治疗；风寒湿邪所致之痹证，治宜散寒除湿，可用黄芪防己汤或桂枝加附子汤加减治疗；治疗风寒外袭之咳嗽，用杏苏二陈汤加减以宣肺散寒、祛痰止咳等。在风湿病的治疗中，对于下元不藏、虚火上浮之上热下寒、寒热错杂之风湿病，我常用潜阳封髓丹（砂仁、附子、龟甲、甘草、黄柏）治之，在原方的基础上加减配伍，能清上温下，引火归原，纳气归肾，助阳生津。

【病案举例】

王某，女，52岁，自诉多发性肌炎病史26年，经系统治疗后目前病情平稳。近1年来病情反复，一直服用醋酸泼尼松片20mg/d、硫酸羟氯喹片400mg/d治疗，现感全身肌肉关节疼痛，肢软乏力，肌肉萎缩，体重减轻至40kg，口干不欲饮，饮食少，睡眠差，舌红苔白，脉细。中医诊断：肌痹（肾气亏虚，下元不藏，虚火上泛证）。治宜清上温下，引火归原，纳气归肾，助阳生津。方用潜阳封髓丹加减。处方：白附子60g（先煎3h），黄柏20g，砂仁、龟甲、骨碎补、肉桂、补骨脂、板蓝根各15g，山豆根、露蜂房、甘草各10g，细辛5g。连服10剂，仍感双下肢关节肌肉疼痛，余关节肌肉疼痛减轻，口干减轻，饮食增加，咽喉疼痛，大便时干时稀，舌淡苔薄黄，脉沉细。继上方加桔梗10g，继服5剂，双下肢疼痛减轻，仍感腿软无力，舌尖溃疡，牙龈肿痛，咽痛口干，二便正常，舌淡苔薄黄，脉沉细。守方继服15剂，双下肢疼痛明显减轻，口干减轻，舌尖溃疡愈合，牙痛咽痛消失，自觉两眼酸胀，舌淡苔黄腻，脉细弱。之后守方再服15剂，诸症渐解。

按语：本患者病程日久，邪恋不去，病久入络，或阳损及阴，或阴损及阳，肾虚精血不能濡养筋骨经脉，故全身肌肉萎缩，体重下降，腿软无力；正气不足，风寒湿邪不化，经络阻滞，气血不畅，则全身肌肉疼痛；肾气亏虚，下元不藏，虚火上泛，则口干鼻干，咽喉疼痛，牙龈肿痛，舌尖溃疡，大便干，睡眠差，舌淡苔薄黄或黄腻；脉沉细亦属肾气亏虚，下元不藏，虚火上浮之象。本证为本虚标实、寒热错杂之证，故以潜阳封髓丹加减，纳气归肾，助阳生津，清上温下，引火归原，祛风活络，散寒止痛。

张某，女，25岁，反复口腔溃疡2年余，四肢关节肿痛，阴部溃疡1年，加重1月来诊。患者2年前因感冒发热，体温达39～40℃，经青霉素、先锋霉素静脉滴注后，发热减退，但此后经常感咽痛，并出现口腔溃疡，自服维生素B、维生素

C及多种清热解毒中药,外擦碘甘油等治疗无效。近1年以来,又出现双腕、双膝及双踝关节疼痛,局部肿胀,可见四肢散在结节红斑,曾多次到外院诊治,考虑风湿病,不规律服用"吲哚美辛""保泰松"等治疗,病情无明显好转,且逐渐加重,出现外阴白斑,阴唇部溃疡,局部疼痛难忍,伴发热,到工人医院皮肤科住院治疗,诊断为白塞综合征,经予"泼尼松、吲哚美辛、维生素及丹参片"等治疗1月,病情好转出院。但1个月前,因自行停用激素病情复发加重,现症见:口腔、舌体溃疡,咽痛,外阴溃疡,局部灼热疼痛,四肢多关节肿痛,尤以双膝、踝、腕关节为甚,关节局部可见结节红斑,神疲乏力,腰膝酸软,腹胀纳少,大便不爽,经行腹痛,舌质淡,舌体溃疡,苔白,脉沉细。中医诊断:狐惑病(下元不藏,虚火上泛,上热下寒证)。治宜清上温下,引火归原,纳气归肾,助阳生津,方用潜阳封髓丹加减。处方:白附子30g(先煎3h),黄柏20g,砂仁、龟甲、骨碎补、肉桂、补骨脂、板蓝根各15g,山豆根、露蜂房、桔梗、甘草各10g,细辛5g。服上方3剂后,二诊,患者感口腔及舌部溃疡有所好转,咽痛减轻,但四肢关节仍肿痛,外阴溃疡,口干苦,腹胀纳呆,二便调,舌质淡,苔白腻,脉沉细。守上方加石菖蒲10g,5剂。三诊,患者口腔及舌部溃疡明显好转,咽痛、口干苦等症消失,四肢关节肿痛减轻,关节局部结节红斑减少,精神好转,纳眠及二便可,外阴部仍有溃疡,舌质淡,苔薄白,脉沉细。继服上方10剂,并嘱患者恢复激素治疗,诸症消失,随访半年,病情稳定。

按语:白塞综合征与中医狐惑病相类。中医认为本病因湿热久停,蒸腐气血而成瘀浊。本病病程日久,湿热之邪伤津耗气,肝肾亏虚,热毒久留不去,临床常见寒热夹杂、上热下寒之证,予潜阳封髓丹清上温下,引火归原,纳气归肾,解毒生津,故收全功。

第四节 注重体质

中医对体质的论述始于《黄帝内经》。但长期以来,有关中医体质内容,仅散见于一些医著和文献,并未形成专门的学科体系,直至现代方有专论。中医体质学说是以中医理论为主导,研究各种体质类型的生理、病理特点,并以此分析疾病的反应状态、病变的性质和发展趋向,指导预防和治疗的学说。

一、体质类型

个体体质的不同,表现为在生理状态下对外界刺激的反应和适应上的某些差异性,以及发病过程中对某些致病因子的易感性和疾病发展的倾向性。因此，在临床实践中常需要对体质进行分型。曾有过多种分型方法，如《灵枢·阴阳二十五人》根据阴阳五行学说，把禀赋不同的各种体形加以归纳，再进一步分为二十五种体质类型，以体态观察、形神结合、舌脉合参、性格类型和饮食习惯为依据，分为正常质、阳虚质、阴虚质、痰湿质、湿热质、气虚质、瘀血质七型。扶阳临床诊治实践中发现，以下5种体质类型居多。

1. 气虚体质 指素体气弱少力的体质状态。此型胖人和瘦人均有，但瘦人为多。毛发不华，面色偏黄或㿠白，肤色黄，目光少神，鼻部色淡黄，口淡，唇色少华，肢体疲乏无力，不耐寒热，纳呆，大便正常或便秘，小便正常或偏多，脉象虚缓，舌淡红，边有齿印。

2. 血虚体质 此指血虚的体质状态。主要可见面色萎黄或苍白，唇舌色淡，毛发枯燥，肌肤不泽，精神不振，疲乏少力，动则短气，大便常秘，脉象细弱等。

3. 阴虚体质 指阴液亏虚，失于滋润，阴虚阳亢的体质状态。体形瘦长，面色多偏红或颧红，肤色苍赤，巩膜红丝较多或见暗浊，两眼干涩，视物昏花，眵多，鼻中微干，或有鼻血，口燥咽干，多喜饮冷，唇红微干，手足心热，大便偏干或秘结，小便短赤，脉细弦或数，舌红少苔或无苔。

4. 阳虚体质 系指素体阳气亏虚、阴寒内盛的体质状态。多见形体肥胖，面色少华、㿠白，毛发易脱落，肤色柔白，两目胞色晦暗，鼻头冷或色微青，口唇色淡红，形寒肢冷，倦怠，背部或脘部怕冷，多喜偏热食物，大便溏薄，小便清长，舌质淡胖，边有齿印，苔白。

5. 阴寒体质 系指素体阴气偏盛的体质状态。见形体壮实，肌肉紧缩，皮肤紫黑，四体常冷，多静少动，喜热恶寒，舌质淡，脉紧实。

二、影响发病与转归

体质因素与发病有很大的相关性，外界致病因子虽不断侵袭人体，但能否发病，一般取决于体质。个体体质的特殊性，往往导致对某种致病因子或疾病的易感性。例如易病寒的人，多为阳气素弱之体；易病热的人，多为阴气素衰之体；胖人多痰湿善病中风，瘦人多火易得劳嗽；老人肾气虚衰，多病痰饮咳喘。疾病的性质和病理过程，与患者的体质关系密切。疾病的演变往往取决于机体内部阴阳矛盾运动的倾向性，其中包括机体平素阴阳盛衰、阴阳动静等情况和趋势，由此而推断病势发展和阴阳表里寒热虚实的八纲类型。体质还影响着疾病的性质和转归，相同的致病因素，作用在不同的人身上有不同的反应，转归也不尽相同。正如《灵枢·论勇》中所说："有人于此，并行而立，其年之长少等也，衣之厚薄均也，卒然遇烈风暴雨，或病或不病。"所以，体质强者不易感邪而发病，或发病很轻，病程较短，容易治愈；而体质弱者，不但容易感邪而发病，而且容易深入，发展变化，病情多重。因而应针对不同的体质，推断转归，采取相应的措施预防传变，阻断病邪传变的通路，正所谓"既病防变""因人制宜"，例如同是感受湿邪，阳热之体得之，则湿从阳化热，而为"湿热"。阴寒之体得之，则从阴化寒，而为"寒湿"。其原因在于禀性有阴阳，脏腑有强弱，机体对致病因子有化寒、化热、化湿、化燥等不同转化。当然，人体致病随体质阴阳偏颇而转化的"从化"现象是相对的，因为在疾病发展过程中，患者的体质还可能受到各种因素（如治疗恰当与否）的影响而发生变化。

三、因人制宜

不同的患者有其不同的个体特点，应根据每个患者的年龄、性别、体质等不同的个体特点来制定适宜的治则。如清·徐大椿《医学源流论》指出："天下有同此一病，而治此则效，治彼则不效，且不惟无效，而反有大害者，何也？则以病同而人异也。"

年龄不同，则生理功能、病理反应各异，治宜区别对待。如小儿生机旺盛，但脏腑娇嫩，气血未充，发病则易寒易热，易虚易实，病情变化较快。因而，治疗小儿疾病，药量宜轻，疗程宜短，忌用峻剂。青壮年则气血旺盛，脏腑充实，病发则由于邪正相争剧烈而多表现为实证，可侧重于攻邪泻实，药量亦可稍重。而老年人生机减退，气血日衰，脏腑功能衰减，病多表现为虚证，或虚中夹实。因而，多用补虚之法，或攻补兼施，用药量应比青壮年少，中病即止。

男女性别不同，各有其生理、病理特点，治疗用药亦当有别。妇女生理上以血为本，以肝为先天，病理上有经、带、胎、产诸疾及乳房、胞宫之病。月经期、妊娠期用药时当慎用或禁用峻下、破血、重坠、开窍、滑利、走窜及有毒药物；带下以祛湿为主；产后诸疾则应考虑是否有恶露不尽或气血亏虚，从而采用适宜的治法。男子生理上则以精气为主，以肾为先天，病理上精气易亏而有精室疾患及男性功能障碍等特有病证，如阳痿、阳强、早泄、遗精、滑精以及精液异常等，宜在调肾基础上结合具体病机而治。

因先天禀赋与后天生活环境的不同，个体体质存在着差异，一方面不同体质有着不同的病邪易感性，另一方面，患病之后，由于机体的体质差异与反应性不同，病证就有寒热虚实之别或"从化"的倾向。因而治法方药也应有所不同；偏阳盛或阴虚之体，当慎用温热之剂；偏阴盛或阳虚之体，则当慎用寒凉之品；体质壮实者，攻伐之药量可稍重；体质偏弱者，则应采用补益之剂。

临床诊治疾病必须注重个体体质的差异，方不失治病求本的原则。体质受先天禀赋、后天饮食、作息劳逸、体育锻炼等多方因素的影响，每一个人都有自己独特的体质特征。它决定着人对自然、社会环境的适应能力和对疾病的抵抗能力，以及对某些致病因素的易感性和疾病发展的倾向性。因此，注重体质，不仅有助于分析疾病的发生、发展和演变规律，对于养生保健也具有重要意义。通过对体质的辨识有助于对证的判断。如以小儿体质特点为例，小儿为稚阴稚阳之体，致病易由表入里，易见寒证，也易见热证，且以急证、里证、虚证为多。又小儿因脏腑娇嫩，特别是肺脾肾常显不足，故应多注意肺脾肾之证。再者，胖人多痰、瘦人多火等体质特点也给临床辨证提供了参考。可见，通过辨体质，能对错综复杂的病证获得更全面、更精确的诊断。

第五节　重视舌脉

　　人体内在疾病，可从舌脉表现于外，而舌苔较脉相更为直观。望舌苔、把脉分别是中医舌诊和脉诊收集证候要素的重要途径，是中医辨证的重要一环，也是中医医生必备的基本功之一。因此，舌脉诊也是辨证之关键，施治之权衡。故舌脉诊一直是衡量一个中医医生诊病能力的重要标志。在此，暂不对舌脉诊做系统详述，仅就临床常见的厚腻苔和紧脉作以论述。

一、辨厚腻苔

　　正常生理状态的舌象为薄白苔，不滑不腻，不湿不燥。但于病理状态下，舌苔常反应体内邪气之所作。湿与寒化为寒湿，湿与热化为湿热，寒湿则白腻，湿热则黄腻，这是通常的机制。但湿重亦能发黄，而寒湿与湿热的鉴别，一是黄色的淡滞，一是色泽的老嫩，一是津液的多少，再加之舌质的红淡胖瘦的不同以及证候的表现而综合判断，不能见腻知道有湿而见黄就认为有热，如此往往会发生误诊。诊察时应细心体察，积累经验，整体综合分析判断，切莫被表象所迷惑，舌体一定要自然放松地伸出，才能准确判断舌质颜色，是否有裂纹和齿痕，当病人紧张用力地伸出舌头时，察看舌质会有误差，会影响对舌质颜色和舌下脉络颜色的判断，可能掩盖裂纹舌和舌边的齿痕，从而影响辨证的准确性。

　　《形色外诊简摩·舌质舌苔辨》曰："苔乃胃气之所熏蒸，五脏皆禀气于胃，故可借以诊五脏之寒热虚实也。"胃气正常之时，舌苔薄白，干湿适中，不滑不燥；脏腑功能失调时，胃气夹邪气上蒸，表现出病苔。从舌苔颜色、舌质变化可以判断疾病的性质、病邪的轻重及病情的进退。厚苔"不见底"多为病邪传里，病情较重，或内有食饮痰湿积滞者。腻苔是舌上覆盖着一层浊而滑腻的苔垢，颗粒细腻而致密,刮之难去,多见于湿浊、痰饮、食积等阳气被遏的病变。由此可知,厚腻苔属水湿痰浊为患,水湿痰浊与肺脾肾关系最为密切。我临床治疗厚腻苔常以温化、清化、芳化、燥湿为法,固护中焦,不伤阳气,四诊合参,辨证施治。

1. 湿热阻滞证 李某,男,58岁,症见胃脘闷胀、背部烧灼感半月余,伴头晕乏力,双下肢沉重,行走无力,进食则反胃,大便三日未解,口中黏腻,舌暗红,苔黄厚腻,脉弦。治则先攻下后温补,再予温中健脾为法。第一方大承气汤加减,处方:生大黄8g,芒硝、枳壳、厚朴、蔻仁、甘草各10g,薏苡仁15g。第二方黄芪建中汤加减,处方:黄芪25g,桂枝20g,杭芍、生姜各15g,大枣、甘草各10g。嘱二方交替服用,服第一方1剂后,解大便1次,胃脘闷胀稍减,但仍感背部烧灼,口淡无味,进食似吃木渣样,舌暗红,苔灰黄厚腻,脉细弦。原第一方加佩兰10g,玄参15g,第二方不变,服第一方2剂,第二方3剂后,患者病情好转,胃脘闷胀、背部烧灼感明显减轻,大便通畅,厚腻苔已退,进食有味,继服黄芪建中汤5剂,诸症悉解。

2. 营热胃寒、痰湿阻滞证 王某,男,40岁,症见反复身痛困倦1年余,伴忽冷忽热,畏寒肢冷,脘腹胀闷,口淡无味,右侧颈部淋巴结肿大,口干苦不喜饮,二便调,舌淡,苔白厚腻少泽,脉沉细。治以和解少阳,化痰除湿,清热散结为法。方选用小柴胡汤加减,处方:柴胡、法半夏、败酱草、薏苡仁、桂枝、生姜各15g,黄芩、桔梗、板蓝根、石菖蒲、白蔻仁、大枣、甘草各10g,党参30g。服药5剂,患者忽冷忽热、脘腹胀闷缓解,身痛困倦减轻,右侧颈部淋巴结明显变小,厚腻苔已退。改用玉屏风桂枝汤益气固表,调和营卫,处方:黄芪30g,白术15g,白芍15g,桂枝15g,防风15g,甘草10g,大枣5枚,生姜3片,继服5剂而愈。

3. 脾胃虚弱、寒湿阻滞证 张某,男,52岁,症见反复脘腹闷胀,大便不爽,服润肠通便中药后大便已通畅,但脘腹闷胀未减,时感胃脘不适,畏酸冷,神疲乏力,早晨出汗,遇冷头痛,饮食不佳,舌淡苔厚白滑腻,脉细。治宜健脾益气,温中燥湿为法。方用加味香砂六君汤加减,处方:党参30g,茯苓、白术、法半夏、肉桂、焦山楂、炒麦芽、生姜各15g,木香、砂仁、陈皮、石菖蒲、甘松、甘草各10g,公丁香8g,服药5剂,脘腹闷胀明显减轻,饮食增加,厚滑腻苔已退,舌淡,苔根白腻,脉细缓。效不更方,原方继服5剂而愈。

4. 寒实内结证 高某,男,38岁,症见反复腹痛,大便秘结,伴喜温喜按,口干喜热饮,饮食不佳,舌淡青,苔黄厚腻,脉沉细。治宜温阳通便为法,方选用大黄附子汤加减,处方:附片50g(开水先煎3h),生大黄、砂仁、枳壳、厚朴、木香各10g,细辛8g,火麻仁15g。服药3剂,腹痛、口干缓解,大便通畅,饮食增加，黄厚腻苔已退，舌淡，苔白微腻，脉细弦。原方加肉苁蓉 15g，继服 5 剂而愈，再以加味香砂六君汤加减以健脾益气、温中燥湿，处方：党参 30g，茯苓、白术、法半夏、肉桂、生姜各 15g，木香、砂仁、陈皮、石菖蒲、甘草各 10g，5 剂以善其后。

二、辨紧脉

切脉是祖国医学诊断疾病的重要方法之一，二十八脉各有主病，但在临床上要准确识别脉象并非易事。如紧脉，脉来绷紧，状如牵绳转索，多见于寒证、痛证、宿食；数脉，脉来急速，一息五至以上，主热证。紧脉与数脉为近似脉，一寒一热，判若眉睫，切不可混淆，大有差误。区别在于，数脉往来较快，一息超过五至；紧脉左右弹指，脉势较数脉急。《濒湖脉学》云："紧脉，来往有力，左右弹人手。"仲景云："如转索无常。"《素问·示从容论》："切脉浮大而紧。"《灵枢·禁服》："紧则为痛痹。"王叔和《脉经》曰："数如切绳。"这个切绳当然亦是指拉紧而张力强的绳，至于"数"字是否为数脉却不一定，因为在《脉经》里提到紧的兼脉时一再说："紧而数，寒热俱发，必下乃愈。""紧数者，可发其汗。"与紧而滑等脉是并列的。此外，朱丹溪已提出"如纫箄线"（纫，连缀。箄，竹制的捕鱼工具）"的说法，李时珍在《濒湖脉学》中列出："紧脉，来往有力，左右弹人手。如转索无常，数如切绳，如纫箄线。"紧脉不仅来去都有力，更主要的是它在指下搏动令人有一种左右旋绞的感觉，好像摸到无数次转动的绳索，又好像按切绳索，又如像摸到连缀竹木筏的绳索那样的紧急有劲。而且紧脉的出现，无论轻举重按，脉的搏动都像绳索绞转般紧急有劲，这就是把它叫作"紧"的原因。紧为阴邪内闭。如脉见浮紧，则必见有头痛、发热、恶寒、咳嗽、鼻塞、身痛不眠表证。脉见沉紧，则必见有胀满、厥逆、呕吐、泄利、心胁疼痛、风痫里证。然总阳气郁阻或阳气不足，以至如是耳。（《伤寒论》：曾为人所难，紧脉从何而来？假令亡汗若吐，以肺里寒，故令脉紧也。假令咳者，坐饮冷水，故令脉紧也。假令下利，以胃虚冷，故令脉紧也。）

《濒湖脉学》曰："紧为诸痛主于寒，喘咳风痫吐冷痰，浮紧表寒须发越，紧沉温散自然安。"是对紧脉的特点作了非常形象的描述。

紧脉主寒证、痛证及宿食。正如《濒湖脉学》云："举如转索切如绳，脉象因之得紧名。总是寒邪来作寇，内为腹痛外身疼。"寒为阴邪，主收引凝泣，困遏阳气。寒邪侵袭机体，则脉管收缩紧束而拘急，正气未衰，正邪相争剧烈，气血向外冲击有力，则脉来绷急而搏指，状如切绳，故凡受到寒邪侵袭而发生的病证，或气血凝滞所致的腹痛，或经脉紧缩出现的身痛，均有出现紧脉的可能。

另外,肺有寒邪而病喘多,肝有寒邪而病风痛,脾受寒邪而吐冷痰等,都可见紧脉。若寒邪在表,脉多见浮紧,可用辛温方药以发散寒邪。寒邪在里,脉多见沉紧,可用辛热方药以温散里寒。这是治疗寒邪病变的基本大法。紧脉出现于寸部,又有在左和在右的区分。左手寸部叫"人迎",右手寸部叫"气口",如果外感寒邪,左寸脉可以见到紧脉;内伤寒盛,右寸脉可见到紧脉。中焦脾胃,寒湿凝滞而致腹内作痛,两关脉可见到紧脉。下焦寒邪盛,而见阴冷、奔豚及疝疼等证,两尺脉可见到紧脉。《濒湖脉学》云:"寸紧人迎气口分,当关心腹痛沉沉,尺中有紧为阴冷,定是奔豚与疝疼。"这是对紧脉临床所主病证的概括性总结。

(一)病案举例

1. 风寒感冒　白某,男,47 岁,患者 5 天前受凉后出现恶寒发热,全身酸痛,鼻塞流清涕,不欲饮食,乏力,二便调,舌质淡红,苔薄白,脉浮紧。曾到某院门诊注射青霉素及内服中药银翘散、桑菊饮等汤药治疗,病情无好转,发热加重,体温 38.8℃,遂来我院求诊。中医辨证属风寒束肺,肺气不宣。治以疏风散寒,宣肺止咳为法。方用柴葛桂枝汤加减。处方:柴胡 15g,葛根 15g,桂枝 15g,白芍 15g,川芎 15g,桔梗 15g,甘草 10g,大枣 10g,生姜 10g。患者服药 2 剂后,汗出热退,诸症悉愈。

2. 风寒湿痹　陈某,女,51 岁,教师。患者四肢多发关节肿痛 1 年半,双手小关节先发病,呈对称性,晨僵感明显,曾服用炎痛喜康、布洛芬、昆明山海棠等药效果欠佳。现症见:四肢多关节肿胀疼痛,尤以双手指关节及腕关节为甚,活动不利,晨僵明显,遇寒加重,精神欠佳,纳少,二便调。查双手指间关节呈梭形肿胀、压痛,双腕关节肿胀、压痛,活动受限,舌质淡红,苔白腻,脉紧。中医辨证属风寒湿痹证。治以散寒除湿,祛风通络。方用黄芪防己汤加减。处方:黄芪 30g,防己 15g,桂枝 20g,杭白芍 15g,细辛 8g,川芎 15g,茯苓 15g,白术 15g,海桐皮 10g,海风藤 10g,羌活 10g,生姜 15g,大枣 10g,甘草 10g。服药 20 余剂后,患者四肢关节肿痛明显减轻,活动改善,但觉四肢关节酸软,全身乏力,活动或劳累后加重,方改予补中桂枝汤加减以调补气血,调和营卫,温经散寒。处方:黄芪 30g,白术 15g,陈皮 10g,炙升麻 15g,柴胡 15g,党参 30g,当归 20g,细辛 8g,川芎 15g,桂枝 30g,杭白芍 15g,淫羊藿 15g,薏苡仁 30g,生姜 15g,大枣 10g,甘草 10g。内服上方 10 剂后,患者诸症缓解,病情控制稳定。

(二)小结

紧脉与数脉,一寒一热,切不可混淆,脉象不明则难以辨证。紧脉主寒主痛,数脉主热,临证应四诊合参,从脉应证,以证应脉,这样才能正确辨证论治。

故中医的切脉在临床疾病诊断中具有重要意义和实用价值。正如郑钦安在《医理真传》中云："脉分上中下，浮沉迟数衡。有力与无力，虚实自然明。大小兼长短，阴阳盛衰情。二十八脉象，堪为学者绳。"

第三章 治法心要

第一节 扶阳御邪

中医认为阳气为人身立命的根本,阴阳之要,阳气为本,阳主阴从。阳气是人生命的根本,"阳存则生,阳亡则死",保护了阳气,就能保全性命。未病之前就应有重点保护阳气的意识,在衣、食、住、行等各个环节都应加以重视,避免外邪凑袭入里或邪自内生。外邪之中,主要是寒、湿等阴邪容易损伤机体的阳气。正如本书"理论探幽"阳虚邪凑论中所述,阳气耗损,阳气亏虚则邪必凑之,而寒湿邪凑则必伤阳气。因此,在日常生活中,衣着的保暖防寒可有效防御外邪侵袭,从而减少疾病的发生。过度进食生冷饮食也会损伤机体的阳气,致使机体脏腑功能不足,其中以消化系统病证为基本和常见证候,进一步伤及其他脏腑,从而导致各种疾病的发生。居住或工作处于阴冷潮湿的环境同样也会耗伤人体的阳气,容易使寒湿阻滞机体,多表现为机体关节的疼痛、沉重等病症。各种不良的生活习惯和行为,如工作疲劳,或好静少动、过食生冷饮食习惯等均会导致机体阳气虚衰,故古人有"动则生阳,静则生阴"的观点,与现代人倡导的"生命在于运动"属于相同的理念。阳气对于人体至关重要,扶阳理论和思想能够指导医生在临床诊治疾病的过程中,注意时时关注和顾护人体的阳气,保证阳气的运行通畅,抵御邪气的侵犯,维护人体的健康。

一、扶阳为治本之要,扶阳以温通为要

明代医家周慎斋明确提出了"人身以阳气为主,用药以扶阳为先"的观点,对后世医家诊治疾病时重视顾护人体的阳气起到了普遍的指导和警示作用。在仲景扶阳思想指导的影响下,我认为阳虚证,特别是三阴寒化证,主要表现为阳气的耗损而呈现虚寒性质,治疗应当以温扶阳气以达扶正治本之目的,而扶阳尤以温通络为重点,使得阳气充盛、经络通畅则阴寒自消,故临床特别是三阴寒化证要把握治本当扶阳,扶阳应以温阳通络为主要治则,临床实践过程中多

辨证选用仲景四逆汤类方加减化裁使用。若症见脉微细，但欲寐，手足逆冷，恶寒蜷卧，自利而渴，小便清长，汗出，呕吐，腹痛，舌淡苔白者，治以温肾祛寒，回阳救逆，方选四逆汤（附子、干姜、甘草）。阴寒内盛，格阳于外者，症见下利清谷，手足厥逆，脉微欲绝，身反不恶寒，其人面色赤，或腹痛，或干呕，或利止脉不出者，治以破阴回阳，通达内外，方选通脉四逆汤（炮附子重用、干姜重用、炙甘草）。阴寒内盛，格阳于上者，症见下利，脉微，面赤如妆，治以破阴回阳，宣通上下，方选白通汤（葱白、干姜、生附子）。若阳亡阴竭，寒热格拒，症见下利不止，厥逆无脉，干呕烦者，治疗以白通加猪胆汁汤破阴回阳，宣通上下，兼咸苦反佐，引阳药入阴。发汗、攻下后，阴阳两虚证，症见四肢厥逆，恶寒，烦躁，脉微细者，治以回阳益阴，宁心安神，方选茯苓四逆汤（茯苓、人参、炮附子、炙甘草、干姜）。若霍乱亡阳脱液者，症见恶寒，下利止，脉微，治以回阳救逆，益气生津，方选四逆加人参汤（炮附子、干姜、炙甘草、人参）。若霍乱阳亡阴竭者，症见呕吐下利停止，汗出，厥逆，四肢拘急，脉微欲绝，治疗以通脉加猪胆汁汤回阳救逆，益阴和阳。扶阳温通之法不只适用于三阴寒化证，而是适用于一切阳虚证，在扶阳的过程中注重通阳，经络得通，阳气周流无阻，如环无端，则邪无可藏。

二、御邪为通阳之要务

尊仲景伤寒六经辨证之法，以三阳病为例来介绍御邪为通阳之要务的思想。三阳病注重御邪以恢复阳气，重视邪去则正安的扶正思想，通过祛除风寒湿邪气，以达保护阳气的目的，同时强调通阳为要，祛邪不伤正。外邪犯表，风邪为首，且多夹寒，寒邪伤体表阳气，郁遏肌表，故太阳表寒证，主以温宣阳气，解表散寒，避免表寒损伤卫阳。如太阳病表寒易伤卫阳，郁闭腠理，遏制阳气，故治当选麻黄汤，辛温宣发阳气，发汗散寒，以达祛邪解表之目的。太阳中风则卫阳受损，营卫失和，故治当选桂枝汤，解肌祛风，调和营卫，同时啜热粥以资汗源，又有顾护脾胃的作用。少阳病邪在半表半里，治疗既要祛除外邪，又要防邪入里，故选用小柴胡汤，方中柴胡、黄芩辛开苦降祛邪外出，兼以半夏、生姜、人参、大枣、甘草等温胃散寒以防邪入里，专除半表半里之邪，以达和解少阳、表里安和之目的，同时本方亦有顾护脾胃之气之妙用。阳明病外邪入里，邪热亢盛，耗气伤津，阴津受损，阳气亦亏，故治疗选白虎加人参汤，方中石膏辛寒清热，知母性寒质润，粳米益气生津又兼顾护胃气，使阴液得护，阳气得复。在临床实践中，特别要注意在运用大黄、芒硝、黄连等苦寒药物以御邪时要中病即止，不可过用苦寒耗阳类药物，以避免阳气进一步被药物寒凉之气耗损，也避免苦寒药攻伐中焦脾土之恶习。而对于脾胃虚弱，气血不足复感风寒者，当以小建中汤温中补虚，调和气血，以达正气复而邪气散的目的。对以上仲景治疗伤寒的思想，被后人归纳为"实人伤寒发其汗，虚人伤寒建其中"，故三阳伤寒的治疗总则可总结为"御邪为先通其阳"，通阳亦可理解为把握祛邪程度的一个度，在御邪过程中强调祛邪不伤正的思想，使用汗、吐、下诸法当中病即止，避免过用耗伤阳气而导致阳虚证。

三、扶阳御邪临证选药配伍

扶阳法临证选药以温热药为主，或重用或相须配伍运用，扶正祛邪兼顾。温热药有温经解表、温里祛寒、温通经脉等功效，可以应对表寒证、里寒证、实寒证及虚寒证。温热药均有温通经脉的作用，对于表里内外因寒邪凝滞的经脉不通，由于药物的归经不同而可以在不同部位发挥通阳的作用。寒证当以温热药为主，并且应重用。温热药既能扶助全身阳气，又能祛除寒湿、水饮等阴邪，又能通经活血，扶正祛邪兼顾。以张仲景的经方为例，温经解表的代表方主要有麻黄汤、桂枝汤、葛根汤，主要用于表寒证及实寒证。温里祛寒主要针对阳虚阴寒证，具体有温散五脏阴寒、温化痰湿水饮等功用。就脏腑之里寒证或虚寒证来说，有温通心阳的桂枝甘草汤治疗心阳虚之心悸；有温肺复气的甘草干姜汤治疗虚寒肺痿；有温肝暖胃散寒的吴茱萸汤治疗肝胃虚寒证；有温中散寒的理中汤治疗中焦脾胃虚寒证；有温阳散寒的大建中汤治疗中虚寒盛证；有回阳救逆的四逆汤治疗心肾阳虚证；有养血通脉、温经散寒的当归四逆汤治疗血虚寒凝证。寒证当以温热药为主要用药，而且多需重用。温热药既能扶助全身阳气，又能祛除寒湿、水饮等阴邪，还能通经活血，扶正祛邪兼顾。对阳虚阴寒的危重证，或亡阳虚脱证，须重用温阳药才能达到起死回生的目的。针对外来之寒，治疗体现温必兼散的特点；而对于内生之寒，治疗又以温必兼补的方法。以多味温热药合用属于相须配伍，具有增效作用，如附子与干姜配伍的四逆汤、通脉四逆汤、白通汤；附子与干姜、肉桂配伍的回阳饮；附子与干姜、吴茱萸配伍的吴萸四逆汤等。通过研究，发现多数温里药既入脾经，也入肾经，当属于脾肾先后天兼顾的治疗，如附子、干姜、肉桂、吴茱萸、小茴香、公丁香、花椒等药，此类药能够发挥补火生土，脾肾同温，强心、温肺及暖肝温胃等综合治疗作用。附子与辛温解表之桂枝、麻黄、细辛等药配伍则能温散表寒，扶助阳气祛除里寒，针对既有表寒又有里阳虚之证，发挥扶正祛邪、表里兼顾的效用。

四、扶阳御邪以摄生延年

"扶阳"思想首先表现在重视保护人体阳气，维护正常机体阳气的正常状态，或使虚弱的阳气恢复旺盛，以抵御外邪的侵扰，体现了"上工治未病"的思想，以达到未病先防、摄生养性、延年益寿的目的。关于扶阳摄生的原则，早在《黄帝内经》中就有阐述，正如《素问·四气调神大论》云："春夏养阳，秋冬养阴。"指出阳气与阴津的调养应结合季节特点的原则。因此，扶阳思想理应贯穿在人们的四季养生之中，具体体现在体质、衣着、饮食、居住环境、运动和行为等方面。阳虚体质畏寒怕冷之人喜春夏而恶秋冬，秋冬季节应注意着厚衣保暖，尤其要对前胸、后背、腰腹部以及下肢等部位进行重点保护，多食温热性食物和蔬菜水果，如狗肉、牛肉、羊肉以及生姜、大葱等食物。夏季因暑热多汗易使阳气外泄，应避免高强度持续劳作，以防大汗伤阳。夏季的生冷寒凉饮食也应适度，不可只图一时的感觉爽快。夏季空调温度设置不可过低，贪凉也是导致阳气损伤的原因之一。经常操劳过度，熬夜加班，缺乏休息，同样也会损伤机体的阳气。由此可见，动静结合，劳逸结合，使动而不过劳，静养而不过逸是养生之中养阳的有效方法。在无风之时，四季都应经常沐浴清晨的阳光，并进行适当的户外运动，冬季则应增加沐浴阳光的时间，还应注意避免长时间居住或工作在阴冷潮湿的环境之中。温泉沐浴不仅可以清洁肌肤，又能温运阳气，温经通脉，舒筋活血，放松身心，消除疲劳。运动锻炼也是扶阳的有效措施和手段，《易经》就有"动则生阳，静则生阴"的观点，现代也有"生命在于运动"的认识。运动锻炼的方式多种多样，可以根据不同的人群进行选择，如太极拳、导引养生功、各种球类运动、跳舞。运动锻炼可以改善气血流通状态，增强机体的活力，能够消除紧张的情绪，保持积极乐观的心态。但运动锻炼也要讲求适度，不可过量，否则也会耗伤阳气，适度休息，减少人体阳气的消耗，同样也有保护阳气的作用。养护阳气的思想应贯穿在人们衣食住行、运动锻炼、保健养生的日常生活之中。总之，保持科学的生活方式和行为，能够有效地防止阴阳失衡，是拥有身心健康的前提和条件，具有"治未病"的作用。

第二节　扶阳存津

中医扶阳问题是学术理论及临证实践的一个重要课题，亦是中医临床诊治的法则之一。讨论这个问题，必然离不开中医阴阳学说的基本理论。

阴阳的概念，在中国的古代，指向阳的地方为"阳"，背阳的地方为"阴"。到西周中晚期，作为哲学范畴的"阴阳"概念才正式出现。"阴阳"的对立统一被用来解释一些自然现象和事物运动变化的规律，认识到万事万物都存在着对立、对待的普遍现象，夏商时代人们在农业生产实践中，认识到向阳者丰收、背阳者减产，从而总结出"相其阴阳"的经验。"阴阳"概念的产生，就成为中国哲学的基本范畴，在中医学的发展过程中，也受到了渗透，借用这样的哲学概念，用以解释人体生理、病理现象，疾病发生的原因、发展的规律、诊治的依据以及药物性效的研究，从而形成中医药理论体系的重要组成部分。

临床治疗上大力倡导经方学理，强调阴阳学说为中医理论的精髓，辨证论治是临证诊疗的准则，做到以明辨阴阳为纲，谨守病机，严格辨证，因人制宜。在《伤寒论》治疗法则中，始终贯穿着"扶阳气"和"存津液"的基本观点。《内经》谓："阳气者，若天与日，失其所，则折寿而不彰，故天运当以日光明。是故阳因而上，卫外者也。"以天和日喻人身之阳气，充分说明阳气是机体生命之本，与摄生延年、防病治病关系密切。对阳虚阴证的治疗，我十分尊崇《伤寒论》温扶阳气的治疗大法，对于人身当保存"元气"的重要意义有深刻体会，主张抓住先天心肾阳气这一环节，才能获得阳复阴退、克敌制胜的效果。

温扶阳气是有针对性的，温扶阳气的治疗法则是针对"阳虚证"和"阴寒证"。"虚证"是对人体正气虚弱各种临床表现的病理概括。虚证的形成，有先天禀赋不足、后天失调以及临床诊治的失治、误治等原因，损伤了人身"正气"。虚证包括阴、阳、气、血、精、津以及脏腑各种不同的虚损，讨论"扶阳"则是针对"阳虚""气虚"（阳化气，阴成形，阳与气同根同源，阳虚必然存在气虚，气虚亦会导致阳虚）的证候。阳虚又必生寒，故而阳虚阴寒常同时见证。所谓的阳虚证，可以这样认为，是人体内脏功能衰减，代谢低下，抗病及防御致病因素的能力减弱，对外界环境适应性降低，以及神经系统活动处于抑制的状态；阴寒证则由于阳气虚弱，导致人体对内外环境寒冷因素的不适应性，表现一种以"产热不足"为病理基础的一系列病理变化过程。在临床诊治过程中，凡面色淡白无华（或兼夹青色），倦怠无神，少气懒言，力不从心，动则心慌气短，自汗食少，畏寒肢冷，溺清便溏，诸寒引痛，易感风寒，甚或形寒怕冷，手足厥逆，恶寒蜷卧，喜暖向阳，多着衣被，口润不渴或渴喜热饮，饮而不多，舌质淡（或兼夹青色），舌苔白滑或白腻，脉多沉、迟、细、弱、虚、紧等象，都属于"扶阳"的适应证候，都可以用附子或以附子配伍的温热方药进行治疗。另外，还有阴盛阳虚的极端现象，出现真寒假热的阴盛格阳或戴阳证候，尤宜认清本象，急宜扶阳救急，驱散阴寒，收纳浮阳，引阳归舍，扶阳固脱。在其他治疗中，也注意固护阳气，如表虚自汗以玉屏风桂枝汤固护表阳；过汗伤阳见汗漏不止，恶风肢急，小便难者以桂枝加附子汤助阳固表；里阳虚表寒外束者，以桂甘姜枣麻辛附子汤，解表散寒不伤里阳。对慢性久病阳气虚衰者，则以"回阳"为第一要义。阳回则生，阳亡则死。我治疗真寒假热、阴盛格阳者，常用白通汤，或用白通加猪胆汁汤破阴回阳；治疗阳虚腰痛以肾着汤温中除湿；治疗心阳不足之心悸胸痹，常以苓桂术甘汤、补坎益离丹、参附汤、桂枝龙牡汤等温扶心肾之阳；治疗脾阳不振，常以附桂理中汤补火生土；等等。

扶阳气的同时不忘存津液，阴津和阳气均属人身正气，不可偏损。如阳热病证，阳邪亢盛往往造成阳亢灼阴；过量发汗，强利小便或攻下大便，也会导致津伤液耗的后果，阴阳互根互用是人身立命之本。因此，在治疗中发汗、利小便、通大便，都强调中病即止，不可过剂，更不宜久服。对阳明腑实证则用调胃承气汤或大承气汤急下制阳以存阴。在很多方剂中都配伍养阴、敛阴药物存阴以制阳。如：黄连阿胶汤中用阿胶、鸡子黄；柴葛桂枝汤中用葛根、白芍等。我认为阴液的存亡与病情的转变、预后有重大关系，所以保存阴液与扶助阳气有同等重要的意义，于临证之际，需根据明确的辨证，采用相应的施治方法，切勿固执己见，失之偏颇。

第三节　温阳通络

温阳通络法是通过运用温热药调补、振奋、宣通阳气来治疗疾病的一种方法，我在继承创新张仲景、郑钦安、吴佩衡扶阳学说的基础上，根据自身长期的临床实践，并结合《素问·痹论》"风寒湿三气杂至，合而为痹"、《素问·刺法论》"正气存内，邪不可干"、《素问·评热病论》"邪之所凑，其气必虚"等病因病机理论，认为痹证的发生发展是因为虚、邪、痰、瘀互致，"不通"与"不荣"并见，导致错综复杂的因果关系。"虚"以肾阳亏虚为本，"邪"以感受风寒湿邪为标。痹证病因多样，病机复杂，然阳气亏虚是其病机关键。《素问·生气通天论》："阳气者，若天与日，失其所，则折寿而不彰，故天运当以日光明。是故阳因而上，卫外者也。"提示阳气不足，卫阳不固，风寒湿邪外侵，闭阻经脉，气血运行不畅，而成痹证。基于中医痹证"祛邪通络"治疗原则，擅用温通之法，重在温阳通络。正如《素问·调经论》："寒独留，则血凝泣，凝则脉不通。""血气者，喜温而恶寒，寒则泣不能流，温则消而去之。"

《素问·痹论》指出："风寒湿三气杂至，合而为痹也。其风气胜者为行痹，寒气胜者为痛痹，湿气胜者为着痹也。"《景岳全书·痹》认为痹证虽以风寒湿合痹为大则，但须分阴证、阳证，"有火者宜从清凉，有寒者宜从温热。"同时认为"寒证多而热证少"。《金匮要略·中风历节病脉证并治》中提出："诸肢节疼痛，身体魁羸，脚肿如脱，头眩短气，温温欲吐，桂枝芍药知母汤主之。""病历节不可屈伸，疼痛，乌头汤主之。"以调和营卫，温阳祛瘀，祛风除湿，体现了治疗寒痹当以调和营卫、温阳祛瘀、祛风除湿为大法。孙思邈《备急千金要方·诸风》云："夫腰背痛者，皆由肾气虚弱，卧冷湿地，当风所得也，不时速治，喜流入脚膝，为偏枯冷痹，缓弱疼重，或腰痛挛脚重痹。"认识到痹证久病必致气血不足，肝肾亏虚，因此，除温阳祛风湿外，痹证后期应配合调补肝肾、补益气血等治疗。宋代《圣济总录》把诸痹分为痛痹、着痹、行痹、风冷痹、风湿痹等，指出寒邪甚者为痛痹，"治宜通引营卫，温润经络，血气得温则宣流，自无壅瘀也。"治疗以温阳、祛风、渗湿的药物为主。《临证指南医案》认为"有风寒湿入下焦经隧而为痹"，当以辛温、宣通经络为要。李杲认为"内伤脾胃，百病由生"，脾胃虚弱，阳气不能上行充实皮毛，寒湿乘虚而入，经脉痹阻不通，不通则痛，痹证初起在上在表之证候，从脾胃论治，常予羌活、独活、升麻、柴胡等升阳上行之品以辛香开泄、祛风除湿。《类证治裁·痹症》云："诸痹……良由营卫先虚，腠理不密，风寒湿乘虚内袭，正气为邪气所阻，不能宣行，因而留滞，气血凝涩，久而成痹。"是对痹证病因及发病学的具体概括。可见，痹证发病以肾阳亏虚、气血不足、营卫失调为本，风、寒、湿、热、痰、瘀邪气痹阻经络为标，尤以肾阳亏虚、感受寒湿之邪最为关键。故临床治疗在"祛邪通络"的原则下，当以温阳散寒、祛风除湿、化痰通络、补益肝肾等为治疗大法。

温阳通络是常用的治疗方法，"温"可以扶阳温里祛寒，"温"则气血流通。"通"可以通降理气，疏经活络，利湿化痰，使病邪外出，气血调畅。气血阴阳为人身之本，气血和谐，阴阳调达，邪气何能干忤；血之所以不虚，气之所以不滞，全赖阳热温煦。《素问·生气通天论》："阳气者，若天与日，失其所，则折寿而不彰，故天运当以日光明。"李中梓《内经知要》："人生全赖乎阳气也，日不明则天为阴晦，阳不固则人为夭折，皆阳气之失所者。"对气滞、血虚、寒凝、瘀阻等病证，应及时施以温通之法，温可以扶阳散寒化瘀，通则气机顺畅，六腑通达。正如清·高士宗言："通之之法各有不同，调气以和血，调血以和气，通也；下逆者使之上行，中结者使之旁达，亦通也；虚者助之使通，寒者温之使通，无非通之之法也。"足证温通之法在临床诊疗中的重要地位。临床常见正气盛、邪气留滞或正气虚而致脏腑功能活动迟缓，使体内的代谢产物停滞，而导致虚中夹实的病理状态。表现为脏腑、经脉等被气、瘀、痰、湿、水、食等病邪阻滞，从而出现头痛、痞满、肿胀、麻木、喘满、癥瘕等症，若伴有阳虚寒盛症状者，善用温通之法，且常在温阳散寒方中配伍通降理气之品，或在通降理气、活血化瘀方中配伍温散里寒或温经散寒之药，使气血调畅，有利于邪气外出，可以取得事半功倍之效。

第四节 清 上 温 下

　　郑钦安在理论上推崇阳气，临床上强调温扶阳气，以擅用附子、姜、桂等辛热药物著称。扶阳学派最主要的学术思想就是重视阳气，认为阳统乎阴，阳主阴从。提出："人之所以立命者，在活一口气乎？气者，阳也，阳行一寸，阴即行一寸，阳停一刻，阴即停一刻，可知阳者，阴之主也。""医学一途，不难于用药，而难于识症；亦不难于识症，而难于识阴阳。"郑钦安最独到之处，在于运用易理深刻揭示了虚阳上越的机制，他认为肾为水宅，肾阴肾阳共居其中，肾阳沉潜为顺，上浮为逆，若阴盛阳衰，阴盛格阳，则虚阳上浮，从而出现口干舌燥，牙痛龈肿，口腔溃疡，齿血喉痛，二便不利，治当潜阳抑阴，且不可滋阴降火，雪上加霜。郑氏还自制潜阳丹一方，用治虚阳上浮诸症。药物组成：砂仁、附子、龟甲、甘草。郑氏解曰："潜阳丹一方，乃纳气归肾之法也，夫西砂辛温，能宣中宫一切阴邪，又能纳气归肾。附子辛热，能补坎中真阳，真阳为君火之种，补真火即是壮君火也。况龟板一物坚硬，得水之精气而生，有通阴助阳之力，世人以利水滋阴目之，悖其功也。佐以甘草补中，有伏火互根之妙，故曰潜阳。"临床应用时，常和古方封髓丹合用，称潜阳封髓丹，封髓丹由黄柏、砂仁、甘草组成。

　　上热下寒型常见于痹证进展期或缓解期，临床表现为四肢关节疼痛，遇寒痛增，口舌溃疡，牙痛咽痛，饮食不佳，口干不渴或渴喜热饮，大便不爽，舌淡，苔黄少津，脉沉细。我主张清上温下、引火归原，待上焦热清，再改用散寒除湿、活络止痛之方以善其后，方选潜阳封髓丹加减，处方：附子30g（开水先煎3h），龟甲10g，黄柏20g，砂仁15g，肉桂15g，山豆根10g，露蜂房10g，骨碎补15g，板蓝根15g，细辛8g，补骨脂15g，怀牛膝15g，石菖蒲10g，甘草10g。潜阳封髓丹为郑钦安《医理真传》潜阳丹、封髓丹二方合方而成，方中附子辛热，温阳散寒；龟甲通阴助阳，利水滋阴；黄柏性寒味苦，苦寒坚阴泻相火而清湿热，调节水火之枢；砂仁辛温，纳气归肾，养胃醒脾；甘草调和上下，又能伏火，真火伏藏，则人身之根永固；配伍肉桂、补骨脂温肾助阳；细辛温经散寒止痛；山豆根、板蓝根清热解毒；怀牛膝、骨碎补补肾活血；露蜂房祛风攻毒。全方合伍，清上温下，引火归原，纳气归肾，助阳生津，对痹证中后期，阴阳失调，寒热错杂，有较好的协调作用。

　　清上温下的治法早在《伤寒论》中就有记载。例如太阳病篇黄连汤证云："伤寒胸中有热，胃中有邪气，腹中痛，欲呕吐者，黄连汤主之。"该条文表明了上热下寒的病证表现，治疗用黄连汤清上温下，和胃降逆，使胃和寒散热除而愈。因此，我运用清上温下的治疗方法，有良好的理论基础。我在临床上运用郑钦安《医理真传》潜阳丹、封髓丹，将二者合方名曰"潜阳封髓丹"。合方加减配伍后，大大地扩展了原方的适用范围，加强了其功效。能清上温下、引火归原，纳气归肾、助阳生津，对于下元不藏、虚火上浮之上热下寒、寒热错杂证有显著的疗效。

第五节 解 表 攻 里

伤寒有一个广义的概念，统指一切外感热病。如《素问·热论》所说："今夫热病者，皆伤寒之类也。"伤寒又有一个狭义的定义，指外感风寒，即发之病。如《伤寒论·伤寒例》所云："冬时严寒，万类深藏，君子固密，则不伤于寒，触冒之者，乃名伤寒耳……中而即病者，名曰伤寒。"而《难经·五十八难》说："伤寒有五，有中风，有伤寒，有湿温，有热病，有温病。"体现了广义伤寒和狭义伤寒之说。而古代医书记载说，伤寒乃是贵族名流、上层社会对外感热病总的雅称，时行、瘟疫、天行则是民间百姓的叫法，如《肘后方》所载："伤寒、时行、瘟疫三名同一种耳，而源本小异……贵胜雅言，总名伤寒，世俗因号为时行。"然不论广义还是狭义伤寒都与现代医学的伤寒有异，不可混淆而论。在仲景《伤寒论》又重点论述了狭义伤寒（外感风寒邪气致病）的传变及证治规律，归结为伤寒六经辨证之章法，为后世所尊崇。吾辈临床外感病多见，临证多参六经辨证之法，注重从人体的疾病状态及病邪传变阶段论治，其中三阳病的临证治法常有解表法、和解法、清热法、攻下法等，究其三阳病的治疗思路总括为"解表攻里"。又据病邪盛衰及部位的差异而有所侧重，如在外感早期表实之证，注重解表；表证入里，不忘解表；半表半里者，表里双解，以达和解；表证入里，郁而化热者，清除里热为主，辅以解表；单纯里实之证，合理使用攻下之法。

从辨证来看，六经之法其本质是阴阳辨证，可谓外感及杂病的不离之法，为伤寒辨证之纲领，有"六经钤百病"之妙。伤寒六经又用三阴三阳细分不同类型和阶段阐释脏腑、经络、气化功能的病机病理演变过程，用三阴三阳所统摄阴阳、表里、寒热、虚实及机体受邪后的病理生理转变，并利用脉象及证候特征来揭示机体发病后的正邪盛衰关系，进而辨明疾病的病因、病位、病性、病势、转归及预后，从而确立治则治法，以便合理遣方用药。风寒外邪凑袭，先病三阳，后及三阴。太阳统摄营卫，又主一身之表，故三阳之中，太阳为先，少阳次之，阳明居后；三阴之中，太阴为先，少阴次之，厥阴最后。太阳病感邪即中，为疾病早期阶段，正气充盛，抵御邪气之力强，病位多在肌表肌腠，病性多属实证，临床表现多见头痛，恶寒，发热，怕风，脉浮、紧、弦或数等，太阳病往往恶寒发热不同时，先有恶寒而后有发热。少阳以相火为主，有疏利枢机之功，主半表半里之间，外连太阳，内涉阳明，抗邪之力不及太阳，太阳防线一破，少阳必枢机不利，病位在于半表半里之间，是正邪交争，外邪由表入里，气机郁滞，由寒化热的过渡阶段，病性寒热虚实偏颇不定，临床表现纷繁复杂，寒热往来，半表半里，犹有亦表亦里之趋势，临证当注重其偏表还是偏里，治疗方不失偏颇。阳明多气多血之主，受邪易化燥生热，虽偶有恶寒，但时间短且程度轻，而以身热，汗出，口渴，目赤，苔黄燥，脉洪大等里热证为主。在临床上，太阳、少阳、阳明很多时候并不单纯存在，往往存在三阳相合或相并之病，当引起重视，临证多细微谨慎辨别，多体会，方能求其真。太阴为三阴之首，为三阴病的初期阶段，若治疗不当或不及时，则可传变入少阴或厥阴阶段。太阴主湿，运动化生水谷精微，依赖于脾阳温煦之功，若脾阳虚，则寒邪直中，寒湿停滞，运化无权，中焦气机阻滞，出现下利，腹满，口不渴，脉沉、细或迟等证候。少阴涵括心肾两脏，济水火于一身，又分寒热两极，若心肾阳气衰弱，气血不能荣通发生阳虚之象，则发生少阴寒化证；若肾水衰少，不能救济亢盛心火，则出现少阴热化证；而少阴阳虚寒化证则多为危急重症，仲景指出温法为其正治之法，因其肾阳虚衰，阴寒内盛，疾病涉及人体阳气之根本，法当以温来回阳救逆，故《伤寒论》323 条云："少阴病，脉沉者，急温之，宜四逆汤。"厥阴为六经传变之末，为三阴病的最后阶段。病入此阶段，易出现气机失利，阴阳失调，阴阳可现极化特性，出现寒极生热、寒热错杂、上热下寒等寒热不同证候。综上论述可见："解表攻里"的治疗思路主要适用于伤寒三阳病的不同阶段，或发散解表为主，或清解里热，或和解少阳，或攻下里热等；而三阴病的治疗思路则以"温扶阳气""条达气机"为主，而少阴病又有急下热结以挽救真阴耗竭，实与阳明实热攻下三法有"同源异派，皆属同宗"之妙。

在外感病及杂病的治疗中，运用六经辨证之法，特别是伤寒三阳病的治疗，首先要有解表的意识和思想，把握疾病状态及阶段特征，把疾病消灭在早期阶段，或防止疾病发生变化和传变，先于病变而治之，亦是治"未病"精神的所在。在风湿痹证的临床治疗中，特别是风寒湿性关节炎或类风湿关节炎风寒湿痹证的治疗，患者早期表现以畏寒、肢冷、发热、怕风、关节肿痛、乏力、得热则缓、脉浮紧或浮数、舌红苔白等为主症，辨证当属于太阳表寒证，表证未解，治疗应以解表为先，法当宣散表邪，益气固表，调和营卫，方选用麻黄汤加玉屏风散合桂枝汤加味化裁，药物用麻黄、细辛发散寒邪，黄芪、白术、防风益气固表，桂枝、白芍调和营卫，另加川芎、海风藤活血通络。既解表散寒，又加强营卫，增加太阳抗邪的能力，防止表证向里传变，起到未变先防、巩固防线的作用。对于感冒、痹证、支气管炎等病证的外感风寒表证化热者，临床多出现发热，恶寒，头身疼痛，身困体乏，咳嗽等症，治疗当疏风解表，退热生津，方可用吴氏柴葛桂枝汤，即桂枝加葛根汤合二陈汤化裁，再加麻黄、细辛、柴胡组方而成，方中麻黄、细辛、防风疏风解表，桂枝、白芍调和营卫，葛根、柴胡解热生津，陈皮、法半夏、茯苓化痰通络，全方有疏风解表之功，又有防表邪入里化热生燥之用；对于表证的治疗，始终坚持防经传变的"未传先防"的思想。麻黄和细辛在解表之法中，使用最为重要，其中麻黄辛苦而温，现代医家公认其有散寒解表、宣肺平喘、利水消肿的功效，有《内经》所谓"开鬼门，洁净府"之意。临床应用要把握其药性，对证施用，用量应当充足，配伍力求得当，方可不畏惧其辛温发散力强，亦可避免其"化燥伤津伤阴"及"过汗亡阳"之嫌。细辛同为辛温药，历来有细辛不过钱的说法，然细辛用量并非如此绝对，其用量大小取决于病情的轻重及方药的配伍，吾辈经多年临床实践经验累积，细辛个人临床常用量多为5～8g，多用于发汗解表，温肺化痰，治疗风寒湿痹痛证等，均显奇效。因此，药物的临证选择应当该用即用，中病且安全即是好药。

少阳病，邪居表里之间，不可发表，亦不可攻里，只宜表里和解，使邪气借太阳肤表而解，一则疏通少阳经气，再则枢转达邪，趋于外散而解。和解表里之法以小柴胡汤证应用为典型代表。所谓和解，只是相对于解表和攻下而言，而小柴胡汤方的实质仍是向外发散。如《伤寒论》："凡柴胡汤病证而下之，若柴胡证不罢者，复与柴胡汤，必蒸蒸而振，却复发热汗出而解。""少阳中风，两耳无所闻……不可吐下。"都宜小柴胡汤，疏通少阳经气，枢转达邪，外散而解。但小柴胡汤不似桂麻之发散，亦不似硝黄之攻下。"汗下俱所不宜，故立小柴胡汤以升发少阳之郁邪，使清阳达表而解散之"（钱潢《伤寒溯源集》）。柯韵伯云："夫邪在半表，势已向里，未有定居，故有或为之证，所以方有加减，药无定品之可拘也。"（《伤寒附翼》卷下）少阳病，邪居半表半里，邪有向里之趋势，正气亦有抗邪外出之契机，邪气虽居半表半里，但出入不定，不能久留，故依据病机的转变，可在小柴胡汤方基础上予以加减化裁，不离和解本义，又兼顾出表入里之转化。除上述《伤寒论》《金匮要略》方例外，后世之逍遥散、柴胡疏肝散等，亦从此演化而来。另外，甲状腺疾患，颈侧淋巴结肿大以及双耳鸣聋，部分亦与少阳经气郁遏、痰瘀壅滞有关，故以小柴胡汤为基本方，加入化痰消瘀、软坚散结或芳香开窍之品予以施治。

而对于《伤寒论》中"少阴阳虚，复感风寒"，以发热、脉沉并见，为少阴里虚兼太阳表寒证，则不能单纯解表或者单纯扶阳，而应温少阴之里而发太阳之表，故用麻黄附子细辛汤，三药合用，具有扶正祛邪、温阳解表的作用。正如黄元御在《伤寒悬解》中所述："内有少阴，则宜温里，外有太阳，则宜发表。麻黄附子细辛汤，麻黄散太阳之外寒，附子温少阴之内寒，细辛降阴邪之冲逆也。"而在《伤寒论》中，对于少阴太阳合病的治疗思想并不少见。可见"解表温里"则是少阴太阳合病证的一条治疗思路，无论是对于太阳表证的治疗，还是对少阴病证的实质把握，都有重要意义。

在《伤寒论》179条云："问曰：病有太阳阳明，有正阳阳明，有少阳阳明，何谓也？答曰：太阳阳明者，脾约是也；正阳阳明者，胃家实是也；少阳阳明者，发汗利小便已，胃中燥烦实，大便难是也。"说明，太阳阳明是由于太阳病表证失治误治，导致病邪入里，热燥胃肠，津液受损，脾转输功能失职，出现以大便秘结、腹部硬满疼痛为主要征象之证，又称作"脾约"证；正阳阳明，则是外邪越过太阳而直中阳明，主要由胃肠素积内热，或宿食累积，邪气入里，化燥为实，而使脏腑之气不通之证；少阳阳明病，则是由少阳经发汗利小便等误治，致使津液重耗而火热化燥所为，造成病邪传经，邪入阳明所致，导致大便干涩坚硬难解，故谓之"大便难"。上述除了脾约证应用麻子仁丸以恢复脾的转输功能外，阳明腑实之证则用承气汤类方。《伤寒论》中承气汤有阳明三下法（小承气汤、调胃承气汤、大承气汤），阳明三急下法及少阴三急下法，其病证均属于热灼阴津、实热内结，只不过证候分大小缓急之不同，用方用量有异。阳明三急下与少阴三急下，病原皆同，证候亦无太大差异，只是阳明三急下着眼在通下腑中热结以顾护脾阴之亏减，而少阴三急下法则是通腑中热结以挽救真阴之急下存阴之法。白虎汤证是清解里热之法的代表方剂，其除了治疗阳明经热证之外，尚可治疗太阳病表有寒里有热及热厥等证，在现代认为是治疗气分热盛证的代表方，而在《伤寒论》中对于白虎汤有诸多条文来说明禁用白虎汤的情况，但事实上本方能清解肺胃肾之热，又可滋润救阴，临床只要符合里热炽盛的病机则都可使用。实际上，对于解表攻里同时应用则当属于太阳阳明并病，而病邪随六经传变，则要根据表里邪气所居主次而决定先解其表还是急救其里，而对于太阳阳明病程度相差无几者或都较甚者，则表里同治，解表攻里并进，其证如大青龙汤证、葛根黄芩黄连汤证及麻杏石甘汤证等。然而，对于解表攻里治疗思路的揣摩需要不断加强经典理论的学习和感悟，更需要临床实践经验的积累和摸索，不是一朝一夕便可窥透，其广博纷繁的内容是仲景多重学术思想的全面体现。

总之，"解表攻里"是治疗外感病及杂病实证的总则，具体治法的选用有一定的规律性，临证使用颇为灵活，把握好其解表与攻里的原则和特性，对临床具有重要的指导意义，亦能全面体现仲景"急则治其标""祛邪扶正"和"扶阳气""存津液"的学术思想，值得在临床实践中不断探索、挖掘、发现和掌握其精髓。

第六节 温补脾肾

肾为先天之本，脾为后天之本。我十分重视先天心肾与后天脾胃的相互关系，并把她们比喻为母子关系。我认为学习祖国医学，如果不将先后天之关系彻底了解，则在辨证论治上不但疗效不高，而且容易误治导致变证百出，因为先天心肾是人身中最宝贵之主要生命线，而后天脾胃也是人身中最宝贵之次要生命线，先后天是紧密联系而不可分割的一个整体，绝不可只强调任何一方面，而忽略另一方面。

在生理上，先天心肾是人身元气之源，后天脾胃是滋养之源，心阳旺盛则心肾相交，水火既济，元气得以生生不息，脾胃得此真元之气以腐熟水谷，运化精微，营养五脏六腑，密腠理，温肌肤，实四肢。而脾胃化生之精气又源源不断地供给心肾，心阳充沛则肾水潜伏而肾脏温，肾水上升而心脏凉，是以水火既济而内脏安谧，人体健壮。《素问·生气通天论》云："阳气者，若天与日，失其所，则折寿而不彰，故天运当以日光明。"以天人相应，天为一大宇宙，"天运当以日光明。"人是一小宇宙，"心阳强则以安五脏"，故阳气是机体生命活动的动力，阳气充沛则可内实五脏，外卫体表。

在病理方面，心阳衰弱，则水火不济，内脏失调，人体衰弱，外邪侵袭。例如心肾阳衰则易导致脾胃失调而出现上吐下泻以及痞满肿胀等症，从症状来看，虽属脾胃之疾，实为先天心肾之阳气内衰，故治疗时当扶心肾以健脾胃，先后天并固。若只重视后天脾胃之调理，忘却先天心肾之关系，徒治其末，忽略其本；若只重视先天心肾而忘却后天脾胃亦属片面。若病在脾胃尚未影响到先天心肾，其病势较轻即可单从脾胃进行调理治疗，此时心肾未病，病变主要在脾胃，当以脾胃为治。调理后天则真阳得以供养，真阳之火则生气，邪热之火则食气，邪热之壮火必须消灭，真阳之少火则决不可损。

在治疗上主张扶正祛邪以助少火。如对阳虚阴寒证则以"扶阳抑阴"之法，达到"益火之源，以消阴翳"的作用；而对热盛灼阴之证则以"养阴制阳""急下存阴"之法达到"壮水之主，以制阳光"的目的，灭壮火以救肾阴。从寒证热证两方面的治疗而言，均为先后天并重之法。如治疗久泻不愈、完谷不化或久痢红白等症，甚或因此而致足面浮肿，抑或腹中鼓胀、食思不振、精神倦怠等，采用桂附理中汤则远远超过单纯用理中汤的效果。故从脾肾两补，以温肾健脾之法温少火以扶真元，先后天并固，方中理中汤温固脾胃之中气，壮心火主令于上，附子固肾，温癸水补命门，扶少火而生气，故其效卓著。常用四逆汤、桂附理中汤与通脉四逆汤等以附、姜、草三味为主的方剂作为先后天脾肾兼顾之方，用以治疗寒湿、虚寒之沉疴痼疾，疗效十分显著。从寒热两方面的治法而言，均以治病求本，扶心肾而促其水火既济，以壮少火为主，培脾土为辅，标本兼顾，先后天并重。

第七节　顾护脾胃

　　在疾病的发生、发展和转归过程中，重视胃气的变化，在治疗过程中做到积极"顾护脾胃"，对疾病的预后及转归颇为关键。胃气之说，源于《黄帝内经》，仲景实践和发展了顾护脾胃思想，李东垣著《脾胃论》创立脾胃学说，对后世影响颇为深远。现代医家对脾胃功能及顾护脾胃的治疗思想已经颇为重视，并被诸多专家不断诠释和临床发挥，既有不断传承、发展和完善，亦有重复而有悖逻辑之说，不论何种情形，对于顾护脾胃思想的重视和研究之热潮是让人欣慰和值得鼓励的。云南吴佩衡扶阳学术流派在传承发展过程中，承启《内经》之学，尊仲景《伤寒杂病论》之说，传佩衡扶阳之法，受东垣《脾胃论》及历代医家顾护脾胃思想的影响，历来重视脾胃的生理功能及病理变化，将"顾护脾胃"的思想始终贯穿于疾病预防和治疗的每个环节，对于疾病的发展、转归和预后及临床疗效的提高均有积极显著影响。

一、顾护脾胃思想的理论基础

　　顾护脾胃亦称为"顾护胃气"或"顾护中焦"，谈及该思想当首推《黄帝内经》，其关于"胃气"的记载和描述多达二十三次，足见古代医者对胃气的重视程度和认知之深。《素问·平人气象论》云："平人之常气禀于胃。胃者，平人之常气也。人无胃气曰逆，逆者死。"由此可知，《内经》指出正常之人的健康之气魄禀受于胃，胃所纳藏为正常人之常气，即我们中医常讲的水谷精微之清阳之气，而胃气讲求顺而不逆，逆轻者则出现临床常见之恶心、干呕、呃逆等消化系统症状，逆重者则致死。《素问·玉机真脏论》云："五脏者，皆禀气于胃，胃者五脏之本也。"《素问·玉机真脏论》又云："脏气者，不能自致于手太阴，必因于胃气，乃至于手太阴也。"《灵枢·营卫生会》云："人受气于谷，谷入于胃，以传于肺，五脏六腑皆以受气。"《素问·五脏别论》则云："胃者，水谷之海，六腑之大源也。五味入口藏于胃，以养五脏气，气口亦太阴也。是以五脏六腑之气味，皆出于胃，变见于气口,故五气入鼻,藏于心肺,心肺有病,而鼻为之不利也。凡治病必察其下,适其脉,观其志意与其病也。"《中藏经·论胃虚实寒热生死逆顺脉证之法》亦云:"胃者,人之根本也,胃气壮则五脏六腑皆壮。"《灵枢·动输》云:"胃为五脏六腑之海,其清气上注于肺,肺气从太阴而行之,其行也,以息往来,故人一呼脉再动,一吸脉亦再动,呼吸不已,故动而不止。"李中梓在《医宗必读》卷一中指出:"盖婴儿既生,一日不再食则饥,七日不食则肠胃涸绝而死。《经》曰:安谷则昌,绝谷则亡。犹兵家之饷道也,饷道一绝,万众立散,胃气一败,百药难施。一有此身,必资谷气,谷入于胃,洒陈于六腑而气至,和调于五脏而血生,而人资之以为生者也。"上述论述,从胃的水谷食物,胃气与五脏及五脏六腑之气的关系,胃气与脉象的形成等诸多方面,来说明胃气的功能及胃气的重要性。李东垣在其《脾胃论·脾胃虚则九窍不通论》中说:"胃气者,谷气也,荣气也,运气也,生气也,清气也,卫气也,阳气也。"指出胃气是人体营卫之气及清阳之气等气赖以产生的物质基础,也说明了胃受纳腐熟水谷精微的重要生理功能,提出了"人以胃气为本"的观点,与《中藏经》"胃者,人之根本"的观点具有一致性。结合现代中医理论,我们认为胃气的含义和作用主要体现在胃受纳腐熟生理功能的正常运行,助脾运化水谷精微以化生元气、宗气、营气、卫气、血液等维护五脏六腑功能活动的、生命赖以生存的物质基础,进而反映出正常人体脉象的生命特征。《内经》中"有胃气则生,无胃气则死""纳谷则昌,失谷则亡"这个观点犹如一根主线,始终贯穿于整个中医学术思想中,这对中医理论的发展和临床实践起到了非常重要的积极作用。

关于胃气与疾病的关系,故往医家亦有诸多论述。李杲《脾胃论》说:"胃者,十二经之源,水谷之海也。平则万化安,病则万化危。"又在《脾胃论·脾胃虚实传变论》说:"元气充足,皆由脾胃之气无所伤,而后能滋养元气,若胃气之本弱,饮食自倍,则脾胃之气既伤,而元气亦不能充,而诸病之所由生也。"提出了"内伤脾胃,百病由生"之说,他又指出"脾胃既损,是真气、元气败坏,促人之寿。"《医门法律》中说:"胃气强,则五脏俱胜;胃气弱,则五脏俱衰。"叶桂在《临证指南医案·不食》亦指出:"有胃气则生,无胃气则死,此百病之大纲也。故诸病若能食者,势虽重而尚可挽救;不能食者,势虽轻而必致延剧。"各医家从不同角度出发都说明了胃气盛衰与人体生命活动及疾病的发生、变化存在密切关系,强调有胃气的重要性,临床注重观察饮食状况及脾胃功能来评判胃气的盛衰,认为胃气平和而功能正常,则疾病虽有变化亦能转危为安,若胃气异常则病情任何变化都有转为危重的可能,更为甚者将导致死亡。故中医临床诊治疾病,十分关注脾胃及胃气状况,正如张景岳所说:"故凡欲察病者,必先察胃气。"医圣张仲景更是在临床实践中注重保护胃气，顾护脾胃，对于具有顾护脾胃作用的大枣、甘草、生姜、人参四药，仲景将四药或一味、或二味、或三味、或四味同用于临床治疗过程中，对于汗、下法的应用更是注重存津液，避胃燥而顾胃气，方药加用粳米者不少，理中丸等方药服后热饮粥食既是助药力，更是顾护脾胃思想的体现，诸如此类在治疗疾病过程中优先考虑脾胃的做法在《伤寒杂病论》中从理、法、方、药方面都有体现，对后世医家影响深远。吴氏扶阳流派在临床实践中颇为重视顾护脾胃，临床擅长仲景"附子理中和胃"及"参、草、姜、枣"顾护脾胃等思想和东垣补中益气培元、调整脾胃枢纽气机升降等思想的灵活应用，并活用益气健脾、温养脾胃、健脾和胃、顾护胃阴、温肾健脾、健脾泄浊、疏肝和胃等诸法，灵活选用经方化裁以促使脾胃中焦枢纽功能的正常发挥，药物常用砂仁、白蔻仁、石菖蒲、陈皮、公丁香、肉桂等，体现了温养脾胃、顾护脾胃阳气的用药特色。

二、顾护脾胃思想在临床实践中的应用

李东垣在《脾胃论》中云："元气充足，皆由脾胃之气无所伤，而后能滋养元气，若胃气之本弱，饮食自倍，则脾胃之气既伤，而元气亦不能充，而诸病之所由生也。"脾胃为后天之本，十二经之源，位处中焦，五行属土，土爱稼穑，为水谷之海，承担着化生气血的重要功能，为调节气机升降的枢纽。脾主运化，胃主受纳，二者互为表里，相互配合，消化水谷，吸收精微，以濡养全身的五脏六腑，四肢百骸。脾胃功能正常，正气充足，则体健少病，即使患病仍有抗邪能力，病易祛除；若脾胃功能受损，则正气不足，体弱多病，一旦受病，抗邪不力，病患缠绵难愈。由此可见，脾胃功能的正常与否，密切关系着正气的强弱，影响着疾病的发生、发展、转归及预后。因此，在临床疾病的诊治过程中重视顾护脾胃至关重要，临证诊疗实践中应当凡接诊必问脾胃，辨证立法顾全脾胃，组方用药思量脾胃，时时心存顾护胃气的思想。

（一）重视"脾胃失调"，关注患者"情志因素"

脾胃为后天之本，对人的社会生活和精神活动的影响至关重要，胃腑直接通于外界，最易受损。特别是现代社会快节奏甚或"超高速"的生活步调，洋快餐、中式快餐或即食便食食品，冷冻饮食，多色饮品等都可能会给人的脾胃带来过重的负担，正如叶天士所说："盖胃者，汇也，乃冲繁要道，为患最易。"频繁的社会应酬，理想与工作现实的差距，聚集着巨大学习压力、工作压力及社会压力，人们的精神情志高负荷或超高压，则导致情志失和，气机逆乱，升降失常，出现焦虑、忧患，忧思过虑伤肝伐脾，致使脾胃失调，对于疾病的产生和发展具

有重要的影响。恰如叶天士所言："肝为起病之源，胃为传病之所。"又如《医学衷中参西录》所云："胆胃上逆，土木壅迫。"亦如《医学求是》所言："肝气不升则克脾土，胆气不降则克胃土。"因此，对于接诊病人，不论病种，不论男女老幼，不管社会角色或职业工种等，均审查其情志精神，必问及饮食习惯，是否存在脾胃失调的相关症状，以确定脾胃功能及其强弱。疾病的治疗很大程度上依赖于患者身体状态的自我调整及药物吸收代谢产生的治疗作用，而饮食营养、药物的吸收等都依赖于脾胃功能的正常运行，只有保持脾胃动力源泉的正常运行，才能保证人体这个有机整体的正常运转。此外，情绪、心情等精神状态是脾胃的一种外在体现，临证多关注患者精神情志，能够为临床辨证立法及处方用药提供更全面的思考，才能充分将患者视为一个有机整体来接诊，而不是单纯诊治疾病。多给予患者脾胃功能的关注和精神情绪的开导，才能制定更适宜患者的治疗方案，也有利于患者的生活及生命质量的提高。

（二）将"调脾护胃"思想贯穿于辨证立法始末

李东垣提出"内伤脾胃，百病由生"，对后世医家重视脾胃影响深远。在临床实践过程中，遇到任何疾病，不管外感内伤之病种，不论寒热虚实之病性，均应分析疾病的发生、发展及转归与脾胃的相互关系，百病辨证，不忘脾胃。脾胃生理功能的正常与否以及其功能状态对疾病的预防、治疗、转归及预后具有极为关键的作用，故李东垣在《脾胃论》中将脾胃功能的重要性高度概括为"平则万化安，病则万化危"。因此，百病皆可从脾胃论治，对于疾病的中医辨证论治，顾护脾胃的思想当始于临床四诊，关键在于辨证立法及处方用药。在疾病诊治过程中，多考虑脾胃一分，患者多得一分安宁，多增一分疗效，更能多得一分患者的信任。对于胃肠等消化系统疾病，首先要考虑脾胃组织病理与功能变化，此已无可厚非。对于其他脏腑疾患，或者其他系统疾病，特别是心病、骨伤、风湿病等，在辨证立法上应更加重视调理和顾护脾胃。因为此类疾病，常可累及他脏及脾胃，而治疗该类疾病所常用活血化瘀药物和祛风湿类药物等长久使用亦有损脾胃，故治疗疾病必当调脾护胃。正如清代名医沈金鳌在《杂病源流犀烛•脾病源流》中云："脾也者……其职掌太仓之运量，而以升为德，其部当水谷之海。"叶天士又云："脾宜升则健，胃宜降则和。"脾主升清，胃主降浊，一升一降调节枢纽气机，若不调脾阳、不护胃气，势必影响疾病的远期治疗。年幼小儿，脏腑娇嫩，脾胃功能尚不完善；至于老弱或久病体虚之人，脾胃多有虚损。对于上述特殊患者，脾胃功能的强弱在很大程度上影响疾病的向愈及预后转归，故在辨证立法上应重视调脾护胃的思想，这也是整体观念在辨证论治实践过程中的具体应用。在五脏之中，脏腑之间有机联系，密切相关，生克制化，有序恒动,机体方可如常。脾胃居于中府,乃属中焦,与上焦心肺、下焦肝肾关系密切,故在治疗心、肺、肝、肾等疾患的同时不能遗忘脾胃,方显机体的有机统一之特性。肺主宗气,朝百脉,肺脾共同主宰气血津液的生成、输布,全身受之而荣养,而肺独受脾升散之清气,不受脏腑浊气。若诸脏腑、经络、筋骨关节病变或治疗药物,伤及胃腑,损及肝脾,气机失调,脾失健运,水液凝聚,化生痰浊,升降失司,浊逆上犯,肺失清肃,宣降失常,可出现咳嗽、呛咳、反酸、痰多、胸闷、喘胀等症,日久可见痰多清稀,气短乏力,纳少便溏,此时治疗不可独治于肺,应疏其肝,理其肺,健其脾,和其胃,运湿化痰,活用培土生金、佐金平木之法变通施治。脾与心,共同调控气血的生成与运行,脾主运化、统血,心主血脉。朱丹溪在《丹溪心法·惊悸怔忡》中提到心悸责之虚与痰,虚乃心血亏虚,痰为肥湿之痰,心悸受虚痰影响,又受心脾调节,心脾易见心脾两虚或气血亏虚之证,临床多表现为失眠、多梦、神疲乏力、心悸等症,治疗当健脾养心,调养气血,心脾得健,气血充沛,脏腑机体得以荣养,则诸症痊愈。肝脾生克制化,须使共济,荣患与共。《金匮要略》曰:"见肝之病,知肝传脾,当先实脾。"故肝脾之病的治疗,应双管齐下,肝脾同治,方显奇效。叶天士云:"太阴湿土得阳始运。"脾为后天之本,有运化水湿之功,肾乃先天之根,有蒸腾气化水湿之能,一方有难,水湿共患,脾肾之病常相互累及,终至脾肾两虚,故脾肾应当同施以温补,温肾阳以补脾阳,充后天以养先天。总之,人体是一个有机的整体,脏腑之间相互联系,相互影响,脾胃乃后天之基,化生荣养机体的气血之源,既已受累,必当调理,故辨证立法应不忘顾脾护胃。

(三)处方用药践行"顾护脾胃"之法

调脾护胃不只重视于临床接诊及辨证立法之中,更应落实于组方用药的具体实践中,要合理使用调理脾胃的药物以顾护脾胃,调护胃气,养护胃阴,特别是他病患者兼有脾胃病变者。中医治病用药以口服汤液为主要方法,汤液既服,必经谷道,纳入胃府,受脾运化,脾气散精,输布全身经络、脏腑、筋骨关节等发挥作用。药物成分的吸入和疗效与脾胃功能状态直接相关,药物的充分吸收及预期疗效依赖于脾胃功能的正常。而脾胃失调或脾胃脏腑衰败,药物则不能被充分吸收或者格拒药物而不被吸收,便无预期疗效可言。叶天士《临证指南医案》有云:"太阴湿土得阳始运。"脾胃同处中焦,赖中阳以行健运之职。若饮食不节,过食生冷,劳心伤神,损伤中焦,中阳不足,燥不胜湿,脾失健运,内不运湿,复感外湿,湿滞中宫,易从寒化,虚、寒、湿并存,故脾湿之阴当得阳助,湿阴之邪应用温法。《名医方论》曰:"阳之动始于温,温气得而谷精运。"温阳之药味辛性温,能燥湿醒脾,开启脾阳,升发脾气,脾气散精,升化精微,运化水湿。扶阳派医家郑钦安认为："阳气若无土覆之，光焰易熄，虽生不永，健脾伏土，使真火伏藏，才能命根永固。"更加说明"脾胃贵运，运脾贵温"。吴佩衡扶阳学派，尊仲景之理法，行钦安之道，临床治疗脾胃病，注重温运中阳，温补脾土为大法，佐以祛湿散寒，调气机升降，常以仲景理中汤为主方化裁；治疗他病兼有脾胃之患时，则常配以砂仁、佛手、公丁香、白蔻仁、生姜等药物，以顾护脾胃，存胃气，常配伍沙参、玉竹、石斛等养胃阴。正所谓："有胃气则生，无胃气则死。"然而，所兼患脾胃之疾有轻重之分，治疗亦不同法。即便患者脾胃功能正常，用药也应心存顾护胃气之意，方中可加生姜、大枣温中健脾暖胃，甘草和中缓急、调和诸药。而对于所兼脾胃症状轻者，仅有纳少、腹胀表现者，可于治病主方中配伍砂仁、石菖蒲、白豆蔻等为佐使之药，既治主病，又可醒脾调胃；若症见胃脘疼痛，食少纳呆，嗳气反酸，大便溏泻或腹胀便秘者，则为兼患脾胃之重疾，当以治疗脾胃之证为主为先，治疗他患为辅为用，且应多选平和之品，以免加重脾胃损伤之害，待脾胃功能好转或恢复后方可专攻主病。总之，临床诊疗疾患，辨证论治贵在精准，处方选药贵在精当。不能即见热象，就大投黄芩、黄连、大黄等苦寒直折伐胃之品，避免损伤脾胃阳气；对于精血亏虚之证，应避免大量急投熟地黄、阿胶、鹿角胶、龟甲胶等滋腻碍胃之品，而损脾胃通降顺用之功。此外，活血化瘀、辛苦温通、通络止痛、祛风除湿及虫蚁搜剔之品，皆能损伤脾胃，用药须当谨慎，更应注重辨证用药以调护脾胃。而在临证实践过程中，应注重博采众长，灵活应用，不必拘泥于一派一家之法，毕竟病有万种，名医百家，各有千秋，取长补短，方能造福万众。

第四章　临床实践心得

第一节　外感病证

外感病是指因感受外邪而致机体以恶寒发热为主的一类疾病，外感病证的病因为六淫病邪，或时行疫毒，从发病来看，中医强调"正气存内，邪不可干"，外邪作用于人体后是否发病，取决于机体正气与病邪相互抗争的结局。邪胜正并引起机体脏腑功能失常则发病，一般外感病邪侵入，大多由表入里，有相应的转化或传变过程，但也有旋即转成里证者。因外感病邪的性质和作用部位的不同，引起功能失调的脏腑和证候特征就有差异，于是发生不同的外感病证。因此，外感病证的基本病机为外邪侵袭，正邪相争，脏腑功能失常。如外邪袭表则肺卫不和而病感冒，湿困中焦则脾胃不和而病湿阻，湿热滞肠则腑气不和而病痢疾，邪犯少阳则枢机不利而病疟疾，正邪相争则常有寒热表现。外感病的共同特征是具有季节性、发病急、病程短，但不同外感病证因其病邪性质不同，脏腑受损有异，它们的证候特征也各有区别。

外感病证是外邪所伤，所以外感病证的治疗要点，首先是及时有效地祛除外邪。随外邪性质和证候特征不同，而分别采用疏风、散寒、清热、化湿、祛暑、通腑、截疟等治法，注意祛邪务净，此所谓"治外感如将"之意。其次要调理失常的脏腑功能。调理脏腑功能不仅有助于促进失调的脏腑功能早日恢复，也有助于祛除外邪。如外邪束肺，辅以宣肺治疗，不仅直接调顺肺气，宣肺也有助解表祛邪；又如湿伤脾气，当健运脾气，不仅直接恢复失调的脾胃功能，运脾也有助化湿祛邪，此所谓"治脏腑如相"之意。未病防病，既病防变，是外感病证治疗的又一重要特点。故注意防寒保暖、饮食卫生、搞好灭蚊等，对预防和护理时行感冒、痢疾、疟疾等外感病证都非常重要；既病之后，要密切观察如体温等病情的变化，及时作出相应的处理，以免变生他病。

一、外感表证

外感表证是临床上的常见病及多发病，以恶寒、发热、头身疼痛、鼻塞流涕、咽痒咳嗽、喷嚏、脉浮等为主要临床表现。外感表证一年四季均可发生，因其病程较短，初期症多较轻，易被医患忽视，治疗此病，往往简单从事，不注重辨证，而没有全面探讨其辨治机制和方法，以致外感表证发生传变，由表入里，小病拖大，短病拖长，甚至反复难愈变生他证。

【病因病机】

外感表证的病因为六淫病邪或时行疫毒，其中风邪是其重要病因，当气候突然变化，冷暖失常之时，风邪最易侵袭人体，风邪为六淫之首，"百病之长"，但在不同季节，往往夹杂四时不正之气而侵入。四时之气失常，春应温反而寒，夏应热反而冷，秋应凉反而热，冬应寒反而温，即所谓"非其时而有其气"，均能侵入人体而致外感表证，由此可见，其病因虽以风邪为主，但外感表证并非全由风邪所致，而常兼夹其他淫邪。以风邪为首，冬季夹寒，春季夹热，夏季夹暑湿，秋季夹燥，梅雨季节夹湿邪等。外感表证四季皆可见。在临床上，尤以冬、春两季所见者居多，以夹寒、夹热为多见而成风寒、风热之表证；然暑夏发于表者，多夹暑湿，呈外感暑湿之证。

时行疫毒所致外感表证呈现流行性的特点。所谓时行者，指与岁时有关，每2～3年一小流行、每10年左右一大流行的邪气；病毒者指一种为害甚烈的异气，或称疫疠之气，具有较强传染性的邪气。《诸病源候论·时气病诸候》："因岁时不和，温凉失节，人感乖戾之气而生病者，多相染易。"即指时行病毒之邪具有一定的传染性。

外邪侵袭人体是否发病，关键在于人体御邪能力的强弱，同时与感邪的轻重有关。《灵枢·百病始生》说："风雨寒热不得虚，邪不能独伤人。"如果正气不足，御邪能力减退，或将息失宜，过度疲劳之后，腠理疏松，卫气不固，则极易为外邪所客，内外相互为因而发病。《证治汇补·伤风》说："肺家素有痰热，复受风邪束缚，内火不得疏泄，谓之寒暄。此表里两因之实证也。有平昔元气虚弱，表疏腠松，略有不谨，即显风症者。此表里两因之虚症也。"如此说明除风邪侵袭之外，还与体虚和不同体质有关。由于体质不同，可引起对感受外邪之差异。如素有阳虚，则易感受风寒；阴虚者易感受风热、燥热；痰湿偏盛者则易感受外湿等。

【辨证思路】

1. 辨风寒风热　寒热性质不同，治法迥异，所以首先要辨清偏于风寒还是风热。一般说偏于风寒以恶寒重、发热轻、头痛身疼、鼻塞流清涕为特征；偏于风热以发热重、恶寒轻、头痛、口渴、鼻塞流涕黄稠、咽痛或红肿为特征。

2. 辨偏虚偏实 在辨证中，首先须辨表实、表虚。一般来说，发热、汗出、恶风者属表虚；发热、无汗、恶寒、身痛者属表实。

3. 辨六淫之邪与时行疫毒 六淫之邪致病呈散发性，肺卫症状明显，但病情较轻，全身症状不重，少有传变；时行疫毒致病呈流行性，传染性强，肺系症状较轻而全身症状显著，症状较重，且可以发生传变，入里化热，合并他病。

【临证治要】

1. 解表达邪 由六淫外邪客于肌表引发的表证，应遵循《素问·阴阳应象大论》"其在皮者，汗而发之"之意，采用辛散解表的法则，祛除外邪，邪去则正安，表证亦愈。解表之法应根据所感外邪寒热暑湿的不同，而分别选用辛温、辛凉、清暑解表法。时行疫毒致病以时行病毒为主，也需要重视清热解毒。

2. 宣通肺气 表证以肺卫之症为主者，其病机之一是肺失宣肃，因此宣通肺气有助于使肺的宣肃功能恢复正常，肺主皮毛，宣肺又能协助解表，宣肺与解表相互联系，又协同发挥作用。

3. 严守"太阳"关 《内经》强调"善治者，治皮毛"，对于外感表患，注重辨证论治。如伤寒表证初起，把握住"太阳"这一关，采用桂枝汤、麻黄汤、麻杏石甘汤、麻辛附子汤、柴葛桂枝汤等方剂分别施治，对症下药，往往一汗而解。并且根据人体正气的强弱、感邪的轻重，在方药配伍及剂量增减上灵活掌握，权衡变通，使之能多发汗、少发汗、微似汗出，不令汗出或反收虚汗，一方数用，均能奏效而不伤正。

4. 照顾兼证 虚人外感应扶正祛邪，不可专事发散，以免过汗伤正。病邪累及胃肠者，又应辅以化湿、和胃、理气等法治疗，照顾其兼证。

【典型病案】

病案一：李某，男，38岁，务农。1998年10月15日就诊，患者于前一天晚受凉后发热，体温39℃，自服酚氨咖敏片1片，凌晨1时出汗后体温降至38.1℃，但头身酸痛，今日来诊。仍发热38.3℃，头项强痛，肢体酸痛乏力，清涕多，心烦，纳差，口不渴，脉浮紧，舌淡苔薄白。体格检查：神清，咽部无充血，双侧扁桃体无红肿。心率102次/min，律齐。双肺呼吸音清，未闻及干湿啰音。辅助检查：血常规无异常。证属太阳伤寒表实证，治当辛温解表，方用麻黄汤加减。方药：麻黄10g，桂枝20g，杏仁10g，法半夏10g，防风10g，生姜15g，甘草6g。提前嘱温服而卧，取汗退热。热退停药，不必尽剂。复诊：患者服药第3次温覆而卧后，少顷汗出热退，表邪解，遂得脉静身凉而愈。

按语：此为太阳伤寒表实证，麻黄汤治验的病案。一般来说，感冒初起，邪束肌表，肺卫受侵，应尽快用表散药祛邪外出。"其在皮者，汗而发之"，只要临床有一分表证，就当用一分表药。正如吴佩衡曰："世有畏麻、桂如蛇蝎者，以为其性温而易伤津化燥，不知表寒实证无麻黄之辛温，何以开发腠理，祛邪外出。无桂枝之温通，何以助阳温经而散寒？不畏邪之伤于人，而畏药性之辛温，实为姑息养奸之弊也。盖用药不在医家之喜恶，而在于审证之明确，有是证用是药，用之得当则药到病除。用之不当，易变化莫测。阳热偏胜者，辛温固不宜用，营血不足，里虚内伤等证，亦不宜汗。倘确属寒邪束表之证，当用而不用，反以清凉苦寒抑其热，势必助邪伤正，表寒不解，热势更张，斯时宜以麻桂等剂因势利导，驱邪外出，切勿坐失良机而至表邪传里为患，此乃祛邪即所以扶正之法也。麻黄开玄府，通达腠理。桂枝辛温通阳，助其疏泄。杏仁利肺气，降逆平喘。甘草保中气而生津液。方药化合，专发太阳伤寒肤表之汗，效如桴鼓。然服此方，一、二碗后，覆卧得汗即可，不必尽剂，更勿令其大汗淋漓以致伤津而耗气。"俗云："方是死方，法是活法。欲求其效，宜潜心钻研意旨，无异于炉锤之非易也。"充分说明了麻黄、桂枝为治疗风寒表证之要药，治疗表寒实证，当以辛温散寒、发汗解表为法，用麻黄汤治之，可谓药证相符，故服药后汗出而解。临床用药不在医生之好恶，关键在辨证之准确及遣方用药的时机，只要辨证准确，把握时机，对症下药，则药到病除。

病案二：林某，男，4岁。2001年1月5日就诊，患者不慎感受风寒起病，发热，流清涕，稍有咳嗽，微汗，二便正常。服多种感冒药治疗未愈，来诊时已病3日，刻诊脉细缓，指纹淡青，舌质淡，苔薄白，头额微汗，诊断为太阳中风表虚证，治宜解肌祛风，调和营卫，拟桂枝汤加味，方药组成：桂枝6g，杭芍6g，陈皮5g，法半夏6g，茯苓6g，砂仁5g，生姜6g，大枣2枚，甘草5g。嘱服后温覆而卧，使得微汗。服药2剂后，汗出热退，病告痊愈。

按语：此证利在急治，倘迁延日久，别生变故，难以预料。因桂枝汤全方加味，力量甚足，故疗效甚佳。

病案三：白某，男，47岁，某厂干部。2003年12月18日就诊，患者因寒冬季节到北方出差，气候寒冷，感受风寒而致恶寒发热、头痛、咳嗽，自服"康泰克""感冒清"无好转。回昆明后即到某院就诊，经静脉滴注"青霉素"2天后，上症仍未缓解。今日发热加剧，体温38.8℃，遂到我院就诊，现发病已5日，刻下症见：恶寒发热，头身疼痛，鼻塞流清涕，口干，无汗，咳嗽咽痒，痰清色白呈泡沫状，纳少，舌质淡，苔薄白，脉浮紧。诊断为太阳经气阻遏，经输不利。治宜祛风散寒，疏经解表。拟柴葛桂枝汤主之。方药组成：柴胡15g，葛根20g，桂枝

20g,杭芍18g,炙麻黄15g,细辛8g,防风15g,陈皮10g,法半夏15g,茯苓30g,桔梗10g,炙远志10g,生姜10g,大枣10g,甘草10g。嘱其服药后盖厚被而卧,以发其汗,当晚连服2次,次日再服6次。患者当晚服药后汗出热退,次日霍然,2剂诸症痊愈。

按语:柴葛桂枝汤是经验方,是本着《伤寒论》组方原则拟订的。原文在《伤寒论》中以三阳为表,其中又为太阳、阳明、少阳三经表证,而临床常见之外感病多从太阳起始,继而阳明、少阳,本应依据所病何经再分别施治,但由于临床常因病情的变化难免邪未离太阳之表,又向他经传入,故拟上方,一是解太阳肤表,二是解阳明肌表,三是借少阳之药柴胡枢转达邪,以防邪陷三阴。方中麻黄辛温发汗解表;桂枝汤解肌发表,调和营卫,配伍葛根升提阳明经气,防止邪传阳明,同时又能生津养液,虽发汗解表但不伤正;加入细辛、防风辛温散寒而解表;加入二陈汤燥湿化痰而止咳。此方既解太阳之表,又防伤津化燥转入阳明,亦杜绝了邪气内传、陷入三阴之疾,可谓治防同功,三经并治的独到之处,体现了在前人经验基础上的一种创意和发挥,用于临床,确实显示出其应有的效果。我认为运用经方,关键在于掌握病机,明了方义,方能运用自如。《伤寒论》的精华在于辨证和治疗,尤其是方药的运用,因此,在治疗外感表证时四诊合参,在辨证论治指导下合理选方、合理用药、合理用量、知药善用,使药达病所,故临床疗效显著。

病案四:冯某,女,70岁,退休,昆明籍。2011年11月17日就诊,患者平素体虚,近日天气变化,受寒着凉,咳嗽、咳白色黏痰,乏力明显,遂来我院求诊。刻下症见:咳嗽声重,痰多色白,咳吐不爽,恶寒较重,发热,头身痛楚,平素神疲,乏力,汗出,反复易感,睡眠欠佳,饮食一般,二便可。舌淡,苔薄白,脉浮而无力。为求治疗来诊。此因机体虚衰,卫表不固,感受风寒之邪,肺卫调节疏懈,内闭肺气,内外相引,肺主宣肃失调,痰浊内生,上袭肺道而致病。法当益气固表,调和营卫,宣肺化痰,方拟玉屏风桂枝二陈汤加减治之。处方:黄芪30g,防风15g,白术15g,桂枝20g,杭白芍15g,细辛5g,炙麻黄15g,陈皮10g,法半夏15g,茯苓15g,炙远志10g,桔梗10g,石菖蒲10g,大枣5枚,甘草10g。5剂,冷水浸泡30分钟,煮沸20分钟即可,每次100ml,日3次,忌辛辣寒凉食物,嘱其避风寒、慎起居,多饮温开水。

二诊:患者诉恶寒、发热减轻,神疲乏力稍缓解,咳嗽、咳痰明显改善,全身痛楚不适稍缓,睡眠、饮食一般,二便可。舌淡,苔薄白,脉细缓。患者症状减轻,故继予玉屏风桂枝二陈汤加减,益气固表,调和营卫,宣肺化痰。处方药物同前,5剂内服,煎服法同前。患者诸症痊愈。

按语：虚体外感以平素体虚之人多见，多因卫表不固，肺卫失和，营卫失调，感受外邪，侵袭入里而致病。本案患者体虚感邪，营卫失和，用元代医家危亦林创制的玉屏风散合仲景《伤寒论》桂枝汤加减，功当益气固表，调和营卫，咳嗽、痰白量多为痰邪犯肺，要以宣肺除痰为法，方中加用二陈汤，二陈汤源于宋代《太平惠民和剂局方》，功为燥湿化痰，理气和中。三方合用，共奏益气固表、调和营卫、宣肺化痰之功，证准药宜，病愈效显。

二、外感发热

外感病中发热是指感受六淫之邪或温热疫毒之气，导致营卫失和，脏腑阴阳失调，出现病理性体温升高，伴有恶寒、面赤、烦躁、脉数等为主要临床表现的一类外感病证。外感发热，古代常名之为"发热""寒热""壮热"等。外感发热的表现形式较多，但体温升高、身热、面红、舌红、脉数等是其基本临床特征。外感发热起病急骤，多有2周左右的中度发热或高热，也有少数疾病是微热者。热型有发热恶寒、但热不寒、蒸蒸发热、身壮热、身热不扬、寒热往来、潮热等。发热时间，短者几日即退，长者持续10余日或更长时间热势不解。最常伴见口干烦渴、尿少便秘、舌上少津等热伤津液之症。除发热外，必伴随有病变相关脏腑功能失调的症状，如咳嗽、胸痛、胁肋胀满、便秘、泄泻、小便频急等。

人体体温相对恒定，不因外界温度的差异而有所改变，保持在37℃左右。由于饮食、运动、环境、情绪和性别的关系，体温可能有暂时的轻微波动，但此无临床意义，发热则是指病理性的体温升高。外感发热是指外感因素导致的病理性体温升高。外感发热在内科疾病的发病率中占有较高的比例，影响工作和生活，严重者可出现神昏谵语、抽搐惊厥，甚至危及生命。中医药对外感发热有系统的理论和丰富的临床经验，具有较理想的治疗效果。

《素问·阴阳应象大论》《素问·热论》《素问·至真要大论》等篇中，对外感发热的病因病机和治疗法则，都做了扼要的论述，为热病的理论奠定了基础。《伤寒论》为我国第一部研究外感热病的专著，系统地论述了外感热病的病因病机和证治规律，以阴阳为纲，创造性地提出了六经辨证理论，成为后世对外感热病辨证论治的纲领。金代刘完素对外感热病的病因病机主张火热论，认为外感热病的病因主要是火热病邪，即使是其他外邪也是"六气皆从火化"。既然病理属性是火热，因此主张"热病只能作热治，不能从寒医"，治疗"宜凉不宜温"，这就突破了金代以前对外感热病必从寒邪立论、治疗多用辛温的学术束缚，是外感热病理论的一大进步。清代《叶香岩外感温热篇》对外感热病的感邪、发病、传变规律、察舌验齿等诊治方法都有详细的阐述，创立了外感热病的卫气营血辨证纲领。薛生白《湿热病篇》对外感湿热发病的证治特点作了详细论述。吴鞠通《温病条辨》对风温、湿温等各种外感热病作了条分缕析的论述，不仅制定了一批治疗外感热病行之有效的方药，同时创立了外感热病的三焦辨证理论。卫气营血辨证和三焦辨证的创立，标志着温病学说的形成，从而使外感热病的理论和临床实践臻于完善。

【病因病机】

中医学认为外感发热是因感受风、寒、暑、湿、燥、火六淫之邪或温热疫毒之气，导致营卫失和，脏腑阴阳失调，出现以病理性体温升高并持续不降为主症的一类疾病。中医药治疗外感发热积累了丰富的经验，几千年来逐步形成了六经辨证及卫气营血辨证论治体系。《素问·热论》《素问·至真要大论》对外感发热的病因病机和治则就做了论述，最早奠定了热病的理论基础。《伤寒论》首先总结提出了外感发热疾病的辨证论治规律。金元四大家之一刘完素主"火热论"，认识到热病性属"热"，提出"热病只能作热治，不能从寒医"的观点，治疗主张"宜凉不宜温"。明清以来，温病学说的发展，使外感热病理论日趋完善，并创立了卫气营血辨证和三焦辨证论治体系，对外感发热的治疗具有重要的指导意义。

在治疗外感发热和内伤发热方面，继承古代众多医家以及吴氏学派的学术思想，并系统学习现代医学和中医学，衷中参西，在治疗外感发热和内伤发热方面总结出一套独特的辨治方法，临证投之，屡奏良效。并强调临床诊治发热当辨外感内伤、寒热虚实。外感多实证，常因风寒、风热所致，临床当循此而辨证施治。

1. 外感六淫　由于气候反常或人体调摄不慎，风、寒、暑、湿、燥、火乘虚侵袭人体而发为外感热病。六淫之中，以火热暑湿致外感发热为主要病邪，风寒燥邪亦能致外感发热，但它们常有一个化热的病理过程。六淫既可以单独致病，亦可以两种以上病邪兼夹致病，如风寒、风热、湿热、风湿热等。外感发热病因的差异性，与季节、时令、气候、地区等因素有关。

2. 感受疫毒　疫毒又称戾气、异气，为一种特殊的病邪，致病力强，具有较强的季节性和传染性。疫疠之毒，其性猛烈，一旦感受疫毒，则起病急骤，传变迅速，卫表症状短暂，较快出现高热。

3. 正气不足　素有宿疾，或年迈体弱，若气候变化，人体的卫外之气不能调节应变，或卫外功能减弱，肺卫疏懈，肌腠不密，感而发病。

外邪入侵人体的途径，多由皮毛或口鼻而入。一般说来，六淫之邪，由皮毛肌腠而入，由表入里，传至脏腑，发为热病。疫毒之邪，多由口鼻而侵，由上而下，由浅而深，发为热病。

外感发热的病机是外邪入侵，人体正气与之相搏，正邪交争于体内，则引起脏腑气机紊乱，阴阳失调，阳气亢奋，或热、毒充斥于人体，发生阳气偏盛的病理性改变，即所谓"阳胜则热"的病机。外感发热的病理性质为阳气亢奋，即属热属实。其不同的病变和临床表现，则是由感邪的性质和病邪作用的脏腑部位所决定。如病邪影响发病，火热之邪为病，热变较速，发热为主；湿热为病，其性黏滞，病变多留恋中下焦；风寒为病，则有一郁而化热的过程；疫毒为病，起病更急，传变更快，热势更甚。又如病位影响发病，随病邪作用的肺脾肝胆、胃肠膀胱等的不同，则相应脏腑的气机发生紊乱，因而就有不同的外感发热病证。病机转化发热的产生是正邪相争、阴阳平衡失调的结果。因于感受外邪，入里化热，阴阳的转化消长发生障碍，此时正气未衰，邪正相互作用，表现为邪气对正气的损伤和正气与邪气的交争，阳的一方偏盛，发生阳气偏盛的热性病变而表现发热为主，伴有恶寒、口干等。鉴于邪热疫毒其性猛烈，故见起病急、传变快、热势高等实热之症。发热病变，以阳胜为主，其病机变化最易化火。火热充斥体内，进而伤津耗液，故在整个热病中，都以温热伤津、阴液耗损为特点，常常产生一系列的火炽伤阴之病理反应。再者，热毒之邪过盛，邪毒内传，营血耗伤，因而临床上易于发生神昏、出血的变证，即称之为逆传，来势凶险，预后较差。如果正虚衰，加之热灼阴液，外感高热可久治不愈，或转化成气虚、阴虚之长期低热。

外感发热病变，病机以阳胜为主，进一步发展则化火伤阴，亦可因壮火食气而气阴两伤，若病势由气入营入血，或疫毒直陷营血，则会发生神昏、出血等危急变证。

【辨证思路】

1. 诊察热型

（1）发热恶寒：发热恶寒是机体阴阳偏盛偏衰的结果。《内经》曰"阳胜则热""阴胜则寒"，外感发热，寒热并作，其恶寒虽近衣被而不减。内伤发热亦可有恶寒的情况，但多为寒热间作，近衣被则恶风寒自罢。

（2）寒热往来：一阵寒，一阵热，一天一次或数次发作，称为寒热往来。凡从外感传变来的寒热往来，多为少阳经证，常伴口苦、咽干、目眩、胸胁胀满、脉弦数等。妇女月经适来或月经刚净外感风寒发热，或在发热期内月经来潮，邪热乘虚入于子宫，瘀热互结，亦表现为寒热往来，称为"热入血室"。寒热也是疟疾的主证，其发作先为背部觉冷，肌肤粟起，呵欠频作，继之战栗鼓颔，肢体酸楚，再则高热头痛，口渴喜冷，最后遍身汗出，热退身和。湿热痰浊郁于中焦时，出现寒热如疟，则伴有汗出不彻、胸闷呕恶、口干饮少、尿黄、便秘或溏臭、苔腻等症。

（3）但热不寒：外邪传里，即由表热变成里热，出现但热不寒、心烦口渴、舌苔转黄等表现。外感气分实热以四大症状为特点：大热、大汗（蒸汗）、大渴（喜冷饮）、脉洪大。若外感热入营血，则以高热而伴神昏谵语、舌红绛兼有斑点或斑疹隐现、脉数为特征。

（4）潮热：多以内伤阴虚发热多见，但外邪入里，阳明腑实热结，亦可出现潮热，其特点为：日晡热盛，但头汗出，腹痛拒按，大便燥结，舌红苔老黄厚。

2. 辨寒热真假　在发病之中，当热极或寒极之际，可出现与其本病之寒热不符合的寒热真假之象，即真热假寒和真寒假热之象。临证时必须详细询问病情，参合脉证加以辨别。

（1）真寒假热：身虽热，而反欲得衣被；口虽渴，但喜热饮；脉虽数，而不鼓指，按之乏力，或微细欲绝；苔虽黑而润滑。

（2）真热假寒：身虽大寒，而反不欲近衣被；口渴而喜冷饮，胸腹灼热，按之灼手；脉滑数，按之鼓指；苔黄燥起刺，或黑而干燥。

【临证治要】

根据发热的不同病机辨证治疗是治疗本病的基本原则。根据证候之不同，合理采用清热解毒、泻火凉血、清泄脏腑、滋阴退热之法，清除邪热，调和脏腑。

1. 清热法　为治疗外感发热之主法，贯穿于本病的各个阶段，是顿挫热毒、防止传变的关键，也是保护阴津的重要措施。运用此法，还应按病证性质与其他治法相结合，清热法中有清宣透热、清热除湿、清热通淋、清热利胆、清热凉血活血、清热开窍等。对于本病运用清热法治疗，尤应配合透邪之法，不可一味寒凉碍邪。

2. 通腑泻下　适用于热病腑实之证，常以泻下与清热相结合，为外感发热的常用治法，通过泻下可以去热、去积、存阴、利气，从而达到"泻热"的目的。下法之意，重在祛邪，不宜迟，不宜早，总以及时为要，遇表解里实，选用承气诸剂，釜底抽薪，顿挫热势，常获良效。

3. 养阴益气　为与清热解毒、通腑泻下等攻邪法相对立的另一治疗大法。一般而言，本法对外感发热并无直接的解热作用，但热毒之邪，必伤阴液，又易耗气，至于原有宿疾或年老体虚患者，因其邪盛正虚，气阴损伤，极易发生逆变，因此，养阴或益气是外感发热证中扶正法的主要内容。

近年来，还将活血凉血化瘀法作为治疗发热的重要治法。在清热解毒的基础上，适时配合此法，是提高临床疗效的重要一环。凡在外感发热之中，出现胸胁、脘、腹、腰等部位疼痛，加入活血化瘀之品，具有一定的治疗作用。

随疫毒进入营血分所形成的不同证候，外感发热还有清热凉血、清热止血、清热活血、清营开窍、清热息风等治法。

【典型病案】

姚某，女，51 岁，1998 年 2 月 10 日就诊。主诉发热恶寒 2 天，静脉滴注克林霉素、肌内注射柴胡注射液，效果不明显，就诊时测体温 38.8℃，症见恶寒无汗，咳嗽痰白黏稠，头痛咽痛，四肢酸痛，身困乏力，纳眠差，舌淡苔白，脉沉细数。血常规示：白细胞 12.1×10^9/L。中医辨证属外感风寒发热证，治以疏风散寒、解表退热为法，方以柴葛桂枝汤加减。处方：柴胡 15g，葛根 20g，桂枝 20g，白芍 15g，细辛 8g，炙麻黄 15g，陈皮 10g，防风 15g，法半夏 15g，茯苓 15g，桔梗 10g，生姜 15g，甘草 10g，大枣 10g，3 剂。服药第 2 天，发热已退，恶寒头痛缓解，服完 3 剂后病告痊愈。

按语：外感发热属中医"感冒"范畴，外感表邪，病邪在表，病势轻浅，疾病的发生与发展是从表入里、由浅入深逐渐变化，在患病的初期及时治疗，可避免邪气入里传变至重的不良后果，正如《内经》中说"善治者，治皮毛"。外感发热，初期多由风寒之邪外束肌表，卫阳被郁，邪正相争所致。"其在皮者，汗而发之。"加味柴葛桂枝汤由张仲景葛根汤加味而成，方中柴胡和解表里，使病邪达于外，不致内陷，《滇南本草》中称柴胡为"伤寒发汗解表要药，退六经邪热往来……"葛根升阳解肌，起阴气而生津液，张元素"用此（葛根）以断太阳入阳明之路……"现代研究认为柴胡、葛根均有较强的解热作用；麻黄、生姜发汗解表，开玄腑之闭塞；桂枝汤调和营卫，解肌发表；配伍细辛、川芎、防风解表散寒，祛风止痛；二陈汤止咳化痰，理气和中；全方配伍，共奏疏风散寒、解表退热之效。本方中发表药，太阳、少阳、阳明三经皆具，但又辅有芍药、葛根敛阴和营，生津养液，表解而不伤正，发汗而不伤津耗气，不但没有引邪入里，还有防患于未然之效。根据外感发热传变快、变证多的特点，临床强调尽快祛除病邪，顿挫热势，保存正气，故用药剂量应大而猛，身体强壮者用生麻黄，身体较弱者用炙麻黄，首剂当晚连服 2 次，以达见效快、疗效好之目的，注意中病即止，以防过汗损伤阳气。

三、咳嗽

咳嗽是指外感或内伤等因素，导致肺失宣肃，肺气上逆，冲击气道，发出咳声或伴咳痰为临床特征的一种病证。咳嗽分外感咳嗽与内伤咳嗽。

《内经》对咳嗽的成因、症状及证候分类、证候转归及治疗等问题已作了较系统的论述，阐述了气候变化、六气影响及肺可以致咳嗽，如《素问·宣明五气》

说："五气所病……肺为咳。"《素问•咳论》更是论述咳嗽的专篇，指出"五脏六腑皆令人咳，非独肺也"。强调了咳嗽并不仅仅与肺相关，各脏腑功能失调均能导致咳嗽的发生。并对咳嗽的症状按脏腑进行分类，分为肺咳、心咳、胃咳、膀胱咳等，也指出了证候转归和治疗原则。《金匮要略》不仅拟出了不少治疗咳嗽行之有效的方剂，还体现了对咳嗽进行辨证论治的思想。

唐宋时期，《备急千金要方》《外台秘要》等收集了许多治疗咳嗽的方剂。明代《景岳全书》将咳嗽分为外感、内伤两类，至此咳嗽就分为外感咳嗽和内伤咳嗽，此后咳嗽的理论渐趋完善，切合临床实际。

【病因病机】

咳嗽分外感咳嗽与内伤咳嗽，外感咳嗽病因为外感六淫之邪；内伤咳嗽病因为饮食、情志等内伤因素致脏腑功能失调，内邪干肺。外感咳嗽与内伤咳嗽，均是病邪引起肺气不清失于宣肃，迫气上逆而作咳。外感咳嗽如迁延失治，邪伤肺气，更易反复感邪，而致咳嗽屡作，转为内伤咳嗽；内伤咳嗽病因包括饮食情志及肺脏自病。饮食不当，嗜烟好酒，内生火热，熏灼肺胃，灼津生痰；或生冷不节，肥甘厚味，损伤脾胃，致痰浊内生，上干于肺，阻塞气道，致肺气上逆而作咳。情志刺激，肝失调达，气郁化火，气火循经上逆犯肺，致肺失肃降而作咳。肺脏自病者，常由肺系疾病日久，迁延不愈，耗气伤阴，肺不能主气，肃降无权而肺气上逆作咳；或肺气虚不能布津而成痰，肺阴虚而虚火灼津为痰，痰浊阻滞，肺气不降而上逆作咳。

内伤咳嗽的病位，主脏在肺，无论外感六淫或内伤所生的病邪，皆侵及于肺而致咳嗽，故《景岳全书•咳嗽》说："咳证虽多，无非肺病。"这是因为肺主气，其位最高，为五脏之华盖，肺又开窍于鼻，外合皮毛，故肺最易受外感、内伤之邪，而肺又为娇脏，不耐邪侵，邪侵则肺气不清，失于肃降，迫气上逆而作咳。《素问•咳论》说："五脏六腑皆令人咳，非独肺也。"说明咳嗽的病变脏腑不限于肺，凡脏腑功能失调影响及肺，皆可为咳嗽病证相关的病变脏腑。但是肺主气，其他脏腑所致咳嗽皆须通过肺脏，肺为咳嗽的主脏。咳嗽的基本病机是内外邪气干肺，肺气不清，肺失宣肃，肺气上逆迫于气道而为咳。

【辨证思路】

临床辨证，应重视外感、内伤虚实之差异，把握外感、内伤虚实之转变。

外感咳嗽病变性质属实，为外邪犯肺，肺气壅遏不畅所致。外感咳嗽与内伤咳嗽可相互影响为病，病久则邪实转为正虚。外感咳嗽如迁延失治，邪伤肺气，更易反复感邪，而致咳嗽屡作，转为内伤咳嗽；肺脏有病，卫外不固，易受外邪引发或加重，特别在气候变化时尤为明显。久则从实转虚，肺脏虚弱，阴伤气耗。由此可知,咳嗽虽有外感、内伤之分,但有时两者又可互为因果。

内伤咳嗽病理基础为邪实与正虚并见,他脏及肺者,多因邪实导致正虚,肺脏自病者,多因虚致实。其病理因素主要为"痰"与"火",但痰有寒热之别,火有虚实之分,痰可郁而化火,火能炼液灼津为痰。他脏及肺,如肝火犯肺每见气火耗伤肺津,炼津为痰。痰湿犯肺者,多因脾失健运,水谷不能化为精微上输以养肺,反而聚为痰浊,上贮于肺,肺气壅塞,上逆为咳。若久病,肺脾两虚,气不化津,则痰浊更易滋生,所谓"脾为生痰之源,肺为贮痰之器",久病咳嗽,甚者延及于肾,由咳致喘。如痰湿蕴肺,遇外感引触,转从热化,则可表现为痰热咳嗽;若转从寒化,则表现为寒痰咳嗽。肺脏自病,如肺阴不足每致阴虚火旺,灼津为痰,肺失濡润,气逆作咳,或肺气亏虚,肃降无权,气不化津,津聚成痰,气逆于上,引起咳嗽。

【临证治要】

咳嗽的治疗应分清邪正虚实。外感咳嗽,为邪气壅肺,多为实证,故以祛邪利肺为治疗原则,根据邪气风寒、风热、风燥的不同,应分别采用疏风、散寒、清热、润燥治疗。内伤咳嗽,多属邪实正虚,故以祛邪扶正、标本兼顾为治疗原则,根据病邪为"痰"与"火",祛邪分别采用化痰、清火为治,正虚则养阴或益气为宜,又应分清虚实主次处理。

咳嗽的治疗,除直接治肺外,还应从整体出发注意治脾、治肝、治肾等。外感咳嗽一般均忌敛涩留邪,当因势利导,肺气宣畅则咳嗽自止;内伤咳嗽应防宣散伤正,注意调理脏腑,顾护正气。咳嗽初期以外感咳嗽多见,而外感咳嗽初期多为外邪侵袭,并以风寒为主,中期痰湿未净,痰湿为标,咳嗽日久,伤及肺之气阴,多为肺阴不足,故治疗咳嗽多分期而治。内伤咳嗽多为咳嗽中晚期,正虚邪实为主,当扶正不忘祛邪,祛邪先于扶正。

1. 病初多表,解表散寒为先 风寒咳嗽初期多兼表证,出现发热恶寒、头身疼痛、无汗、咳嗽、痰清色白、鼻塞流涕、舌淡苔白、脉浮紧等。此是由于风寒之邪外束,郁闭肺气,以致肺卫失宣所致。故此时以解表散寒为治法,常用柴葛桂枝汤加减,方由柴胡、葛根、桂枝、麻黄、细辛、防风、陈皮、法半夏、茯苓、生姜、大枣、甘草组成。方中桂枝汤解肌发表,调和营卫;麻黄解表散寒,宣肺平喘;柴胡和解少阳,杜绝邪气内传,同时协助太阳解表;葛根解肌生津,这样三经药合用鼓邪外出,而不引邪入里;方中加入细辛、防风辛温解表,祛风散寒,配伍二陈汤化痰除湿,以杜生痰之源。该方具有解表散寒、宣肺化痰之功,使在表风寒之邪得以宣散,肺气得以宣通,方药对证,常能达一剂知、二剂已的显著效果。

2. 痰湿难净,宣肺除痰为要 若患者发热已退,恶寒、头身疼痛等症缓解,表证渐愈，但咳嗽声重，痰多色白或咳吐不利，胸闷，气喘，纳呆，舌淡苔白腻，脉沉细或细缓。此时痰湿未净，塞滞气道，肺气闭郁不宣。认为患者表证已解，痰湿不清，不宜过早敛肺止咳，或施以壅补之剂，否则肺气不宣，气道不畅，咳喘难愈。要以宣肺除痰为治法，常用杏苏二陈汤加减。方由杏仁、苏条参、紫苏梗、陈皮、法半夏、茯苓、炙麻黄、细辛、桂枝、炙远志、炙桑皮、桔梗、生姜、大枣、甘草组成。方中杏仁宣肺止咳平喘；苏条参益气固表；紫苏梗宽胸顺气；二陈汤燥湿化痰；炙麻黄、细辛宣肺散寒，止咳平喘；桂枝汤调和营卫，加入炙远志、炙桑皮、桔梗开宣肺气，豁痰止咳。此方具有宣肺散寒、除湿祛痰之功，使犯肺之风寒得以宣散，痰清气顺，肺气宣畅，则咳嗽易于治愈。

3. 久咳伤阴，养阴生津为本 咳嗽日久，易耗气伤津，导致肺之气阴两虚，症见痰少而干咳频作，口燥而稍感思饮，胸闷气短、神疲乏力，舌淡苔薄而少津，脉沉细而弱。此乃久咳伤肺，邪去正虚，清肃之脏需要濡养，应以益肺气、养肺阴为治疗之本，此即是风寒咳嗽第三步法则，方用沙参麦冬汤加减。方由沙参、麦冬、百部、百合、川贝、杏仁、桔梗、化橘红、炙远志、五味子、黄芩、甘草组成。方中沙参、麦冬益气润肺，养阴生津；百部、百合、川贝润肺止咳；杏仁、桔梗止咳化痰；化橘红、远志化痰除湿，五味子敛肺止咳，佐黄芩之苦寒以防津伤化燥化热；甘草调和诸药。所谓"聚于胃，关于肺"，清·陈修园《医学三字经》："肺最重，胃非轻。"故常加入石菖蒲、豆蔻以芳香健胃。邪去正虚，以益气生津、养阴润肺以收其功。

【典型病案】

病案一：肖某，女，58 岁，教师。3 天前受凉后出现发热，体温38.6℃，咳嗽，咽痛，咳痰色白，上吐下泻，畏寒怕冷，周身肌肉酸痛，饮食少，睡眠可，大小便正常。脉沉缓，舌淡苔薄白。中医诊断：咳嗽（风寒咳嗽）。方予柴葛桂枝汤加味，处方：柴胡15g，桂枝20g，杭芍15g，葛根20g，细辛8g，炙麻黄15g，杏仁10g，陈皮10g，法半夏15g，茯苓15g，炙远志10g，桔梗10g，防风15g，荆芥15g，菖蒲10g，大枣5 枚，甘草10g，生姜20g。3 剂，水煎服，日1 剂。4 天后复诊，已无发热，周身肌肉酸痛减轻，咳嗽减轻，仍咳白色痰，咽痒，头顶稍痛，脉缓，舌淡苔薄白，外感已除，方予杏苏二陈汤加味，处方如下：沙参30g，麦冬15g，杏仁10g（冲服），紫苏梗10g，桂枝20g，细辛5g，炙麻黄15g，陈皮10g，法半夏15g，茯苓15g，炙远志10g，菖蒲10g，五味子8g，大枣5 枚，甘草10g，生姜20g。3 剂病愈。

病案二：李某，女，52 岁，某企业干部。因受寒起病，咳嗽频作，头痛恶寒，肢体酸楚，因出差外地未能及时治疗，自服银翘解毒片、酚氨咖敏片、氨苄西林胶囊、止咳丸等，病程迁延 1 月之久，头痛恶寒等表证已无，仍咳嗽频作，痰少而黏稠，口干喜饮清凉，夜咳尤甚，常致咳时遗尿，舌质淡，苔薄白而少津，脉沉细缓。吴教授认为本患者咳嗽日久，虽表邪已去，咳痰渐少，但已伤及肺之气阴，此时宜以风寒咳嗽第三步法则论治，方用沙参麦冬汤加减。处方：沙参30g，麦冬、百合、苦参各 15g，川贝母、百部、五味子、苦杏仁、桔梗、炙远志、橘红、甘草各 10g。每天 1 剂，水煎分 3 次服，连服 3 剂，咳嗽痊愈。

病案三：刘某，女，29 岁。1998 年 10 月 18 日以咳嗽半月来诊。因受凉后咳嗽、发热恶寒而就医，以消炎抗菌镇咳等中西药物治疗 1 周，发热恶寒虽退，但咳嗽频作，胸闷多痰，纳呆食少，大便不爽，迄今已半月有余，故求中医药治疗。检查：神志清楚，血压 128/72mmHg，心肺腹无特殊。舌淡而微青，苔白根腻，脉沉弦。胸片示双肺纹理增多。中医辨证属风寒咳嗽，治当宣肺散寒，祛痰止咳，方拟杏苏二陈汤加减。方药组成：苏条参 30g，苦杏仁 10g，紫苏梗 10g，陈皮 10g，炙远志 10g，炙紫菀 10g，桔梗 10g，甘草 10g，桂枝 20g，细辛 8g，炙麻黄 15g，法半夏 15g，茯苓 15g，炙桑白皮 15g，生姜 15g，大枣 5 枚，甘草 10g。3剂，内服，日 3 次，日 1 剂。

复诊：患者咳痰、胸闷等症状基本消除，唯食纳欠佳，大便不爽。治当健脾理气，除湿化痰，方拟加味香砂六君子汤，方药组成：党参 30g，白术 15g，茯苓15g，法半夏 15g，陈皮 10g，肉桂 15g，焦山楂 15g，炒麦芽 15g，木香 10g，麻子仁 30g，郁李仁 30g，砂仁 10g，白豆蔻 10g，石菖蒲 10g，甘草 10g。3 剂，内服，日 3 次，2 日 1 剂，善后调理。

按语：咳嗽是呼吸系统常见病证，引起咳嗽的原因很多，可分为外感和内伤两大类。外感咳嗽为外邪侵袭，伤及肺卫，肺失宣降，清肃失常，气道不利，肺气上逆则咳嗽。但风、寒、暑、湿、燥、火等六淫之气皆能致咳，而风为百病之长，又常夹寒邪而袭肺，临床上外感当以风寒者为多。该患者以外感风寒起病，前期治疗后发热已退，恶寒、头身疼痛等症缓解，表证渐愈，但咳嗽频作，胸闷多痰，纳呆食少，大便不爽，舌淡而微青，苔白根腻，脉沉弦。乃表邪已解，但肺寒未净，郁闭肺胃，夹内在之痰湿阻遏，遂成是证。此时痰湿未净，塞滞气道，肺气闭郁不宣。若过早敛肺止咳，或施以壅补之剂，会加重肺气不宣，气道不畅，咳嗽难愈。故投予杏苏二陈汤加减以宣肺除痰而愈。

四、痢疾

痢疾是以大便次数增多、腹痛、里急后重、便下赤白脓血为主要临床特征的病证，具有传染性，夏秋季节多发。根据疾病的症状特点，中医学的痢疾主要包括西医学的急慢性细菌性痢疾、阿米巴痢疾等。《内经》称本病为"肠澼""赤沃"。宋·严用和《济生方》首先提出"痢疾"之病名:"今之所谓痢疾者,古所谓滞下是也。"《景岳全书·痢疾》指出"凡里急后重者,病在广肠最下之处,而其病本则不在广肠而在脾肾""脾肾虚弱之辈,但犯生冷极易作痢"。《丹溪心法》阐明了痢疾的流行性和传染性:"时疫作痢,一方一家之内,上下传染相似。"并指出痢疾的病因以"湿热为本",提出"通因通用"的治疗原则。清代蒲松园《医镜·痢》提出了治痢之忌:一忌温补、一忌大下、一忌利小便。本人提出治痢要领为:有表先解表,无表当头下,调气兼行血,痢止再议补。

【病因病机】

1. 感受外邪　痢疾的病因多为外感湿热时邪、疫毒和饮食不节,也与七情内伤和脾胃虚弱有关。感疫毒之邪,内侵胃肠,发病骤急,形成疫毒痢;感受湿热之邪,湿郁热蒸,肠胃气机阻滞,发生湿热痢;暑夏感寒伤湿,寒湿伤中,胃肠不和,气血壅滞,发为寒湿痢。如《景岳全书·痢疾》中说:"痢疾之病,多病于夏秋之交……皆谓炎暑大行,相火司令,酷热之毒蓄积为痢。"其病机主要为邪滞肠腑,气血壅滞,传导失司,血络受损腐败化为脓血。

2. 饮食所伤　《景岳全书·痢疾》提出:"生冷下咽,泻痢随起。"赵献可曰:"以为痢发于秋,是暑月郁热所致……但不详所以致郁热者,多因暑热酷烈,过饮冷水,过食生冷,热为寒郁,久而为沉寒积冷者,亦有之。"由此可见,饮食不节是痢疾的重要致病因素,如过食肥甘酒炙之品,或啖食不洁之物,以致湿热内结蕴蒸,或夏月恣食生冷瓜果,损伤脾胃,脾虚不运,中阳受困,寒湿、食积之邪内蕴,肠中气机壅阻,气滞血瘀,与肠中腐浊相搏结,化为脓血,而成痢疾。

【辨证思路】

1. 辨久暴,察虚实主次　暴痢发病急,病程短,腹痛胀满,痛而拒按,痛时窘迫欲便,便后里急后重暂时减轻者为实;久痢腹痛绵绵,痛而喜按,时轻时重,病程长,便后里急后重不减,坠胀甚者,常为虚中夹实。

2. 辨寒热偏重　大便排出脓血,色鲜红,甚则紫黑,稠厚腥臭,腹痛,里急后重明显,口渴,口臭,小便黄赤,舌红苔黄腻,脉滑数者属热;大便排出赤白清稀,白多赤少,无热臭,腹痛喜按,里急后重不明显,面白,肢冷形寒,舌淡苔白,脉沉细者属寒。

3. 辨伤气、伤血　下痢白多赤少,湿邪伤及气分;赤多白少,或以血为主者,热邪伤及血分。

【临证治要】

1. 痢疾初起,宜先表后里,滞下不爽,则通因通用　若痢疾初起兼有表证者，可用荆防败毒散，解表举陷，逆流挽舟；若表证未解，里热已盛，身热汗出，脉象急促者，则宜解肌清热，用葛根芩连汤表里双解；若热毒盛者，则用白头翁汤加味以清热解毒。痢疾初期，滞下不爽，故本病早期不能固涩止痢，否则闭门留寇，痢毒不能排除，则变证迭起，如"荆防败毒散"。故急性痢疾初起宜选用"通因通用"的方法治疗，可选用承气汤类清热导滞。一般选用小承气汤加减，但要注意中病即止，不可过下。著名医家喻嘉言在《医门法律》中也主张"治痢当头下"。

2. 调气行血，"血行则便脓自愈，调气则后重自除"　急性痢疾的患者若下痢脓血，滞下不爽，里急后重，无表证者则宜调气行血，常用芍药汤加减，方由芍药、当归、木香、槟榔、大黄、黄芩、黄连、甘草组成。方中芍药、当归行血和营，以治脓血；木香、槟榔、大黄行气导滞除后重；黄芩、黄连清热燥湿解毒。诸药合用，共奏调气行血、清热解毒之功。赤痢重用血药，白痢重用气药，行气和血，消除里急后重。正所谓"血行则便脓自愈，调气则后重自除"。

3. 痢止之后，宜调养脾胃，以善其后　患者经清热导滞、调气行血治疗后，下痢赤白脓血已止，腹痛、里急后重诸症悉除。患者多见精神倦怠，口淡无味，纳少乏力，舌淡苔白，脉沉细等症。此时邪气已去，正气尚未恢复，脏腑功能尚需调理，宜调养脾胃以善其后。常用加味香砂六君子汤，方由党参、白术、茯苓、陈皮、法半夏、木香、砂仁、肉桂、公丁香、神曲、焦山楂、鸡内金、甘草等组成。方中六君子汤益气健脾除湿，木香行气导滞，砂仁温中和胃，加肉桂、公丁香温中散寒，神曲、焦山楂、鸡内金健脾开胃，诸药合用，共奏健脾益气、温中和胃之功，如此调补脾胃，使其受纳和运化水谷精微之功能逐渐恢复，则诸症自愈。即所谓"痢止再议补"。

【典型病案】

病案一：何某，女，60岁，居民。1998年5月19日初诊。患者前日因进食不洁肉类后，夜间出现腹痛腹泻，大便呈红白相间的脓血便，泻而不爽，里急后重，恶心欲吐，从前晚至今腹泻10余次，今晨到我院就诊，查大便常规：黏液(+)，潜血(++)，红细胞(++)，白细胞(++++)。血常规：白细胞$11×10^9$/L，中性粒细胞百分比：76%，淋巴细胞百分比：21%，单核细胞百分比：3%。诊为"急性菌痢"。经静脉滴注庆大霉素及能量合剂，口服诺氟沙星胶囊、呋喃唑酮等后上症无好转，今日下午再次到我院就诊，查体温38℃，舌质红，苔白腻，脉细数。中医诊断：痢疾（湿热痢）。首以通因通用为治则，方一用小承气汤加味以清热导滞、调气行血，方药组成：酒大黄10g，厚朴10g，枳实10g，木香10g，槟榔10g，芍药20g，当归20g，甘草10g。1剂。方二用葛根芩连汤合白头翁汤加味以清热解肌、调气行血，方药组成：葛根 20g，桂枝 20g，神曲 10g，杭白芍 10g，黄连 10，秦皮 10g，白头翁 10g，木香 10g，肉桂 15g，山楂 15g，石菖蒲 10g，大枣 5 枚，甘草 10g。连服 2 剂。冷水浸泡 30 分钟，煮沸 20 分钟即可，每次 100ml，每日 3 次，嘱其忌生冷、辛辣、刺激性食物。嘱患者方一当晚服 2 次，第二天改服方二。近日内饮食宜清淡，忌生冷油腻之品，注意休息。

5 月 21 日二诊：患者服方一后泻下 6 次，泻后腹胀痛明显减轻。次日改服方二，诸症明显好转，但仍感脘腹痞闷，纳呆，神疲乏力，时感肛门重坠不适，舌红苔白腻少津，脉细。继用芍药汤加味以调气行血，方药组成：杭芍 15g，当归 15g，黄连 10g，肉桂 15g，槟榔 10g，木香 10g，台乌药 10g，葛根 20g，甘草 10g。服药 2 剂后三诊，痢疾诸症悉除，唯觉神疲乏力，口淡无味，腹胀纳少，舌质淡苔根白腻，脉沉细。以加味香砂六君子汤调养脾胃善其后，诸症自愈。

按语：本案葛根芩连汤由《伤寒论》之葛根黄芩黄连汤和桂枝汤合化而来，其中加入白头翁、秦皮等清里热药和山楂、石菖蒲、大枣、甘草等顾护脾胃之药物，全方体现寒温并用、脾胃必顾的治疗思想。本案患者感寒入里化热，寒热交争，损脾伤正，正邪搏结胃肠，气机升降失常，清浊不分，痢疾乃成，故予葛根芩连汤加减使得寒邪得散，里热可泄，故能奏效。

病案二：张某，男，40 岁。2005 年 8 月 20 日就诊，主诉：腹痛泄泻 3 天，患者 3 天前进食麻辣烫后，大便稀，一日 2～4 行，带黏液脓血，泻下不爽，泻前腹部阵发性绞痛，口干纳少，小便黄。既往史：慢性结肠炎。过敏史：无。体格检查：心肺无特殊。腹软，脐周轻压痛、无反跳痛，肠鸣音活跃。舌淡苔薄黄，脉细数。大便常规：红细胞(++)、白细胞(+++)、潜血(+)。血常规及电解质无明显异常。证属湿热痢疾，治当清热解毒，调气行血，方拟芍药汤加减，方药组成：杭芍 15g，当归 20g，黄芩 10g，黄连 10g，肉桂 15g，槟榔 10g，木香 10g，台乌药 10g，炒地榆 10g，葛根 20g，甘草 10g。3 剂，内服。

二诊：患者大便恢复正常，一日一行，无黏液脓血，腹痛减轻，时感胃脘不适，饮食少，舌淡苔白，脉沉细。治当益气健脾，温中和胃，方拟加味香砂六君子汤，方药组成：党参 30g，白术 15g，茯苓 15g，法半夏 15g，陈皮 10g，肉桂 15g，焦山楂 15g，炒麦芽 15g，木香 10g，砂仁 10g，白豆蔻 10g，石菖蒲 10g，甘草 10g，公丁香 8g。3 剂，内服。

按语：芍药汤源于刘河间《医学六书》，为湿热痢疾的常用方剂。无论初痢久痢，湿热为患的患者均可在此方基础上加减应用。方中杭芍善于调和气血，"止下痢腹痛后重"，故重用为主药；黄连、黄芩清热解毒为辅药；当归、肉桂和营行血，"行血则脓便自愈"；木香、槟榔导滞调气，"调气则后重自除"，共为佐药，配伍台乌药加强行气止痛之功；地榆炭收敛止血；葛根清热生津，升发清阳；使以甘草调和诸药。全方清热解毒，调气行血，而达治疗目的。至于原方大黄可根据热毒积滞情况加减。本患者经芍药汤治疗，腹痛缓解，大便恢复正常，但觉胃脘不适，纳少，是为邪气已去，正气尚未恢复，脏腑功能尚需调理，故宜加味香砂六君子汤调养脾胃以善其后，即所谓"痢止再议补也"。

第二节　内伤杂病

一、心悸

心悸是因外感或内伤，致气血阴阳亏虚，心失所养；或痰饮瘀血阻滞，心脉不畅，引起以心中急剧跳动，惊慌不安，甚则不能自主为主要临床表现的一种病证。心悸因惊恐、劳累而发，时作时止，不发时如常人，病情较轻者为惊悸；若终日悸动，稍劳累则心悸尤甚，全身情况差，病情较重者为怔忡。怔忡多伴惊悸，惊悸日久不愈者亦可转为怔忡。宋代《济生方·惊悸怔忡健忘门》率先提出怔忡病名，对惊悸、怔忡的病因病机、变证、治法作了较为详细的记述。

汉代张仲景在《金匮要略》中以惊悸、心动悸、心下悸等为病证名，认为其主要病因有惊扰、水饮、虚损及汗后受邪等，提出了基本治则及用炙甘草汤等治疗心悸。《丹溪心法·惊悸怔忡》中提出心悸当责之虚与痰的理论。《景岳全书·怔忡惊恐》认为怔忡由心阴虚损所致，且"虚微者动亦微，虚甚者动亦甚"，在治疗与护理上主张"速宜节欲节劳，切戒酒色""速宜养气养精，滋培根本"。《医林改错》论述了瘀血内阻导致心悸怔忡，记载用血府逐瘀汤治疗心悸每多获效。

【病因病机】

心悸的发生常与平素体质虚弱、饮食劳倦、情志所伤、感受外邪、药毒所伤等有关。然而心悸发病，气血阴阳不足是根本，上述因素损伤脏腑气血阴阳，心失所养或心神受扰是形成心悸的病理基础。

1. 气血亏虚　禀赋不足，素体虚弱，或久病失养，劳欲过度，气血阴阳亏虚，心失所养，发为心悸。

2. 饮食劳倦　嗜食膏粱厚味，伤脾滋生痰浊，痰火扰心而致心悸。劳倦太过伤脾，或久坐卧伤气，引起生化之源不足，而致心血虚少，心失所养，神不潜藏，而发为心悸。

3. 心胆亏虚　平素心虚胆怯，突遇惊恐或情怀不适，悲哀过极，忧思不解等七情扰动，忤犯心神，心神动摇，不能自主而心悸。

4. 外邪入侵 风寒湿三气杂至，合而为痹，痹证日久，复感外邪，内舍于心，痹阻心脉，心之气血运行受阻，发为心悸；或邪毒内扰心神，心神不安，也可发为心悸。

5. 药毒攻心 药物过量或毒性较剧，损害心气，引起心悸，如附子、乌头或西药洋地黄等，当用药过量或不当时，均能引发心动悸、脉结代一类证候。

心悸的病位主要在心，心神失养，心神动摇，则悸动不安。与肺、肝、脾、肾四脏关系密切。如脾不生血，心血不足，心神失养则动悸。脾失健运，痰湿内生，扰动心神，心神不安而发病。肾阴不足，肾水不能上制心火，或肾阳亏虚，心阳失于温煦，均为心悸。肺气亏虚，不能助心主治节，心脉运行不畅则心悸不安。肝气郁滞，气滞血瘀，或气郁化火，心脉不畅，心神受扰，发为心悸。

【辨证思路】

心悸的病性分虚实两方面，临床辨证应分清虚实，别明阴阳，注重气血。虚者为气血阴阳亏损，心神失养而致。实者多由痰火扰心、水饮凌心及瘀血阻脉而引起。虚实之间可以相互夹杂或转化。如实证日久，耗伤正气，可分别兼见气、血、阴、阳之亏损，阳虚不能蒸腾水湿而易夹水饮、痰湿，气血不足、气血运行滞涩而易出现气血瘀滞，瘀血与痰浊又常常互结为患。总之，本病为本虚标实之证，其本为气血不足，阴阳亏损，其标是气滞、血瘀、痰浊、水饮，临床表现多为虚实夹杂之证。心悸虚证治当补益气血，调理阴阳，以求气血调畅，阴平阳秘，并配合应用养心安神之品，促进脏腑功能的恢复。心悸实证治当化痰、涤饮、活血化瘀，并配合应用重镇安神之品，以求邪去正安，心神得宁。临床上心悸表现为虚实夹杂时，当根据虚实之多少，攻补兼施，或以攻邪为主，或以扶正为主。

【临证治要】

1. 温肾助阳、暖心定神 阳气是人体生命活动的物质基础，推动着脏腑功能活动，也是人体抵御外邪侵袭的屏障及祛邪外出的动力，决定着疾病的发生、发展与预后。由于失治误治，发汗太过，或吐下伤津，心阳随津液外泄，心阳不振，心气不足，心失温养，则无以保持血脉的正常运行，故心悸不安。或寒药过下，误伤中阳，气血双虚，复被邪扰而致。因阳虚血弱，心失所养，阳虚则悸，血弱则烦。治宜温补心阳、安神定悸，方剂选用桂枝甘草龙骨牡蛎汤合参附汤加味治之。方中重用桂枝、炙甘草温补心阳；龙骨、牡蛎安神定悸；附子、淫羊藿、太子参加强温阳益气之力。诸药合之，共奏温补心阳、安神定悸之功。心悸日久，往往累及于肾，而致心肾阳虚，因肾为水脏，肾阳虚衰则水饮失于温化承制而上泛于心，使心悸益甚，可用真武汤温阳利水。真武汤辛温相合，宣发阳气，蠲饮降逆,使水饮得除、阳气得通,则心悸得平。

2. 补益气血、养心安神　心悸的内因主要责于心阴心阳亏损,而痰与瘀是心悸的病理因素。痰与瘀在辨证上属实,故心悸是标实而本虚之证。心悸本虚以心气虚为主,心气虚与脾脏密切相关,脾为后天之本,气血生化之源,脾主升运,能升腾清阳,从根本上起到益气养心之效。由于体虚久病,加之工作劳累,耗伤心脾气阴,气血生化无源,致气阴虚损,心脉涩滞,心神失养;且气虚津血推动乏力,变生痰瘀,阻滞心脉,加重心神失养,而发为心悸。治疗当补益气血,养心安神,方予归脾汤加减,若夹痰者,可加石菖蒲、远志、法半夏等;若夹有血脉不通者,可佐加丹参、鸡血藤、桃仁、益母草等。

3. 疏肝解郁、调心宁神　肝主疏泄,性喜条达,心主血脉,以通为顺,两者均与气血及精神、情志活动有关。心血之运行有赖于肝气之疏泄功能协调,若由于情志抑郁,使肝失条达,气机失调,心气郁滞,血行不畅,则导致心神失养,即可出现胸闷心悸、嗳气太息等症。《伤寒论》曰:"少阴病,四逆,其人或咳,或悸,或小便不利,或腹中痛,或泄利下重者,四逆散主之。"四逆散证主治气厥、心悸。因肝气郁结,气机不畅,阳气内郁,心阳不振而悸,治当疏理气机,宣透郁阳,药用枳实、柴胡、芍药、甘草,入肝经,疏肝解郁,行气散结。《古今医统大全》提出了惊悸从肝论治,如"肝出谋虑,游魂散守,恶动而惊,重治于肝经……此其所以有从肝胆出治也"。

【典型病案】

刘某,女,39 岁,2010 年 1 月 17 日首诊。近半年来心悸胸闷时有发作,头昏,精神欠佳,乏力,饮食差,夜间睡眠差,易惊醒,月经量少,二便调。舌淡苔薄白,脉细弱。中医诊断为:心悸(中阳不足,气阴两虚)。方予生脉苓桂汤加味,处方如下:北沙参 30g,丹参 15g,党参 30g,麦冬 15g,五味子 8g,桂枝 20g,茯苓 15g,白术 15g,炒枣仁 15g,炙远志 10g,菖蒲 10g,白蔻仁 10g,木香 10g,龙眼肉 15g,炙甘草 10g,生姜 20g。7 剂,水煎服。1 月 24 日复诊,心悸胸闷明显减轻,但仍觉头昏,精神、睡眠改善,二便调,舌淡苔薄白,脉细弱。原方加肉桂、砂仁各 10g,继服 5 剂,复诊心悸胸闷不明显,头昏减轻,精神改善,睡眠仍欠佳,夜汗多,舌淡苔薄白,脉细,效不更方,原方加夜交藤、倒提壶各 10g。

按语:中医心悸病位在心,多由脏腑功能失调,心之气血阴阳亏损,心神失养或气滞、血瘀、痰饮、火邪扰乱心神所致,证属本虚标实,治疗上宜益气养阴、温阳通脉、活血化瘀为法,本证为气血阴阳亏损之象,中阳不足,阳不敛阴,伤津耗气致阳气更虚,阳不足则不能守阴,阴虚更盛,气血不足则出现心悸胸闷、头昏头晕、精神差、乏力等症,故予苓桂术甘汤与生脉饮合用,生脉饮益气养阴;

苓桂术甘汤温阳健脾；炒枣仁、炙远志宁心安神；菖蒲、白蔻仁、木香健脾行气，化湿温中；全方配伍，温阳健脾，益气养心安神，故收其效。

二、胃痛

胃痛又称胃脘痛，是以上腹胃脘近心窝处疼痛为主症的病证。是由于胃气阻滞，胃络瘀阻，胃失所养，不通则痛导致的以上腹胃脘部发生疼痛为主症的一种胃肠病证。

胃痛病名首见于《内经》，《灵枢·邪气脏腑病形》："胃病者，腹䐜胀，胃脘当心而痛。"《素问·六元正纪大论》："木郁之发……民病胃脘当心而痛。"唐宋以前多称本病为心痛，如《外台秘要·心痛方》曰："足阳明为胃之经，气虚逆乘心而痛，其状腹胀归于心而痛甚，谓之胃心痛也。"《伤寒论·辨厥阴病脉证并治》曰："厥阴之为病，消渴，气上撞心，心中疼热，饥而不欲食，食则吐蛔，下之利不止。"其中的"心中疼"即是胃痛。后世医家因《内经》"胃脘当心而痛"一语，往往将心痛与胃痛混为一谈，如《备急千金要方·心腹痛》中有九种心痛，即虫心痛、注心痛、风心痛、悸心痛、食心痛、饮心痛、冷心痛、热心痛、去来心痛。这里所说的心痛，实际上多指胃痛而言。《医学正传·胃脘痛》指出前人以胃痛为心痛之非："古方九种心痛……详其所由，皆在胃脘而实不在心也。"

胃痛常见于急慢性胃炎、消化性溃疡、胃痉挛、胃下垂、胃黏膜脱垂症、十二指肠炎、功能性消化不良等病以上腹部疼痛为主症者，是临床胃肠病最常见的症状之一。

【病因病机】

中医认为本病病因与外邪犯胃、饮食伤胃、情志不畅、素体脾虚密切相关，其基本病机为胃气郁滞，胃失和降，不通则痛，故治疗以理气和胃止痛为法。

1. 寒邪客胃　寒为阴邪，其性凝滞收引。寒邪直中内客于胃，或服药苦寒太过，或寒食伤中，致使寒凝气滞，胃气失和，胃气阻滞，不通则痛。

2. 饮食伤胃　胃主纳腐熟水谷，以和为顺。饮食不节，暴饮暴食，直接损伤脾胃，饮食停滞，胃气失和，胃气阻滞，不通则痛；或五味过极，或恣食肥甘厚味，或嗜酒，皆可伤脾碍胃，湿热内生，阻滞气机，不通则痛。

3. 肝气犯胃　脾胃受纳运化，中焦气机升降，有赖于肝之疏泄。忧思恼怒，情志不遂，肝失疏泄，肝郁气滞，横逆犯胃，以致胃气失和，发为胃痛。肝郁日久，化火生热，邪热犯胃，导致肝胃郁热而痛。若肝失疏泄，气机不畅，血行瘀滞，又可形成血瘀，兼见瘀血胃痛。若胆病失于疏泄，胆腑通降失常，胆气不降，逆行犯胃，致胃气失和，肝胆胃气机阻滞，也可发生胃痛。

4. 脾胃虚弱　脾与胃相表里，同居中焦，共奏受纳运化水谷之功。若素体不足，或劳倦过度，或饮食所伤，或过服寒凉药物，或久病脾胃受损，均可引起脾胃虚弱，中焦虚寒，致使胃失温养，发生胃痛。

【辨证思路】

胃与脾以膜相连，胃主受纳，腐熟水谷，以降为顺，脾主运化转输，以升为常，二者同为后天之本，仓廪之官。病理上由于忧思郁怒，肝气横逆犯胃，寒湿内滞，或饮食劳倦等原因，损伤脾胃致脾胃纳运升降失常，气机阻滞，腑气不通，"不通则痛"，故升降失常、气机阻滞是其病理基础。临床辨证需注意以下方面：①重视辨证，详察脏腑、气血、寒热、虚实之病位与病性，而确定证候。②重视脏腑、气血、寒热、虚实之间的相互联系，尤其是土与木、气与血、燥与湿、寒与热、虚与实的密切关系，立法主次分明。

胃痛辨证，临床常见八种证型，灵活掌握，可窥其全貌。

1. 脾胃虚弱证　胃痛隐隐，胃脘胀闷，绵绵不休，喜温喜按，空腹痛甚，得食痛减，泛吐清水，饮食不佳，神疲乏力，大便溏薄，舌淡苔白，脉虚弱或迟缓。

2. 肝郁气滞，肝火犯胃证　胃脘胀痛，痛连两胁，嗳气口苦，大便不畅，常因情志因素而作痛，得矢气为快，舌淡苔薄白，脉沉弦。

3. 阳虚寒凝证　胃脘冷痛，恶寒喜暖，得温痛减，遇寒痛增，喜热饮食，舌淡苔白，脉沉细。

4. 胃寒气逆证　临床表现为胃脘疼痛，呃逆泛酸，恶心欲呕，得热则减，得寒愈甚，饮食减少，舌淡苔薄白，脉沉缓。

5. 寒热错杂证　胃脘灼热疼痛，时发时止，遇冷加重，恶心欲呕，时觉饥嘈，四肢不温，口干苦不思饮，舌红绛苔薄黄，脉细弦。

6. 上热下寒证　胃脘隐痛，喜温喜按，口舌溃疡，牙痛咽痛，饮食不佳，口干不渴或渴喜热饮，大便不爽，舌淡苔黄少津，脉沉细。

7. 瘀血阻络证　临床表现为胃脘刺痛，痛有定处拒按，食后痛甚，舌质紫暗，脉细涩。

8. 胃阴不足证　临床表现为胃脘隐隐作痛，烦渴思饮，口燥咽干，食少，大便干，舌红少苔，脉细数或细弦。临证治疗，审证求因，分型论治，能达到开通阻滞，痛除胃安之目的。

【临证治要】

胃痛的治疗以理气和胃止痛为基本原则。《临证指南医案》："脾宜升则健，胃宜降则和。"故胃以降为顺，旨在疏通气机，恢复胃腑和顺通降之性，通则不痛，从而达到和胃止痛的目的。

1. 治疗上以证为纲，审证求因，分型辨治　无论病因如何，证型各异，总以开其郁滞、调其升降为目的，调畅气机，疏其壅塞，消其郁滞，并承胃腑顺降之性推陈出新，导行食浊瘀滞下降，给邪以出路。正如张子和所云："陈莝去而肠胃洁，癥瘕尽而荣卫昌，不补之中有真补存焉。"根据胃痛的寒热虚实及邪气病位所在，对于论治胃痛当以治胃八法对应八证，择方选药，适症加减，以图效优。治胃八法如下。

（1）补益脾胃法：本法临床最常用，虽脾胃虚弱，但寒象不甚，常用加味香砂六君子汤益气健脾，理气和胃，培补中土，疏通机运，开通阻滞。若大便溏泻，或完谷不化，次数明显增加，则用参苓白术散加左金丸健脾除湿。

（2）疏肝和胃法：常用柴胡疏肝散加减，疏肝理气，和胃止痛。药用：柴胡、佛手、制香附、党参、法半夏、黄芩、公丁香、肉桂、薄荷、石菖蒲、白豆蔻、生姜、大枣、甘草。

（3）温阳散寒法：常用附桂理中汤加减，温阳散寒，理气止痛。药物：附子、肉桂、党参、白术、木香、炒小茴香、石菖蒲、马槟榔。若中阳衰弱，阴寒内盛，头痛较剧，常以大建中汤加减。

（4）温中降逆法：常以丁香柿蒂散加减，温中祛寒，降逆止呕。处方：公丁香、柿蒂、陈皮、法半夏、茯苓、竹茹、白术、肉桂、吴茱萸、香薷、石菖蒲、生姜、大枣、甘草。

（5）寒温并用法：用于寒热错杂之证，若一味苦寒清热则阳气受损，若单纯温阳散寒则热邪难去，故必须寒温并用，苦寒不伤阳，温中不助热。可以乌梅丸加减协调寒热，药物：附子、肉桂、黄柏、黄连、党参、吴茱萸、炮姜、细辛、当归、炒川椒、荜茇、炒小茴香、台乌药、甘草。

（6）清上温下法：常用潜阳封髓丹加减，清上温下，引火归原。药物：附子、黄柏、肉桂、细辛、龟甲、砂仁、骨碎补、补骨脂、桔梗、板蓝根、山豆根、甘草。

（7）活血通络法：常以失笑散加减，活血化瘀，通络止痛。药物：蒲黄、五灵脂、台乌药、炒小茴香、吴茱萸、延胡索、制乳香、制没药、菖蒲、香樟子、砂仁。

（8）滋阴养胃法：以益胃汤加减，滋阴养胃，清热生津。药物：沙参、麦冬、石斛、白芍、木香、延胡索、砂仁、乌梅、甘草。法随方药，随症加减。胃寒加吴茱萸、高良姜、荜茇、姜味草；痛甚加延胡索、台乌药、炒小茴香、香樟子；腹胀加甘松、香樟子、马槟榔；泛酸加海螵蛸、高良姜、煅瓦楞；泛吐清水加吴茱萸、川椒；食滞加槟榔、鸡内金、神曲；恶心呕吐加柿蒂、竹茹；便秘加火麻仁、郁李仁等。

2. 对寒湿血瘀证不离"温通"之法，善用温通以助寒湿血瘀之化散　在调畅脏腑气血的前提下,伍以温阳之品,其温通之性,可助气药行气散寒,助血药活血通络,助化湿之药除湿消滞。善用附片、肉桂、公丁香、炮姜、吴茱萸等,为防扶阳过温过燥,常随证加入黄连、黄柏等反佐。寒热错杂、上热下寒则寒温并用,各司其职。调畅气机,刚柔相济贯穿始终。应同时注意调气药之刚柔,肝郁气滞,药可用刚,轻伐其气,如柴胡、佛手、制香附等。脾胃虚弱,胃寒气逆等,补气当取性柔之品,如陈皮、木香、台乌药等。胃阴不足,应以濡润,不可温燥,佐以行气化滞之品最为灵验。

3. 用药轻灵,不壅不滞　遣方用药,层次分明,重点突出,配伍得当。理气而不耗气伤津,补虚防峻猛滋腻。益气养血不壅中碍气。如加味香砂六君子汤,在四君子汤基础上加味而成,四君子汤温而不燥,补而不滞,为补气基础方,广泛用于脾胃气虚之证,配伍陈皮、法半夏、木香、砂仁行气健胃,燥湿化痰,适当佐以温中健胃消食之药,使纳运相协,脾升胃降,胃痛自止。同样参苓白术散,也是在四君子汤基础上加味而来,平淡之方,轻灵活泼,每收奇效。

4. 调摄后天,顾护脾胃为本　脾胃为后天之本,一有所伤,易成脾虚胃弱之势。脾胃虚弱、肝郁脾虚、脾虚湿滞等,行气当取性柔之品,如陈皮、木香、马槟榔等。胃痛剧时,虽虚不宜骤补,"通则不痛",应以调畅气机为先。苔腻湿阻之象,宜配芳香化湿之属,如藿香、佩兰、砂仁、白豆蔻,否则痞胀更甚。食滞便秘者,久病多虚,属虚中夹实,遣方用药,慎用攻伐,宜配以消食导滞之品,消食滞常用焦山楂、炒麦芽、鸡内金、神曲等。便秘用火麻仁、郁李仁、杏仁等,通腑而不伐正,此即邪去正安,以通为顺。方中每配以生姜、大枣、甘草,一则有助于调和营卫,再则注重顾护脾胃之本气。正如《古今名医方论》所言:欲解表者,必调和营卫,欲清内者,必顾及中宫,此姜、枣、甘草之所必须也。

【典型病案】

病案一:陈某,女,83岁。既往有高血压、糖尿病、陈旧性脑梗死等多种慢性病病史,胃脘痞闷隐痛时作,喜揉喜按,不思饮食,倦怠乏力,精神差,睡眠一般,大便干稀不调,小便可。舌淡苔白根稍腻,脉沉细。胃痛(脾胃虚弱),治以益气和胃、温中止痛为法。方用加味香砂六君子汤加减。处方:党参30g,白术15g,茯苓15g,陈皮10g,法半夏15g,木香10g,砂仁10g(冲服),公丁香8g,肉桂15g,石菖蒲10g,鸡内金10g,焦山楂15g,甘草10g,生姜20g,5剂。服药后胃脘疼痛不明显,大便正常,偶有泛酸,纳食有改善,但精神欠佳,舌淡,苔白根稍腻,脉缓,原方去焦山楂,加煅瓦楞子、海螵蛸各10g,连服10剂而愈。

按语:患者年老体虚,劳倦内伤,加之久病脾胃虚弱,中阳亏虚,胃失温养,内寒滋生,中焦虚寒而痛,虚寒胃痛在临床较为多见。因脾胃同处中焦,有燥、湿相互协调的关系。《内经》云"阳明之上，燥气治之……太阴之上，湿气治之"，是指脾胃的生理功能而言。在病理情况下，往往过食生冷，饮食不节，或先天禀赋不足，中阳不足，燥不化湿，湿从寒化，以致脾不运化，胃失和降，气机郁滞而成胃痛。故予加味香砂六君子汤，既益气和胃，又温中止痛。此方根据《时方歌括》香砂六君子汤化裁而来，方中党参益气健脾，促其运化；茯苓、白术、砂仁健脾燥湿，杜其生湿之源；陈皮、法半夏行气健胃；木香理气止痛，疏通气机；公丁香、肉桂温中散寒止痛；石菖蒲化湿开胃，焦山楂、鸡内金健胃消食，生姜温中化湿。全方合用温中健脾，理气和胃，顺脾胃之性，升降相协，虚实兼顾，故疗效显著。

病案二：周某，男，48岁，1998年1月27日初诊。患者胃脘疼痛反复发作20年，加重5个月，伴胃中烧灼感，泛酸，得食痛减，倦怠乏力，脘腹痞胀，饮食欠佳，二便尚可，舌淡苔根白腻，脉沉细。胃镜示：①十二指肠球部溃疡；②浅表性胃炎（胃体窦）。病理诊断：胃窦中重度慢性浅表性炎伴急性变化，局部上皮中重度不典型增生。中医诊断：胃痛（肝郁脾虚证）。治以行气止痛、健脾和胃为法。方以元胡良姜汤加减。处方：延胡索10g，高良姜15g，公丁香8g，肉桂15g，陈皮10g，法半夏15g，海螵蛸10g，石菖蒲10g，木香10g，荜澄茄10g，马槟榔8g，炒麦芽15g，香樟子10g，煅瓦楞子15g。服药5剂，患者胃痛缓解，偶有泛酸，饮食正常，二便调。改用香砂六君子汤益气健脾，继服10剂而愈。

按语：肝郁脾虚胃痛与肝郁气滞型不同，单用疏肝理气或单用健脾益气之法均难奏效。元胡良姜汤为自拟经验方，方中延胡索活血通络，理气止痛；高良姜、荜澄茄温中散寒，降气止痛；茯苓健脾益气，淡渗利湿；陈皮、法半夏行气健胃；木香、香樟子行气止痛；海螵蛸收敛制酸，炒麦芽消食化滞，"开发胃气，宣五谷味"；甘草调和诸药。全方配伍行气止痛，健脾和胃，对肝郁脾虚顽固性胃痛有较好效果。现代研究证实，延胡索、木香等对幽门螺杆菌有较好的杀灭作用。

三、泄泻

泄泻是以大便次数增多，粪质稀薄，甚至泻出如水样为临床特征的一种病证。泄与泻在病情上有一定区别，粪出少而势缓，若漏泄之状者为泄；粪大出而势直无阻，若倾泻之状者为泻，然近代多泄、泻并称，统称为泄泻。

《内经》称本病证为"鹜溏""飧泄""濡泄""洞泄""注下""后泄"等，且对本病的病机有较全面的论述，如《素问•生气通天论》曰："因于露风，乃生寒热，是以春伤于风，邪气留连，乃为洞泄。"《素问•阴阳应象大论》曰："清气在下，则生飧泄……湿胜则濡泻。"《素问·举痛论》曰:"寒气客于小肠,小肠不得成聚,故后泄腹痛矣。"《素问·至真要大论》曰:"诸呕吐酸,暴注下迫,皆属于热。"说明风、寒、热、湿均可引起泄泻。《素问·太阴阳明论》指出:"饮食不节,起居不时者,阴受之……阴受之则入五脏……下为飧泄。"《素问·举痛论》指出:"怒则气逆,甚则呕血及飧泄。"说明饮食、起居、情志失宜,亦可发生泄泻。另外《素问·脉要精微论》曰:"胃脉实则胀,虚则泄。"《素问·脏气法时论》曰:"脾病者……虚则腹满肠鸣,飧泄食不化。"《素问·宣明五气》谓:"五气所病……大肠小肠为泄。"说明泄泻的病变脏腑与脾、胃、大小肠有关。《三因极一病证方论·泄泻叙论》从三因学说角度全面地分析了泄泻的病因病机,认为不仅外邪可导致泄泻,情志失调亦可引起泄泻。

《景岳全书·泄泻》说:"凡泄泻之病,多由水谷不分,故以利水为上策。"并分别列出了利水方剂。《医宗必读·泄泻》在总结前人治泄经验的基础上,提出了著名的"治泄九法",即淡渗、升提、清凉、疏利、甘缓、酸收、燥脾、温肾、固涩,其论述系统而全面,是泄泻治疗学上的一大发展。

本病可见于西医学中的多种疾病,如急慢性肠炎、肠结核、肠易激综合征、吸收不良综合征等。

【病因病机】

致泻的病因是多方面的,主要有感受外邪、饮食所伤、情志失调、脾胃虚弱、命门火衰等。这些病因导致脾虚湿盛,脾失健运,大小肠传化失常,升降失调,清浊不分,而成泄泻。脾虚湿盛是本病发病的关键病机。

泄泻的病因有外感、内伤之分,外感之中湿邪最为重要,脾恶湿,外来湿邪最易困阻脾土,致脾失健运,升降失调,水谷不化,清浊不分,混杂而下,形成泄泻,其他诸多外邪只有与湿邪相兼,方能致泻。内伤当中脾虚最为关键,泄泻的病位在脾胃肠,脾胃为泄泻之本,脾主运化水湿,脾胃当中又以脾为主,脾病气虚,健运失职,清气不升,清浊不分,自可成泻。

【辨证思路】

泄泻的治疗原则为健脾运湿。《内经》云:"太阴之上,湿气治之,中见阳明。"从生理功能而言,脾为湿脏,主理湿气,五脏六腑、五官七窍、四肢百骸无不依赖于脾湿的濡润,故湿是脾的主治功能,但又与阳明胃之燥腑相对,相辅相成,燥湿调停;在病理状态下,由于脾阳不足,湿气过盛,燥不胜湿,就出现湿盛病证。故脾与湿的关系应区分生理与病理之不同,笼统地称为"脾恶湿而喜燥"混淆了两者概念,应该加以明辨,切勿人云亦云。

1. 辨病情缓急 急则治其标,缓则治其本。急性泄泻病程较短,以湿盛为主，重在祛湿，辅以健脾；慢性泄泻病程较长，以脾虚为主，当予健脾补虚，温肾健脾，抑肝扶脾，辅以祛湿，久泻不止者，尚宜固涩。

2. 辨清虚实　急证多属实，慢性久病多为虚。实证包括：寒湿泄泻、湿热泄泻、食积泄泻、肝气乘脾泄泻等。虚证包括：脾虚泄泻、肾虚泄泻等。实证以祛邪为主，虚证则需补脾肾以固本，不宜分利太过。

3. 辨泻下物　飧泻完谷不化多为湿兼风邪；溏泻肠垢污积多为湿兼热邪；鹜溏澄清溺白多为湿兼寒邪；濡泻身重软弱为湿邪自胜；滑泻久下不能禁固为湿胜气脱。宜以祛风、清热、温中散寒、渗湿、固涩治之。

4. 明辨脏腑　脏腑辨证，主治在脾。脾与阳明胃之燥腑相对，相辅相成，燥湿调停。脾胃同处中焦，一湿一燥，相互调停，正常生理则脾主湿而胃主燥，若中阳虚则燥不胜湿，湿盛则易生痰或便泻。中阳虚肝亦乘之，形成肝木克脾土之势，属于湿邪相结者，常与外邪入里（或热邪入里，或邪郁化热）有关。久泻易伤阳，亦有致脾肾两阳亏虚者，故临床治疗应随证变化治之。

5. 详辨腹痛　腹痛即泄，泄后痛减，多为肝气乘脾；腹胀痛而泄，泻下臭如败卵，泄后胀轻痛减多为食积；腹中冷痛，泻下清稀多为寒湿；腹中热痛，泻下急迫多为湿热；无痛而泄者，多为脾虚。

【临证治要】

1. 慢性久泻，应重视温运燥湿　泻不离湿，慢性泄泻多为湿从寒化而成。久泻易伤阳，亦有至脾肾阳虚者。久病之后，损伤肾阳，或年老体衰，阳气不足，脾失温煦，运化失常，而致泄泻。临床症见腹痛腹泻，饮冷或遇寒后发作或加重，肠鸣即泻，泻后则安，形寒肢冷，腰膝酸软，舌淡苔白，脉沉细。治以健脾温肾、固涩止泻为法，方用理中汤加减，脾肾得温补，则泄泻可愈。

2. 土虚木贼，治当扶脾抑肝　《景岳全书•泄泻》："泄泻之本，无不由于脾胃。"长期饮食失调，或劳倦内伤，或久病缠绵，或抑郁恼怒，肝木伐土，均可导致脾胃虚弱。脾主运化，胃主受纳，脾胃虚弱则不能受纳水谷或运化精微，水谷停滞，清浊不分，混杂而下而成泄泻。临床可见大便溏泻日久，迁延反复，完谷不化，饮食减少，脘闷不舒，稍进油腻之物，则大便次数明显增加，面色萎黄，神疲乏力，舌淡苔白，脉细弱。治疗以益气健脾、理气和胃为法，方选参苓白术散加左金丸。方中配左金丸取黄连苦寒反佐，吴茱萸温运脾阳，以制肝旺而克脾土，使脾气健运，水湿得化，泄泻停止。

3. 木郁克土，治当疏肝和胃　肝主疏泄，喜条达而恶抑郁。平素脾胃虚弱，复因情志影响，忧思恼怒，精神紧张，以致肝气郁结，横逆乘脾，运化失常而成泄泻；或思虑伤脾，土虚木贼而成。临床可见胸胁脘腹胀闷，嗳气食少，情志波动时泄泻发作或加重，腹痛即泻，泻后痛不减，舌淡红，脉弦。治以疏肝理气、健脾和胃为法，方选柴胡疏肝散加减。肝郁与脾虚互为因果，即木贼土虚或土壅木郁，故抑肝柔肝以制亢盛，健脾助运以扶其弱，肝平脾健，泄泻自止。

4. 湿困脾土，治宜健脾运湿　《杂病源流犀烛·泄泻源流》："湿盛则飧泄，乃独由于湿尔，不知风、寒、热、虚虽皆能为病，苟脾强无湿与，四者均不得而干之，何自成泄？是泄虽有风、寒、热、虚之不同，要未有不源于湿者也。"外邪致泻，以暑湿寒热较常见，其中尤以湿邪最多。病理情况下，脾喜燥恶湿，外来湿邪最易困阻脾土，脾失健运，水谷混杂而下，可成泄泻。或脾虚失运，水谷不化精微，湿浊内生，混杂而下，也发生泄泻，以湿邪困脾为主。临床症见腹泻呕吐，脘闷食少，腹痛肠鸣，神疲倦怠，舌淡苔白腻，脉沉缓。治以除湿汤健脾除湿，攻补兼施，标本同治，待湿邪祛除后，再加强扶正，以收全功。

5. 湿热暴泻，先清湿热，后调脾胃　湿热之邪伤及肠胃，传化失常，而发生泄泻。临床症见泄泻腹痛，泻下急迫，或泻而不爽，肛门灼热，烦热口渴，小便短黄，舌红苔黄腻，脉濡数或滑数。治以清热利湿为法，方选葛根芩连汤加减，待湿热清除后，改用加味香砂六君子汤调理脾胃，以固后天之本。清湿热是治标之法，湿热除则肠胃减负，调脾胃是治本之道，脾胃肠道功能恢复正常，运化谷物精微有力，糟粕侵略无权，暴泻乃治。

【典型病案】

病案一：杨某，女，60 岁，农民。既往肠胃功能欠佳，稍有饮食不慎即腹泻腹痛时作，2 天前因饮食不慎出现腹泻，为水样大便，日 10 余次，腹痛隐隐，泻后痛减，自服黄连素无明显缓解，口渴烦热，不思饮食，精神欠佳，睡眠可，小便少，舌淡苔薄白，脉沉缓。中医诊断：泄泻（湿热下注）。方予葛根芩连汤加味，处方如下：葛根 20g，桂枝 20g，槟榔 10g，杭芍 15g，黄连 10g，黄芩 10g，白头翁 10g，秦皮 10g，木香 10g，砂仁 10g，焦山楂 15g，鸡内金 10g，大枣 5 枚，甘草 10g。连服 5 剂而愈，改为香砂六君子汤加减以调理脾胃，以固后天之本。

按语：饮食不节，湿热内生，湿热之邪伤及肠胃，脾失健运，升降失调，水谷不化，清浊不分，湿热夹杂而下，形成泄泻，治以清热利湿为法，方选葛根芩连汤加减，方以甘平之葛根，能散阳邪，以为君；以甘平之甘草，能缓中，以解风热之搏结；苦平之黄芩，能疗胃中热；苦寒之黄连，取其形之生成相连属，而名之曰连者，以清其自胃及小肠与大肠三腑，亦生成相连属者之热，得胃调肠厚，以止其利，更清心以止烦；桂枝配伍葛根以增强葛根解肌之效；杭芍敛阴缓急止痛；白头翁、槟榔、秦皮清利湿热，燥湿健脾；木香、砂仁、鸡内金、焦山楂调理脾胃，以固后天之本。

病案二： 李某，男，54岁，工人，2012年10月18日初诊。患者诉近2年来经常腹泻，每日5~7次，伴腹痛，便后痛减，腰痛，精神欠佳，乏力，纳差，睡眠一般，小便可，长期服洛哌丁胺治疗，停药后腹泻反复。舌淡苔白，脉细。中医诊断：泄泻（脾胃虚弱证）。治以健脾益气，渗湿止泻。方用参苓白术散合左金丸加减。处方：党参30g，炒白术15g，茯苓15g，炒薏苡仁15g，桔梗10g，山药15g，炒扁豆15g，莲子15g，陈皮10g，吴茱萸8g，黄连10g，生姜15g，甘草10g。服药5剂。10月26日复诊，患者大便每日2次，便稀，无腹痛，纳食较少，精神、乏力改善，舌淡苔白，脉沉细。原方去左金丸连服10剂以固后天之本。

按语：《景岳全书》："泄泻之本，无不由于脾胃。"脾胃同处中焦，一燥一湿，一升一降，相互调停，故治疗以健脾益气、渗湿止泻为法。参苓白术散出自《医方集解》，左金丸为《丹溪心法》名方。处方以党参、怀山药、莲子益气健脾，和胃止泻为主；白术、茯苓、薏苡仁、扁豆渗湿健脾为辅；佐以甘草益气和中，陈皮化滞理气；更以桔梗为使，用以载药上行，宣肺利气，借肺之布精而养全身。左金丸用吴茱萸温中散寒，疏肝解郁，降逆止呕；黄连清热燥湿，泻火解毒，二药合用，辛开苦降，一寒一热，相反相成。全方合用，补其虚，除其湿，散其寒，行其滞，调其气，两和脾胃，协调寒热，则诸症自除。

四、呃逆

呃逆是指由于胃气上逆动膈，以气逆上冲，喉间呃呃连声，声短而频，不能自止为主要临床表现的病症。呃逆古称"哕"，又称"哕逆"。

《内经》首先提出本病病位在胃，并与肺有关；病机为气逆，与寒气相关。如《素问·宣明五气》谓："胃为气逆为哕。"《灵枢·口问》曰："谷入于胃，胃气上注于肺。今有故寒气与新谷气，俱还入于胃，新故相乱，真邪相攻，气并相逆，复出于胃，故为哕。"《金匮要略·呕吐哕下利病脉证治》将其分为属寒、属虚热、属实三证论治，并提出了总的治疗思想，如"干呕、哕，若手足厥者，橘皮汤主之""哕逆者，橘皮竹茹汤主之""哕而腹满，视其前后，知何部不利，利之则愈"。

西医学中的单纯性膈肌痉挛即属呃逆。而胃肠神经官能症、胃炎、胃扩张、胃癌、肝硬化晚期、脑血管病、尿毒症，以及胃、食管术后等其他疾病所引起的膈肌痉挛，均可参考本节辨证论治。

【病因病机】

呃逆病因有饮食不当、情志不遂、脾胃虚弱等。呃逆病位在膈，病变关键脏腑为胃，并与肝、肺、肾有关。产生呃逆的主要病机为胃气上逆动膈。

饮食不当，进食过快过饱，过食生冷，过服寒凉，寒气蕴蓄于胃，或过食辛热，醇酒厚味，或过用温补之剂，致燥热内生，均可致使腑气不行，胃失和降，胃气上逆，气逆上冲于喉，发生呃逆。恼怒伤肝，气机不利，横逆犯胃，胃失和降，胃气上逆动膈。年高体弱，或大病久病之后，正气未复，或吐下太过等，损伤中气，使脾胃虚弱；胃失和降，致胃气上逆动膈，而发生呃逆。如《证治汇补•呃逆》提出："伤寒及滞下后，老人、虚人、妇人产后，多有呃症者，皆病深之候也。"

【辨证思路】

呃逆的病机为胃气上逆动膈，分为生理和病理两种情况，首先应区分生理情况，生理情况可不药而愈，病理上则须分析呃逆病因病机。在临床病理上应辨清以下几个方面。

1. 别脏腑 呃逆发病与脾肺心肝肾五脏都密切相关。脾胃居于膈下，且为气机升降之枢纽，若脾失健运，则胃失和降，气逆动膈。"脾气不濡，胃气乃厚。"脾病及胃，致胃气上逆则生呃逆。肺胃生理上以经络相连，在解剖上膈居肺胃之间，肺主肃降，肺胃之气失于和降，浊气上冲，胃气动膈则生呃逆。心为五脏六腑之大主，心失固摄于三焦，致脾胃气机升降失调，则生呃逆。肝主疏泄，郁怒伤肝，肝气横逆犯胃，肝失疏泄，胃气上逆致呃逆。肾为胃之关，肾气不足，失于摄纳，冲气上乘，夹胃气动膈。所以呃逆虽不离于胃，但五脏皆与呃逆形成相关，在临床需四诊合参鉴别五脏的不同致病因素。

2. 分虚实 呃逆致病因素复杂，辨证需分清虚实，实证多由寒凝、火郁、气滞、血瘀、痰阻、浊毒导致，临床上多表现为呃逆声高、有力、多连续。虚证多因脾肾阳虚，胃阴亏耗，病久体虚，临床上表现为呃逆呃声低怯乏力，时断时续。多用补虚、泻实为治法。

3. 辨寒热 寒证呃声沉缓有力，得热则减，得寒则甚，肢冷便溏；热证呃声高亢，面赤，口臭烦渴，溺赤便秘。分别施以祛寒、清热之法。

【临证治要】

根据呃逆胃气上逆动膈的病机特点，治疗应以理气和胃、降逆止呃为原则。有外邪者祛邪，虚证者补虚。呃逆有寒热虚实、痰浊瘀毒、情志不畅及脏腑功能不及之分。

1. 温中散寒、降逆止呃 由于过食寒凉，寒邪袭胃，胃阳被寒邪所遏，胃失和降，胃气上逆，故出现呃逆。胃寒气逆，临床上表现为呃声沉缓有力，胃脘不适，得寒加重，得热则减，纳差，口淡不渴，苔白滑，脉沉缓。以丁香柿蒂散或旋覆代赭汤加减，温中散寒，降逆止呃。《医方论》曰："吐利、大病后，胃中虚寒，呃逆至七八声相连，收气不回者。丁香柿蒂汤主之。"丁香柿蒂汤：丁香、柿蒂、人参、高良姜、吴茱萸、肉桂、乌药、法半夏、槟榔、枳壳、陈皮、甘草等。

2. 益气和胃、生津止呃　久病之后，耗损胃阴，津液不足，虚热上扰，阴虚则火旺，火旺必上炎，以致胃之气阴不足，胃失和降，胃气上逆动膈则呃逆。虚热上干神明，心神失主，故出现呃逆，虚烦不宁，因虚而生内热，热扰于中则胃气失和，胃气上逆而动膈；予沙参麦冬汤合丁香柿蒂汤加减以益气和胃生津，滋阴降逆，方中重用麦冬、沙参、玉竹滋阴养胃；半夏降逆胃气，与麦冬、南沙参同用，虽燥而不伤阴。胃热盛者加枇杷叶、竹茹，胃寒者加柿蒂、公丁香、肉桂，瘀血者加五灵脂，痰湿重者加二陈汤。

3. 顺气降逆、化痰和胃　伤寒失下，痰饮停蓄，痰阻气滞，胃气上逆，气逆为哕，孙思邈《备急千金要方·呕吐哕逆》："寒气在上，忧气在下，二气并争，但出不入，其人即呕而不得食，恐怖如死，宽缓即瘥。呕而脉弱，小便复利，身有微热，见厥难治。"旋覆代赭汤中旋覆花苦辛性温，下气化痰，降逆止呃；代赭石其质重坠，善镇逆气，诚如张锡纯所云："阳明胃气，以息息下降为顺，而降胃之药，实以赭石为最效。"半夏、川朴、沉香皆降逆之品，可加强降逆之功，诸药合用使上逆之胃气转而下行；患者呃逆日久，胃气必伤，故以党参补助胃气。

4. 温中补虚、和胃降逆　呃逆者，虚者十之八九，久病大病之后，气血不足，不可避免地要损伤气血，耗损正气，再者较重呃逆，不能进食，损伤脾胃，气血生化无源则更加亏虚。王肯堂《证治准绳·杂病·呃》曰："脾与胃，一阴一阳也，二者不和亦逆。""肾肝在下，相凌亦逆""呃逆一证，有虚有实，有火有痰，有水气，不可专作寒论。盖伤寒发汗吐下之后……皆脾胃气血大虚之故也。若平人食入太速而气噎……或因暴怒"，多见呃声低怯乏力，不得连续，胃脘不适，喜温喜按，四肢不温，面色㿠白，或见腰膝无力，纳差，大便稀，苔淡白边有齿痕，脉沉细。以理中丸加减以温补中焦脾胃，降逆止呃。方中人参温中不虚，白术健脾益气，柿蒂、丁香、吴茱萸、干姜温中降逆止呕，法半夏降逆胃气。若久病及肾加附子、红参、生姜、肉桂、山萸肉等。

【典型病案】

李某，男，74岁，2011年8月2日首诊。自诉既往有慢性胆囊炎病史，2年前行胆囊切除术，术后出现胃脘隐痛、反酸反复发作，曾在多家医院诊断为反流性食管炎，服用奥美拉唑后症状可缓解。近来感呃逆频发不能自止，胃脘部隐痛，偶有反酸，睡眠尚可，纳食差，大便干稀不调。舌淡苔薄白，脉沉缓弱。中医诊为：呃逆（胃气虚）。予丁香柿蒂汤加减，方药：公丁香8g，柿蒂15g，党参30g，竹茹10g，陈皮10g，法半夏15g，木香10g，砂仁15g，五灵脂10g，肉桂15g，海螵蛸15g，煅瓦楞子15g，焦山楂10g，石菖蒲10g，甘草10g，3剂。8月

13 日复诊，守上方继服 5 剂，诸症缓解。

按语：胃以降为顺，脾以升为和，呃逆中医病机多为脾胃升降失调而致胃气上逆所成。丁香柿蒂散为温中和胃降逆之方。若胃气虚者可加党参，胃寒者可加高良姜、荜茇，食滞者可加神曲、槟榔、焦山楂。脾胃和顺，中枢运转，上逆反胃自然消除。本方药味简单，药性平和，用之得当，有如四两拨千斤之效。

五、便秘

便秘是常见的消化系统疾病，是指由于多种原因导致大肠传导功能失常而引起的以大便排出困难、排便时间延长、粪便干燥难解为临床特征的一种病症。

中医对便秘的认识历史悠久，《内经》中已经认识到便秘与受寒、肠中有热有关，《素问·厥论》曰："太阴之厥，则腹满膜胀，后不利。"《素问·举痛论》曰："热气留于小肠，肠中痛，瘅热焦渴，则坚干不得出，故痛而闭不通矣。"仲景对便秘提出了寒、热、虚、实不同的发病机制，设立了承气汤的苦寒泻下，麻子仁丸的养阴润下，厚朴三物汤的理气通下，以及蜜煎导诸法，这些方法为后世医家认识和治疗便秘确立了基本原则。李东垣认为饮食劳逸与便秘的关系密切，并指出治疗便秘不可妄用泻药，如《兰室秘藏·大便结燥门》谓："若饥饱失节，劳役过度，损伤胃气，及食辛热厚味之物，而助火邪，伏于血中，耗散真阴，津液亏少，故大便燥结。""大抵治病，不可一概用巴豆、牵牛之类下之，损其津液，燥结愈甚，复下复结，极则以至引导于下而不通，遂成不救。"程钟龄的《医学心悟·大便不通》将便秘分为"实秘、虚秘、热秘、冷秘"四种类型，并分别列出各类的症状、治法及方药。

便秘既可以是独立的一种病，也可以是一种在多种急慢性疾病过程中经常出现的症状，临床上应有所区分。

【病因病机】

便秘的病因是多方面的，其中主要的有外感寒热之邪，内伤饮食情志，病后体虚，阴阳气血不足等。本病病位在大肠，并与脾胃肺肝肾密切相关。脾虚传送无力，糟粕内停，致大肠传导功能失常，而成便秘；胃与肠相连，胃热炽盛，下传大肠，燔灼津液，大肠热盛，燥屎内结，可成便秘；肺与大肠相表里，肺之燥热下移大肠，则大肠传导功能失常，而成便秘；肝主疏泄气机，若肝气郁滞，则气滞不行，腑气不能畅通；肾主五液而司二便，若肾阴不足，则肠道失润，若肾阳不足则大肠失于温煦而传送无力，大便不通，均可导致便秘。归纳起来，形成便秘的基本病机是邪滞大肠，腑气闭塞不通或肠失温润，推动无力，导致大肠传导功能失常。

【辨证思路】

治疗便秘首先当区分虚实，实证多为邪滞大肠，腑气闭塞不通，虚证肠失温润，推动无力；再辨寒热、气血，针对不同的病因采取相应的治法。治疗原则是实证以祛邪通腑泻下为主，虚证扶正为先，根据气血阴阳亏虚不同，用滋阴、养血、益气、温阳之法，酌用甘温润下之品，标本兼治。便秘辨证首当审查病因，病因不同，证型各异。历代医家对便秘临证分型有诸多看法，隋代巢元方《诸病源候论》在"大便病诸候"之下分列"大便难"和"大便不通"两候。唐代孙思邈《备急千金要方》将便秘称为"秘涩"，始有专篇论述。朱肱《类证活人书》首用"大便秘"一名。

【临证治要】

六腑以通为用，大便干结，排便困难，可予下法，但应辨证论治，情急之时可予攻下之品，但以大便软为度，不得一见便秘，便用大黄、芒硝、巴豆之类，而对于老年便秘者更甚，以防耗气伤阴而得不偿失。采取的治法主要有：泄热导滞法、温下通便法、行气导滞法、益气通便法、增水行舟法、温阳通便法。

1. 泄热导滞法　适用于肠腑燥热，津伤便结。以麻子仁丸加减，泄热导滞，润肠通便。处方：大黄、枳实、厚朴、麻子仁、杏仁、白蜜、芍药。

2. 温下通便法　适用于阴寒积滞，凝滞胃肠。以大黄附子汤加减，温里散寒，攻下通便。处方：附子、大黄、细辛、乌药、枳实、厚朴、麻子仁、肉苁蓉、甘草。

3. 行气导滞法　适用于肝脾气滞，腑气不通。以橘杏汤加减，理气导滞。处方：橘红、杏仁、木香、乌药、陈皮、枳实、厚朴、麻子仁、甘草。

4. 益气通便法　适用于肺脾气虚，传送无力。以补中益气汤加减，补益脾肺，益气通便。处方：黄芪、党参、白术、升麻、当归、陈皮、枳实、厚朴、麻子仁、炙甘草。

5. 增水行舟法　适用于阴虚肠燥，大便干结。以增液汤加减，滋阴通便。处方：玄参、麦冬、生地黄、石斛、陈皮、枳实、厚朴、麻子仁、瓜蒌仁、甘草。

6. 温阳通便法　适用于阳气虚衰，阴寒凝结。以济川煎加减，补脾益肾，温阳通便。处方：肉苁蓉、升麻、泽泻、牛膝、山萸肉、枳实、厚朴、甘草。

【典型病案】

陈某，男，68岁，退休工人，2014年12月1日初诊。患者诉便秘5年，每2～3日1次大便，便时自汗出，便后乏力。蹲厕常逾半小时，苦楚不堪，曾在多家医院就诊，辗转服用麻子仁丸、增液承气汤等药效不持久。现症见：大便干结难解，3～4天一行，面色少华，气短乏力，自汗出，无腹痛、嗳气、呃逆等不适，小便正常，舌质淡红，苔薄白，脉细。中医诊为便秘（气虚便秘），西医诊断：老年性便秘。予归芍理中汤加减,处方:当归20g,芍药15g,党参30g,白术15g,槟榔10g,杏仁10g,火麻仁15g,郁李仁15g,肉苁蓉15g,焦山楂15g,胖大海10g,甘草10g。服药5剂,大便干结稍缓解,大便每日1~2次,仍有便时自汗症状,舌质淡红,苔薄白,脉沉细。继服上方10剂巩固疗效。

按语:老年慢性胃肠疾病,久治不愈,缠绵难解者,往往阳气不足,邪气易存,治疗立法既要温补阳气,又要祛邪,方能奏效,不可单一润下,养血益气温阳当兼顾。"年高阴耗,血燥津竭,则大便干而秘结",年高体弱,气虚阳虚,气血阴阳失调,大肠无力传送,血虚津少,肠道失润而成便秘,故治疗当以养血润燥、益气通便为主。归芍理中汤为理中汤加当归、芍药而成,是笔者多年来治疗老年便秘经验方。方中当归、白芍滋阴养血,润肠通便;党参、白术健脾益气;槟榔理气宽中;杏仁、火麻仁、郁李仁、胖大海润肠通便;肉苁蓉温肾助阳通便;焦山楂健胃消食行气;甘草调和诸药。全方共奏滋阴养血,助阳通便之效。

六、头痛

头痛是指由于外感与内伤,致使脉络拘急或失养,清窍不利所引起的以头部疼痛为主要临床特征的疾病。头痛是临床常见的症状之一,以病人自觉头部疼痛为特征的一种常见病,可发生在多种急慢性疾病中,有时亦是某些相关疾病加重或恶化的先兆。头痛首载于《内经》。《素问·风论》:"风气循风府而上,则为脑风……新沐中风,则为首风。"《素问·五脏生成》:"头痛巅疾,下虚上实,过在足少阴、巨阳,甚则入肾。"《伤寒论》有太阳、阳明、少阳、厥阴病头痛见症;《东垣十书》有外感头痛和内伤头痛之分;《丹溪心法·头痛》有痰厥头痛和气滞头痛记载;《医林改错·头痛》大倡瘀血头痛之说。

现代医学中血管性头痛、紧张性头痛、三叉神经痛、外伤后头痛、部分颅内疾病、神经官能症及某些感染性疾病、五官科疾病的头痛可参本病论治。

【病因病机】

中医学认为,头为神明之府,诸阳之会,脑为髓海。五脏精华之血,六腑清阳之气皆能上注于头,即头与五脏六腑之阴精、阳气密切相关,凡能影响脏腑之精血、阳气的因素皆可成为头痛的病因。若六淫之邪外袭,直犯清空,或痰浊、瘀血痹阻经脉,或肝阴不足,肝阳偏亢,或气血亏虚,不能上荣于脑,或肾精不足,脑髓空虚,均能导致头痛。若头痛久病不愈或反复发作,则为顽固性头痛,即头风。《证治准绳·头痛》:"医书多分头痛头风为二门,然一病也,但有新久去留之分耳。浅而近者名头痛,其痛猝然而至,易于解散速安也。深而远者为头风,其痛作止不常,愈后遇触复发也。"归纳起来不外外感与内伤两类。病位虽在头,但与肝脾肾密切相关。风、火、痰、瘀、虚为致病之主要因素。邪阻脉络,清窍不利,精血不足,脑失所养,为头痛之基本病机。

【辨证思路】

头痛是临床常见病证之一,其证候或虚、或实、或虚实夹杂,往往涉及心、脑、肝、脾、肾等多个脏腑,头痛具有病因众多,疼痛的时间、部位、性质、程度各不相同等特点,因此诊治相当复杂。针对不同的发病机制,多从病因、经络、脏腑等进行辨证,即分外感、内伤、虚实、寒热予以辨证。

外感头痛者,多在天气变化阴雨连绵之时,多有恶寒、发热等外感症状,但也可仅有头痛。风邪甚,则头痛昏沉,痛处游走不定;湿邪甚,则头痛以满头昏蒙困重为主,患者往往说不出具体的疼痛点,兼有身重酸胀。内伤头痛,当分虚实,虚者有气虚、血虚的不同,实证有肝阳上亢、瘀血阻络之别。气虚头痛,每遇到劳累过度时发作,患者头痛隐隐,少气懒言,食欲不佳;血虚头痛,以妇女为多见,患者头痛兼晕,眼前发黑,面白无华,脉细舌淡唇白,月经量多色淡,或淋漓不尽。实证肝阳上亢头痛,以头部胀痛为主,甚至感到胀大欲裂,此类头痛,多见于高血压病人;瘀血阻络的头痛,多有外伤史,头痛如针刺,面色晦暗,有时可见舌紫,舌下络脉青紫,脉涩;寒性头痛,多于受寒而作,怕冷,头部拘急冷痛,痛剧则呕吐清水;热性头痛,自觉发热,恶热,口苦,口渴,舌黄腻,小便黄;属于寒热错杂的头痛,患者往往呈现出一些相互矛盾的征象,如头部冷痛,却又口渴、舌黄;头部热痛,却又舌淡、口不渴等。

【临证治要】

1. 高颠之上,惟风可到,注重从风论治 头为诸阳之会,位居高颠,风为阳邪,其性轻扬开泄,易袭阳位,上扰头部。贼风外袭,上犯颠顶,邪气稽留,风邪入脑,清阳被扰,气血不畅,阻遏络道,因此,风邪易侵袭而致头痛。论治头痛,治风首当其冲。针对外风、内风等不同病因,采取相应治法。外感风热,多以桑叶、菊花、薄荷、蔓荆子、生石膏、川芎等辛凉发散之品清热疏风,以使郁于头部的风热透达而宣散。外感风寒,予白芷、羌活、防风、藁本、细辛等辛温发散之品祛风散寒而止头痛。外感风湿,以羌活、藁本、藿香、白术、独活等祛风胜湿,通络止痛。针对内风头痛,以半夏、白术、天麻、枳实、陈皮、南星等息风化痰,清利头目。血虚生风,以熟地、当归、芍药、川芎、首乌、远志等补血活血,祛风通络。肝阳化风,以天麻、钩藤、石决明、桑寄生、菊花、地龙等平肝息风。阴虚风动,以熟地、芍药、当归、山萸肉、龟甲、枸杞等滋阴息风。

2. 不通则痛,注重从瘀论治 《灵枢·厥病》:"头痛不可取于腧者,有所击堕,恶血在于内。"瘀血之头痛多表现为经久不愈,痛处固定不移,痛如锥刺,舌紫暗，或有瘀斑、瘀点。治以化瘀通络止痛，虫类药用于消散积聚于脑窍的瘀血功效显著，因此在遣方用药时可配伍使用。常以川芎、赤芍、桃仁、白芷、地龙、蜈蚣、全蝎等活血化瘀，通窍止痛，使脑络通畅，通则不痛，脑髓得养，荣则不痛，则痛去病安。

3. 分经论治，合理使用引经药　太阳经头痛：足太阳膀胱经脉，起于目内眦，上额交颠，络脑下项，挟脊抵腰，络肾属膀胱，统摄一身之表。头为诸阳之会，是三阳经之专位，头项部为太阳经脉所过，故项为太阳之专位。太阳经脉受邪，气血涩滞，经脉拘急，经枢不利，故见头项强痛及其他一系列证候，多选用羌活、蔓荆子、川芎等。阳明经头痛：足阳明胃之脉，起于鼻旁，挟口环唇上耳前，循发际，至额颅，下行腹部至足，引经药多选白芷、葛根、知母等。少阳经头痛：足少阳经脉起于目锐眦，入耳中，走耳前，至目外眦后方，循行于人身之侧，故多见两侧头痛，尤以额角为主，引经药多以柴胡、黄芩、川芎等。厥阴经头痛：厥阴为三阴之尽，足厥阴经脉起于足，上行挟胃属肝络胆，贯膈布胁肋，循咽喉之后，上行颃颡连目系，上额与督脉交会于颠顶，厥阴头痛部位多在颠顶，引经药多以吴茱萸、藁本等。

【典型病案】

病案一：刘某，女，50岁，1997年9月9日初诊。患者10个月前无明显诱因出现阵发性头痛，发作时剧烈难忍，曾于1997年3月往某西医院治疗，CT检查未见异常；骨髓化验提示：血囊虫抗体（－），脑囊虫抗体（＋），诊断为：①病毒性脑炎；②脑囊虫病。经抗病毒、营养脑组织、抗囊虫治疗好转出院。出院后头痛仍经常发作，7月再次住某西医院，复查脑囊虫抗体（－），脑电图提示边缘状态脑电图。经抗囊虫、抗癫痫、脱水、激素治疗后出院。出院至今坚持服泼尼松近2月。刻症见：头痛频发，剧烈难忍，倦怠无力，纳食甚少，睡眠欠佳，精神忧郁，二便调，舌淡苔白，脉沉缓，测血压180/110mmHg。辨证属血虚受寒，寒入厥阴证，治以养血通脉，温经散寒，方用当归四逆汤加减。处方：当归、桂枝各20g，细辛、吴茱萸各8g，木通、桃仁、天麻、藁本、延胡索、大枣、甘草各10g，杭芍、生姜各15g。水煎服，5剂，头痛减轻，精神睡眠转佳，饮食增加，原方加石菖蒲10g，继服10剂，头痛告愈。

按语：脑囊虫病所致头痛，若按一般法则论治，很难取效，中医认为"头为诸阳之会，清阳之府"。厥阴经脉受寒，寒性收引、凝滞，易致气血阻滞，络道被阻，故头痛频作，剧烈难忍。用《伤寒论》之当归四逆汤加减，和厥阴以散寒邪，调营卫以通阳气，配桃仁、红花活血祛瘀，通络止痛；吴茱萸、生姜加强散寒止痛之效；天麻祛风止痉；藁本发表散寒引诸药上行；延胡索理气止痛；大枣、甘草健脾养血益气，调和诸药。全方配伍养血通脉，温经散寒，使寒化阳升，血脉得通，头痛得解。

病案二：文某，女，25岁，教师，2010年10月28日初诊。4年前冒雨受寒后出现头痛，为颠顶闷痛，呈阵发性，遇寒则甚，偶有痛经，月经前头痛明显，曾多位医家予活血化瘀药、散寒除湿方剂均不能缓解，纳食差，睡眠欠佳，二便尚调。舌淡苔薄白，脉细缓。诊为：头痛，寒凝经脉证。治宜温经散寒，养血通脉。方用当归四逆汤加附片，处方：白附片30g，当归20g，细辛8g，通草8g，桂枝20g，杭芍15g，吴茱萸8g，川芎15g，藁本10g，羌活15g，延胡索10g，防风15g，大枣5枚，甘草10g，生姜15g。11月2日复诊，头痛、怕冷症状减轻，再服10剂，1月后复诊头痛已不明显，但月经量仍少，仍感痛经，原方去白附片、防风，改为大温经汤加阿胶以补益气血，散寒调经。

按语：患者年轻女性，先天禀赋不足，气血不足，复感于寒，血行不利，冲任虚寒，寒凝经脉，清阳不升，气血不荣，脑窍失养故头痛头昏；因寒邪聚散无常，故头痛反复发作，呈阵发性，寒湿闭阻于内，故头闷痛，取《伤寒论》当归四逆汤加减。方中当归甘温，养血和血，桂枝辛温，温经散寒，温通经脉为君药；细辛温经散寒，助桂枝温通血脉；杭芍养血和营，助当归补益营血；通草通经脉，以畅血行；加白附片以温肾助阳，散寒除湿；吴茱萸温中散寒；羌活、防风祛风散寒，除湿止痛；延胡索、川芎行气止痛；藁本直达颠顶，为颠顶痛引经药；大枣、甘草调和诸药。各药合用温经通脉，养血祛瘀，以达调经血、止头痛之目的。

七、眩晕

眩晕是由于情志、饮食内伤、体虚久病、失血劳倦及外伤、手术等病因，引起风、火、痰、瘀上扰清空或精亏血少，清窍失养导致头晕、眼花为主要临床表现的一类病症。眩即眼花，晕是头晕，两者常同时并见，故统称为"眩晕"。其轻者闭目可止，重者如坐车船，旋转不定，不能站立，或伴有恶心、呕吐、汗出、面色苍白等症状。

眩晕病证，历代医籍记载颇多。《内经》对其涉及脏腑、病性归属方面均有记述，如《素问·至真要大论》认为："诸风掉眩，皆属于肝。"指出眩晕与肝关系密切。《灵枢·卫气》认为"上虚则眩"，《灵枢·海论》认为"脑为髓海"，"髓海不足，则脑转耳鸣"，认为眩晕一病以虚为主。张仲景认为痰饮是眩晕发病的原因之一，为后世"无痰不作眩"的论述提供了理论基础。宋代以后，进一步丰富了对眩晕的认识。《丹溪心法·头眩》说："头眩，痰挟气虚并火，治痰为主，挟补气药及降火药。"提出痰火致眩说，张景岳丰富了《内经》"上虚则眩"的理论，《景岳全书·眩晕》中说:"头眩虽属上虚,然不能无涉于下。盖上虚者,阳中之阳虚也;下虚者,阴中之阳虚也……然伐下者必枯其上,滋苗者必灌其根。所以,凡治上虚者,犹当以兼补气血为最……"详细论述了劳倦、饥饱、呕泄、大汗、惊心、思虑、气夺等皆伤阳中之阳,吐血、衄血、便血、纵欲、崩淋等皆伤阴中之阳而致眩晕。

【病因病机】

本病病位在清窍,由气血亏虚、肾精不足致脑髓空虚,清窍失养,或肝阳上亢、痰火上逆、瘀血阻窍而扰动清窍发生眩晕,与肝、脾、肾三脏关系密切。眩晕的病性以虚者居多,故张景岳谓"虚者居其八九",如肝肾阴虚、肝风内动,气血亏虚、清窍失养,肾精亏虚、脑髓失充。眩晕实证多由痰浊阻遏,升降失常,痰火气逆,上犯清窍,瘀血停着,痹阻清窍而成。眩晕的发病过程中,各种病因病机,可以相互影响,相互转化,形成虚实夹杂,或阴损及阳,阴阳两虚。肝风、痰火上扰清窍,进一步发展可上蒙清窍,阻滞经络,而形成中风;或突发气机逆乱,清窍暂闭或失养,而引起晕厥。

【辨证思路】

眩晕证历代医家多数均以肝阳上亢、肾精不足、气血亏虚、痰湿中阻四型论治,亦有的认为还有血瘀阻络、痰浊上蒙等证型。归纳而言均与风、火、痰、虚、瘀等有关,具体而言还要依据患者临床脉证来判断论治。这种病证还与禀赋、体质、饮食嗜好、情绪及职业等有关。故发病原因和机制是复杂的,但可大体归为虚实两大类,以虚证为主,可见虚实夹杂证。

眩晕实证多见于肝阳上亢,风痰瘀上扰。阳盛之体,肝阳易亢,肝经上颠络脑,故风阳上扰则头晕目眩,头痛且胀,多情绪激动而诱发或增剧,面色潮红,口苦,不寐多梦,舌质红,苔薄黄,脉弦。痰湿内生,日久不去则成瘀,清阳不升,浊阴不降,痰瘀上扰故头昏如蒙,头晕目眩,恶心呕吐,舌暗淡或有紫斑,苔薄白而腻、或滑腻,脉滑等,此为实证。

眩晕虚证多为肾精不足,气血亏虚,血虚不能上荣于脑,则出现头晕眼花,头晕目眩,甚则晕倒等,肾精不足,不能生髓充脑,而致眩晕,头脑空虚,神疲乏力,腰膝酸软无力,畏寒肢冷,双下肢浮肿等。

【临证治要】

1."诸风掉眩,皆属于肝",注重调肝 眩晕的发病与肝脏密切相关,肝主条达,主藏血,体阴而用阳。肝气郁滞、肝血亏虚、肝阳上亢均可致眩,《素问·至真要大论》认为:"诸风掉眩,皆属于肝。"指出眩晕与肝脏关系密切。由于素体阳盛,肝阳上亢,或因恼怒,气郁化火,耗伤肝阴,风阳升动,上扰清空发为眩晕，或肾阴亏虚，肝失所养，致肝阴不足，肝阳上亢发为眩晕。此为水火失济、本虚标实之证，所以在治疗时针对不同的病机可采取疏肝理气、养肝补血、平肝潜阳等治法，临床应用可予天麻钩藤饮诸方加减运用。实则泻之，虚则补之，调和阴阳以达阴平阳秘。

2. 头为清阳之府，注重调理脾胃　人体的清阳之气、精华之血皆上注于头，头才能发挥其正常的生理功能。而清阳之气与精华之血的产生及运行与脾胃密切相关。脾胃为后天之本，气血生化之源，主运化痰湿水饮，为气机升降之枢纽。脾能升清，胃主降浊，清阳得升，浊阴得降，清窍自安。调理脾胃，尤重健脾化痰，补脾益气。丹溪云："无痰不作眩。"脾为生痰之源，痰饮既为病理产物，亦是致病因素。由于饮食不节，损伤脾胃，或肝郁脾虚，运化失职，都可导致痰浊中生，上蒙清窍，而发眩晕，"无痰不作眩"。《脾胃论》中云："上气不足，脑为之不满，耳为之苦鸣，头为之苦倾，目为之瞑……皆由脾胃先虚，而气不上行之所致也。"气血亏虚、清阳不升为眩晕的常见病机，故治疗时需注重补益脾胃。治宜健脾化痰，降浊定眩。方药以半夏白术天麻汤加减运用。

3. 脑为髓之海，注重补肾填髓　《灵枢·海论》曰："髓海不足，则脑转耳鸣，胫酸眩冒。"若先天不足，肾精不充；或年老体衰，肾精亏耗；或久病伤肾；或房事不节，阴精亏耗过甚；或劳役过度，伤骨损髓；或阴虚火旺，扰动精室，遗精频繁；或肾气亏虚，精关不固，滑泄无度，均可使肾精亏耗，不能生髓，髓海不足，上下俱虚，而发生眩晕。故治疗眩晕须注重补肾，益精填髓。症多见眩晕渐生，动则益甚，精神萎靡，腰膝酸软；或兼潮热遗精，舌红无苔，脉细数；或兼畏寒滑泄，舌淡苔白，脉沉或迟。治宜益肾填精，阴阳共补。方药多予人参、茯苓、熟地、麦冬、杜仲、牛膝、龟甲等补益气血、益肾填精补髓之品加减。

【典型病案】

李某，男，75岁，2010年10月14日初诊。诉反复头昏头晕半年余，以情绪激动时明显，在某医院心内科诊断为高血压病3级（极高危组），予马来酸依那普利片治疗后血压控制在140~160/90~95mmHg之间，血压不平稳，现仍头昏蒙，头痛隐隐，双膝关节隐痛，夜间睡眠差，难以入睡，纳食可，大便干，小便调，测血压150/85mmHg。舌淡苔薄白，脉沉缓。中医诊断：眩晕，肝肾阴虚。予黄芪枸杞汤加减，处方：黄芪30g，枸杞子15g，菊花10g，葛根20g，炙首乌15g，天麻15g，夏枯草10g，炙远志10g，丹参15g，杜仲15g，钩藤15g，女贞子15g，补骨脂15g，煅牡蛎15g，煅磁石15g，甘草10g，大枣5枚。服前药10剂后，头昏头痛症状减轻，自诉血压较前平稳，睡眠明显改善，大便仍干，原方加火麻仁、郁李仁各15g以润肠通便，继服原方10剂，头晕头痛基本消失，血压平稳。

按语：高血压病属中医"眩晕"范畴。临床多因年高体衰，肾精亏虚，虚阳失潜，或阴虚及阳，以致阴阳失衡，水火不济，肝肾两虚，肝阳上亢而成。故本病属本虚标实之证，以肝肾亏虚为本，肝阳上亢为标，治宜标本同治，调补肝肾，平肝降压。单纯治标降压，用时可降，停药则升。黄芪枸杞汤为个人经验方。方中黄芪益气，配阳以助阴；枸杞、制首乌、女贞子益肝肾之阴；杜仲、补骨脂调补肝肾之阳；辅以菊花、夏枯草清肝火，平肝阳；天麻平肝息风，葛根升阳解肌，炙远志宁心安神；煅牡蛎、煅磁石重镇安神；丹参活血通络；大枣益气养血；甘草健脾和胃，又能调和诸药。全方在调补肝肾的前提下，辅以平肝潜阳，整体与局部相结合，调和阴阳以达"阴平阳秘"的动态平衡。

八、淋证

淋证是以小便频急，滴沥不尽，尿道涩痛，小腹拘急，痛引腰腹为主要临床表现的一类病证。淋之名称《金匮要略·五脏风寒积聚病脉证并治》称"淋秘"。并指出淋秘为"热在下焦"。《金匮要略·消渴小便不利淋病脉证并治》描述了淋证的症状："淋之为病，小便如粟状，小腹弦急，痛引脐中。"隋代《诸病源候论·淋病诸候》对本病的病机作了详细的论述，对本病的病位及发病机制作了概括："诸淋者，由肾虚而膀胱热故也。"

对淋证的分类历代医家也进行了探索，《中藏经》首先将淋证分为冷、热、气、劳、膏、砂、虚、实八种。《诸病源候论·淋病诸候》把淋证分为石、劳、气、血、膏、寒、热七种，而以"诸淋"统之。《备急千金要方·淋闭》提出"五淋"之名，现代临床多沿用六淋论治，分为热淋、气淋、血淋、膏淋、石淋、劳淋。

淋证多见于现代医学的泌尿系感染、泌尿系结石、泌尿系肿瘤、乳糜尿等疾病。

【病因病机】

淋证的病位在肾与膀胱，且与肝脾有关。其病机主要是肾虚，膀胱湿热，膀胱气化失司。肾与膀胱相表里，肾气的盛衰，直接影响膀胱的气化。肾虚则小便频数，膀胱热则水下涩，数而且涩，则淋沥不宣，故发之为淋。而淋证日久不愈，热伤阴，湿伤阳，更致肾虚；肾虚日久，湿热秽浊邪毒容易侵入膀胱，故淋证多反复发作。因此，肾虚与膀胱湿热在淋证的发生、发展及病机转化中具有重要的意义。淋证有虚有实，初病多为实，久病多为虚，初病体弱及久病患者，亦可虚实并见。

【辨证思路】

淋证治疗时当明辨淋证之所属。淋证有六淋之分，证有虚实，治疗时当分清虚实,各种淋证可以相互转化,故治疗中当知其转化和相互兼夹。

临床时需重视辨证,详察脏腑、气血、虚实之病位与病性,而确定证候对症施治。初期多为实证,无论热淋、血淋、石淋多因湿热侵犯膀胱,气化失司,治疗当以清热利湿为主,四诊合参,热淋多清热通淋,血淋当凉血止血,石淋则应排石通淋;湿热蕴久,阻滞经脉,脂液不循常道发展为膏淋,治疗时更应清热利湿,同时分清泄浊。肝气失疏,气火郁于膀胱,则为气淋,当疏肝泻火通淋。淋证日久,则由腑及脏,损及肾,继伤脾,脾肾受损,则发为劳淋;若肾阴不足,又可伤及血络,发为血淋;肾气不固,可发为气淋;中气不足,膀胱气化无权,则发为气淋。治疗时当分清虚实,谨察病因,对症施治。

【临证治要】

淋证有六淋之分,但不外乎虚实两证。治疗当分清虚实,实证当以清利为主,虚则补益,此为淋证的基本治则。

1. 实淋当泻,当抓主症　湿热客于下焦,膀胱气化不利,小便灼热刺痛,兼见溺色黄赤,少腹拘急胀痛,可伴寒热、口苦、呕恶、大便秘结等,苔黄腻,脉滑数。治当清热利湿通淋,四诊合参,若患者无正虚之象,可用车前子、瞿麦、萹蓄、滑石、栀子、通草等清热利湿;若患者出现排尿困难,或夹有砂石,排尿中断,一侧腰腹绞痛难忍,当排石通淋,可用金钱草、海金沙、石韦、瞿麦、萹蓄、乌药等;若尿有血色,或有血块,当凉血止血,可用白茅根、滑石、通草、栀子等;若患者小便淋沥涩痛与情绪相关,则应注意疏肝解郁,多用乌药、青皮、车前子、沉香等。若小便浑浊如米泔或有絮状物,当考虑湿热所致膏淋,可用萆薢、黄柏、车前子、灯心草等。

2. 虚则补之,注重脾肾　小便刺痛不甚,但淋沥不尽,时做时止,或伴有腰膝酸软,神疲乏力,舌淡脉细,多为劳淋,治疗当以补益为主,药用党参、黄芪、山药、山萸肉、莲子、扁豆等;若出现尿色淡红,为肾阴不足之血淋,可用知母、黄柏、山药、泽泻、枸杞子、茯苓等;若小便浑浊,溺出如脂,为虚证之膏淋,可因肾虚、脾虚、脾肾两虚引起,参见病人不同兼证,对证施治。

【典型病案】

王某,女,40岁,因尿频尿急1月余就诊。既往有慢性肾盂肾炎病史,患者诉1月前无明显诱因出现尿频尿急症状,时作时休,夜尿3~5次不等,自服三金片后上述症状未好转,少腹拘急不适,小便颜色稍黄,胃脘隐痛,睡眠差,大便正常。舌质淡红,苔薄白,脉缓。查小便常规:白细胞(++),红细胞(++)。中医诊断:淋证(湿热内阻),西医诊断:尿路感染。方用瞿萹五苓散加味。处方:瞿麦15g,萹蓄15g,桂枝20g,白术15g,茯苓20g,猪苓15g,泽泻15g,猪鬃草

15g, 白茅根 15g, 乌药 10g, 益智仁 10g, 金钱草 10g, 甘草 10g, 砂仁 10g。服药 5 剂后复诊, 小便频急稍改善, 夜尿减少, 白带清稀量多, 纳眠改善, 舌质淡红、苔薄白, 脉缓, 继服上方, 去金钱草、猪鬃草、白茅根, 加白果、芡实、炒杜仲、黄芪, 5 剂巩固疗效。

　　按语: 肾虚则小便频数, 膀胱热则水下涩, 数而且涩, 则淋沥不宣, 故谓之淋。瞿萹五苓散由《伤寒论》五苓散合瞿麦、萹蓄加减化裁而成。方中瞿麦、萹蓄、猪鬃草清热利湿; 五苓散化气利水, 健脾除湿。其中泽泻渗湿利水, 直达膀胱; 茯苓、猪苓淡渗增强利水逐饮之功; 白术健脾和胃, 以助运化水湿之力; 桂枝温化膀胱之气, 再配伍台乌药温肾行气, 益智仁补肾缩尿, 大枣、甘草健脾和胃, 调和诸药。全方配伍共奏清热利湿, 化气行水, 健脾温肾之功。本方的特点在于祛邪的同时注意扶正, 兼顾肾气, 顾护脾胃, 没有八正散之清热劲猛, 但可以轻制重, 因势利导, 故能奏效。且对病程日久、结石阻滞等, 可以久服无碍。

九、水肿

　　水肿是指因感受外邪, 饮食失调, 或劳倦过度等, 使肺失宣降通调, 脾失健运, 肾失开合, 膀胱气化失常, 导致体内水液潴留, 泛溢肌肤, 以头面、眼睑、四肢、腹背, 甚至全身浮肿为临床特征的一类病证。

　　水肿在《内经》称之为"水"。《灵枢·水胀》篇对其症状作详细描述, 如"水始起也, 目窠上微肿, 如新卧起之状, 其颈脉动, 时咳, 阴股间寒, 足胫肿, 腹乃大, 其水已成矣。"至其发病原因, 《素问·水热穴论》指出:"故其本在肾, 其末在肺。"《素问·至真要大论》指出:"诸湿肿满, 皆属于脾。"《金匮要略》称本病为"水气", 按病因、病证分为风水、皮水、正水、石水、黄汗五类, 又根据五脏证候分为心水、肺水、肝水、脾水、肾水。元代朱丹溪将水肿分为阴水和阳水两大类,《丹溪心法·水肿》指出:"若遍身肿, 烦渴, 小便赤涩, 大便闭, 此属阳水……若遍身肿, 不烦渴, 大便溏, 小便少, 不涩赤, 此属阴水。"现代医学中的各种急慢性肾炎、肾病综合征、心力衰竭, 以及营养障碍等疾病出现的水肿可归属本病范畴。

　　【病因病机】

　　水肿的病因病机有如下几点: 一是风邪外袭, 肺气不宣, 不能通调水道, 下输膀胱, 风水搏阻, 流溢肌肤而成; 二是处湿涉水, 水湿内侵, 或饮食不节, 损伤脾胃, 脾运失健, 水停泛溢, 流溢肌肤所成; 三是劳倦伤脾, 房室伤肾, 脾失运化, 肾失开阖, 水湿停积而成。明代张景岳在《景岳全书·肿胀》中对水肿的病因病机进行了详细的描述:"凡水肿等证, 乃脾、肺、肾三脏相干之病。盖水为至阴，故其本在肾；水化于气，故其标在肺；水惟畏土，故其制在脾，今肺虚则气不化精而化水，脾虚则土不制水而反克，肾虚则水无所主而妄行，水不归经则逆而上犯，故传入脾而肌肉浮肿……合而言之，则总由阴胜之害而病，本皆归于肾。"

【辨证思路】

水肿首当辨阳水和阴水，阳水者多因感受风邪、水湿、疮毒、湿热诸邪，导致肺失宣降通调，脾失健运而成。起病较急，病程较短，每成于数日之间。其肿多先起于头面，由上至下，延及全身，或上半身肿甚，肿处皮肤绷急光亮，按之凹陷即起，常兼见烦热口渴、小便赤涩、大便秘结等表、实、热证。阴水者多因饮食劳倦、久病体虚等引起脾肾亏虚，气化不利所致。起病缓慢，多逐渐发生，或由阳水转化而来，病程较长。其肿多先起于下肢，由下而上，渐及全身，或腰以下肿甚，肿处皮肤松弛，按之凹陷不易恢复，甚则按之如泥，不烦渴，常兼见小便少但不赤涩、大便溏薄、神疲气怯等里、虚、寒证。辨证虽然以阳水、阴水为纲，阳水和阴水有本质区别，但应注意，阳水和阴水之间在一定条件下，亦可互相转化，需用动态的观点进行辨识。如阳水久延不退，正气日虚，水邪日盛，便可转为阴水；反之，若阴水复感外邪，肺失宣降，脾失健运，肿势剧增，又可表现为以实证、热证为主，而先按阳水论治。

【临证治要】

水肿的治疗原则，《素问·汤液醪醴论》提出"去宛陈莝""开鬼门""洁净府"三条总的基本原则。后世张仲景宗《内经》之意，辨证地运用了发汗、利小便的两大治法，一直沿用至今。根据上述所论，水肿治疗原则分阴阳而论治，阳水治以发汗、利小便、益肺健脾，总以祛邪为主；阴水则主要治以温阳益气、健脾、益肾、补心，兼利小便，酌情化瘀，总以扶正助气化为治。虚实并见者，则攻补兼施。

1. 温阳宣肺利水法　多用于肺气虚寒引起的水肿，证见水肿颜面肿甚或一身悉肿，畏寒，四肢厥冷，咳嗽，咳吐白色稀痰，气短乏力，舌淡苔白，脉沉细。常用方剂：苓甘五味加姜辛半夏杏仁汤（《伤寒论》）加减。药用茯苓、甘草、干姜、细辛、半夏、杏仁、五味子。

2. 温阳利水法　用于水湿浸渍证，证见全身水肿，下肢明显，按之没指，兼见纳呆，胸闷脘胀，身体困重，泛恶，舌淡苔白腻或白滑，脉沉缓。常用方剂：胃苓汤（《普济方》）合五皮饮（《证治准绳》）加减。药用苍术、厚朴、陈皮、草果仁、桂枝、白术、茯苓、猪苓、泽泻、桑白皮、大腹皮、茯苓皮、生姜皮。若胸闷不得卧，加苏子、葶苈子降气行水；若脘胀较重，加川椒目、干姜温脾化湿；若小便短少，加车前子利水消肿。

3. 温阳健脾法 脾阳虚弱，应以温阳健脾治疗为要，但脾肾为先后天关系，相互温养，脾虚日久，肾失后天温养则肾阳亦虚，故于温补脾阳之时不忘少佐温补肾阳之品，则事半功倍。用于脾阳虚衰证，证见下肢水肿甚或一身悉肿，腰以下为甚，按之凹陷不易恢复，兼见食少纳呆，腹胀便溏，面色不华，神疲倦怠，小便短少，舌淡苔白腻或白滑，脉沉缓或沉弱。常用方剂：实脾饮加减。药用干姜、附子、草果仁、白术、茯苓、泽泻、车前子、木瓜、木香、厚朴、大腹皮、炙甘草、生姜、大枣、杜仲。若气虚症状较重，加人参、黄芪健脾益气；若小便短少较重，加桂枝、泽泻通阳利水；若便溏较重，加山药健脾止泻。

4. 温肾利水法 多用于肾阳衰微证，证见水肿日久，面浮身肿，腰以下为甚，按之凹陷不易恢复，尿量减少或夜尿清长，兼见腰膝酸软，腰冷痛，畏寒厥冷，神疲倦怠，面色㿠白，甚者心悸胸闷，喘促难卧，腹大胀满，舌淡胖，苔白，脉细或沉迟无力。常用方剂：济生肾气丸合真武汤加减。药用附子、肉桂、生地、茯苓、山药、泽泻、山茱萸、车前子、牛膝、生姜、白芍。若夜尿清长，去泽泻、车前子，加芡实、补骨脂温固下元；若形寒肢冷，腰部冷痛重，加巴戟天、淫羊藿、杜仲或合右归丸（《景岳全书》）温补肾阳；若水肿较重，可合五皮饮（《证治准绳》）加减利水消肿。

【典型病案】

樊某，女，15岁，学生。发现慢性肾小球肾炎1年余，脱发，2010年11月13日首诊，刻症见：感少气乏力，双下肢稍肿胀，小便少，饮食差，二便如常。舌淡苔薄白，脉沉细。就诊当日尿检蛋白(++)，隐血(+++)。中医诊断：水肿，脾肾阳虚。予真武汤加味，处方：白附片50g（先煨3h）、桂枝20g、白术20g、茯苓15g、猪苓10g、泽泻10g、仙茅15g、台乌药10g、益智仁10g、大蓟15g、小蓟15g、砂仁10g（冲服）、甘草10g，5剂，加生姜20g。服上方5剂后11月18日复诊，患者诉饮食改善，乏力减轻，双下肢水肿缓解，但感腹部怕冷，大便如常，小便量少。继予上方再服10剂，诸症缓解。

按语：经云："少阴病，二三日不已，至四五日，腹痛，小便不利，四肢沉重疼痛，自下利者，此为有水气，其人或咳，或小便不利，或下利，或呕者，真武汤主之。"本证病程日久，脾肾阳虚，脾失运化，肾失开阖，阳虚气化不利，水湿内停，故水肿、尿量减少或夜尿清长，故予真武汤治疗本病。方中附子温壮肾阳，白术健脾燥湿以利水，茯苓利水渗湿，生姜温散水气，"治湿不利小便非其始也。"予泽泻、茯苓、猪苓利水渗湿；桂枝温阳助膀胱气化，增强利水之功；大蓟、小蓟止血；仙茅、台乌药、益智仁、砂仁温脾、暖肾、固气；诸药合用，共奏温阳化气、利水渗湿之功，而达治疗目的。

十、尪痹

尪痹是由于人体气血营卫失和,感受风、寒、湿、热等病邪,侵袭肌肤经络,筋骨血脉,邪正相搏,气血痹阻,出现以肢体关节对称性的疼痛、肿胀、晨僵、麻木,甚则变形、僵直及活动受限等症状为特征,严重时累及脏腑,引起脏腑功能失调的一种病证。初起多以小关节呈对称性疼痛肿胀,好发于指关节或背脊,晨僵,活动不利;病久受累关节呈梭形肿胀,压痛拒按,活动时疼痛;后期关节变形僵直,周围肌肉萎缩。本病属西医的类风湿关节炎。中医辨证有风寒湿阻、风湿热郁、痰瘀互结、肾虚寒凝、肝肾阴虚、气血亏虚等证型,但常相互兼杂。临床所见,以肾虚、风、寒、湿、痰、瘀兼杂致病者居多。

【病因病机】

尪痹属于中医的"痹证"范畴。《素问·痹论》说:"所谓痹者,各以其时重感于风寒湿之气也。"又说:"风寒湿三气杂至,合而为痹也。其风气胜者为行痹,寒气胜者为痛痹,湿气胜者为着痹也。"此外,本病的发生还与人体正气亏虚、痰浊瘀血阻滞有关。

1. 正气虚损 由于先天禀赋不足,劳逸过度,病后失养,产后气血亏损,饮食调摄失调,以及跌仆损伤等,导致营卫不和,气血亏虚,阴阳失调,脏腑虚弱,是痹证发生的内在因素。

2. 外邪侵袭 《素问·痹论》中记载:"不与风寒湿气合,故不为痹。"气候变化,乍寒乍暖,居住环境寒冷潮湿,单衣外露,畏热贪凉,冒雨涉水,汗出当风,易遭风寒湿等外邪的侵袭,经脉气血为邪气闭阻,运行不利,不通则痛,发为此病。若感受风湿热邪,或风寒湿邪郁而化热,流注关节,可致关节局部红肿灼热而成热痹。故感受风寒湿热之邪为本病的外在条件。

3. 痰瘀阻滞 风寒湿邪阻碍经络,气血运行不畅,邪侵日久,寒湿凝聚生痰;痹久正虚,气虚则无力鼓动,邪不得散,血不得行,津血停留,则为痰为瘀,痹久必有痰瘀阻滞经络。痰浊瘀血阻滞为本病反复发作、久病不愈的重要基础。

本病的病因多端,病机复杂,在其发生发展过程中,因为虚、邪、痰、瘀互致,"不通"与"不荣"并见,导致了错综复杂的因果关系。三者致痹者常相互联系,必须综合判断,加以认识。清·林珮琴《类证治裁·痹证》说:"诸痹……良由营卫先虚,腠理不密,风寒湿乘虚内袭,正气为邪气所阻,不能宣行,因而留滞,气血凝涩,久而成痹。"是对痹证病因及发病学的具体概括。

【辨证思路】

根据尪痹的临床病因病机可分为活动期和缓解期。活动期多以急性发作或慢性活动、复发等形式出现。缓解期即是稳定状态,急性发作经过治疗后,可转入缓解期,病情相对稳定。

1. 活动期 活动期的病机特点是邪气较盛,病势较急,关节症状明显,类风湿关节炎的生化指标如类风湿因子、C反应蛋白、血沉等多表现明显异常,根据其关节症状及伴随症状的寒、热偏盛不同,分为风寒湿型和风湿热型,治疗上以"急则治其标"为原则,治法以攻邪为主。风寒湿痹证:症见手指或足趾小关节肿胀、冷痛、麻木,晨僵明显,遇寒加重,得热则舒,口不渴,舌淡苔白,脉沉细紧或弦紧等。风湿热痹证:症见手指或足趾小关节红肿热痛伴发热,口干思冷饮,尿黄,便秘,舌质红苔黄,脉滑数等。

2. 缓解期 多由气血不足,肝肾亏虚,再加上活动期的攻邪治疗,虽然邪气未尽,但正气已显不足,从而形成本病本虚标实、虚实夹杂的病机特点,其生化指标可轻度异常,此期以扶正祛邪为主。分为以下四型:①气血亏虚证,症见肢体麻木酸痛或关节肌肉酸痛无力,活动后加剧,或关节变形,僵硬,伴面色无华,头晕,心悸气短,乏力多汗,舌质淡,苔薄白,脉沉细弱;②肾虚寒盛证,症见久痹不已,关节筋骨冷痛麻木,昼轻夜重或关节僵硬变形,屈伸不利,伴面色白,腰膝酸软,手足不温,畏寒喜暖,舌质淡或淡胖,苔白滑,脉沉细无力;③肝肾阴虚证,症见病久关节肿胀畸形,局部关节灼热疼痛,屈伸不利,形瘦骨立,腰膝酸软,伴有头晕耳鸣,盗汗不寐,舌红,少苔,脉细数;④痰瘀互结证,症见关节僵硬变形,屈伸不利,关节刺痛,固定不移,肢体重着或胸闷痰多。

【临证治要】

尪痹的中医病机为先天禀赋不足,肝肾精亏,营卫俱虚,复因感受风寒湿热之邪,导致气血凝滞不通,痹阻脉络,造成局部甚或全身关节肿痛。本病以肝肾脾虚为本,湿滞、痰瘀为标,湿热瘀血夹杂既是尪痹的主要发病因素,又可作为主要病理机制,同时也是尪痹的基本特征;风寒湿邪可诱发或加重病情;若病程日久耗气伤血,损及肝肾,痰瘀交结,形成正虚邪恋,本虚标实,虚实夹杂,而证候错综复杂。

1. 三因并治,散邪为先 尪痹为风寒湿邪致病,宜以散邪为先,三邪虽有特点,但临床上往往合邪成痹,难以截然分开,风寒湿邪侵袭人体,各有所偏,依据证候表现有所侧重。风气胜者,以散风为主,佐以祛寒理湿,参以补血之剂。寒气胜者,以散寒为主,佐以疏风燥湿,参以补火之剂。湿气胜者,以利湿为主,佐以祛风散寒,参以理脾补气之剂。唯三邪之气,风寒易散,湿邪难化,故施治之法,应注意化湿利湿。湿邪既去则风无所留,寒无所依。

2. 调理营卫,补养气血 由于禀赋不足或素体不健,气血两虚,营卫不和,腠理空疏,致使外邪易于入侵。加之起居生活不慎,寒湿不适,劳倦内伤,产后失调,则正气虚损,风寒湿热诸邪乘虚入络,发而为痹。故正气为本,邪实为标,必须注重调理营卫,补养气血,从而有利于扶正以祛邪。

3. 活血通络,益肾养肝 尪痹是一种慢性疾病,病程迁延,旷日持久,反复发作。"久病入络""久病必瘀"的情况十分明显。况且虚、邪、痰、瘀互致,"不通"与"不荣"互见。故除祛散邪气、调理营卫外,化痰消瘀、通经活络亦是治疗痹病之关键。肾主骨,肝主筋,肾为肝之母。寒湿之邪深侵入肾,骨失所养,筋失所荣,故致骨质受损,骨松筋缩,关节屈伸不利,僵挛变形。养肝可以舒筋缓急,益肾则能强腰健骨。益肾养肝不失为尪痹治本之法。

4. 扶正祛邪,标本缓急 尪痹的治疗离不开"祛邪"与"扶正"的首要大法。本病伊始常反复发作,病程日久,缠绵难愈。邪实为主,重在宣散。攻逐邪气如祛风、散寒、除湿、清热、化浊涤痰、消瘀通络之类;正虚为主宜补益正气,增强体能,如补养气血,调理阴阳,益肾养肝。祛邪与扶正相辅相成,孰先孰后或祛扶并重应视情而斟酌之。一般而言,活动期以祛邪为主,缓解期以扶正为主。尤须注意"祛邪不可过缓,扶正不可峻补""急则治标,缓则治本""标本同治""治病求本"是尪痹的通则,分清标本缓急,治有先后轻重,章法不乱才有助于提高疗效。

此外,尪痹乃风寒湿邪相因为患,纠缠不清,难以速去,故治疗时应抓主要矛盾,守法守方,不宜频繁换方。少数患者初服中药,关节疼痛等症状反而加重,此乃药达病所,正邪相搏之象,若医者不明病变之规律,加之患者要求速效,必易法更方,前功尽弃。因此只要辨证准确,守法守方,坚持治疗,症状就会逐渐减轻。治法中,调补气血、补肾健脾、活血化瘀与祛风除湿、温阳散寒等具有同样重要的作用。另外,来应诊的患者中,风寒湿痹型和风湿热痹型占大多数,这表明尪痹病人多重视活动期的治疗,而较少重视缓解期的治疗,应对尪痹病人加强教育,使其遵医嘱,长期坚持服药治疗。

在方药选取上,祛风、散寒、除湿、清热是常用的祛邪之法,健脾、益气、补肾是常用的扶正之法,通经活络乃是通治之法,而化痰软坚、活血祛瘀是夹瘀、夹痰时常用的辅助治法。在组方配伍时,还应根据部位选择适宜的引经药。《素问·太阴阳明论》曰:"伤于风者上先受之,伤于湿者下先受之。"故风湿痹痛,发于上肢者,风气偏盛,发于下肢者湿气偏重;风气盛者宣散为先,湿气重者温化为主。根据病变部位不同,应注意病位选药。病在上肢可用羌活、川芎、桂枝、秦艽,病在下肢可用怀牛膝、防己、独活、木瓜,病在颈项用葛根,病在腰脊用续断、狗脊。同时选配相应的药物,以增药效,如海风藤、海桐皮、丝瓜络祛风通络；透骨草、伸筋草通利关节；川乌、附子温散寒湿而止痛。黄芪、淫羊藿、怀牛膝、川芎等药是治疗尪痹的常用药物。

【典型病案】

病案一：肖某，女，65 岁，退休工人，2008 年 10 月 10 日就诊。主诉：患类风湿关节炎已 6 年，长期口服甲氨蝶呤、来氟米特等西药，因天气变冷，近 1 月来感四肢关节肿痛明显加剧，晨僵，遇寒尤甚，以右肩臂、右腕、双手指明显，饮食睡眠差，大便干，小便可，舌淡苔薄白，脉缓，血沉、C 反应蛋白明显升高。患者年老体弱，肝肾功能日衰，正气不足，卫外不固，风寒湿邪乘虚而入，痹阻于关节肌肉则发为痹证，故诊为尪痹（风寒湿痹），治宜祛风散寒，除湿通络，方予黄芪防己汤加减。处方：黄芪 30g，防己 15g，桂枝 20g，细辛 5g，川芎 15g，白术 15g，茯苓 15g，独活 15g，怀牛膝 15g，威灵仙 15g，千年健 15g，海桐皮 10g，海风藤 10g，淫羊藿 15g，薏苡仁 15g，大枣 5 枚，甘草 10g，生姜 15g。5 剂，水煎服，日 1 剂。2008 年 10 月 25 日二诊：服上方后，诉四肢关节肿痛较前减轻，右腕、双手指肿胀较前减轻，但右肩臂仍疼痛，夜间睡眠不安稳，眼干怕光，夜间汗多，饮食二便如常。舌淡苔薄白，脉缓。继服上方 5 剂，水煎服，日 1 剂。2008 年 11 月 15 日三诊：患者诉病情好转，右肩、右腕关节及双手指肿痛较前减轻，晨僵时间明显缩短，但恶寒肢冷，乏力，纳少，二便调，方予玉屏风桂枝二陈汤加减。黄芪 30g，白术 15g，防风 15g，桂枝 20g，杭芍 15g，陈皮 10g，法半夏 15g，茯苓 15g，细辛 8g，川芎 15g，石菖蒲 10g，白蔻仁 10g，石风丹 10g，伸筋草 10g，大枣 5 枚，甘草 10g。5 剂，水煎服，日 1 剂，右肩疼痛明显缓解。

按语：尪痹由于素体虚弱，气血两虚，营卫不和，腠理空疏，外邪入侵，起居不慎，寒湿等外邪入络而发痹。类风湿关节炎是一个病程长、反复发作、病证多变的疾病，非一方一法或单方独剂所能收效，需要辨证论治，持之以恒，多因同治，扶正与祛邪并行。本病治疗当扶正祛邪，有邪先祛邪，邪去则正安。黄芪防己汤为经验方，是治疗尪痹寒湿痹阻型常用方，外邪已除，当以扶正，故疼痛缓解后予玉屏风桂枝汤益气固表，扶正祛邪。

病案二：刘某，女，37 岁。患者因"四肢关节疼痛反复发作 10 年，加重 1 月"于 2010 年 5 月 25 日首诊。患者 10 年前无明显诱因出现双手指关节疼痛，逐渐出现周身多关节对称性肿痛，在昆明多家医院诊断为"类风湿关节炎"。曾服用甲氨蝶呤、柳氮磺吡啶、来氟米特及间断服用泼尼松等药治疗，现已停药，病情控制不稳定。1 个月前在无明显诱因下，感病情复发，四肢多关节疼痛加重，活动不利，遂来我院求诊。刻下症见：双手指、腕、肘、膝、踝关节疼痛，肿胀不明显，活动困难，神疲乏力，纳眠可，二便调，舌质淡，苔薄白，脉沉细。西医诊断：

类风湿关节炎。中医诊断：痹证（尪痹，气血两虚证）。治以益气养血、协和营卫、活血通络为法。方用补中桂枝汤加减，处方：黄芪30g，桂枝20g，党参30g，白术15g，杭芍15g，柴胡15g，升麻10g，当归20g，陈皮10g，杜仲15g，怀牛膝15g，淫羊藿15g，千年健15g，威灵仙15g，薏苡仁15g，石菖蒲10g，生姜3片，大枣5枚，炙甘草10g。服药7剂后，2010年6月10日复诊，患者四肢关节疼痛减轻，活动改善，神疲乏力好转，纳眠可，二便调，舌质淡，苔薄白，脉沉细。效不更方，继予上方10剂，诸症缓解。

按语：尪痹病程长，需长期用药治疗，当扶正与祛邪并行。因此在关节肿痛明显时，当以祛邪通络为主，患者关节肿痛缓解后当以益气养血舒筋活络为主，扶持正气，正气存则邪不可干，患者目前关节肿痛不明显，当以扶持正气为主，故予补中桂枝汤加减，并同时应当顾护胃气，兼顾后天之本。

十一、骨痹

骨痹属于五体痹之一。凡由六淫之邪侵扰人体筋骨关节，闭阻经脉气血，出现肢体沉重、关节剧痛，甚至发生肢体拘挛屈曲，或强直畸形者谓之骨痹。本病一年四季均可发病，发于周围关节者以女性居多。发于中枢关节者以青年男性居多。本病与痛痹、历节、痛风、热痹、鹤膝风、尪痹等的某些证型可能有所交错，如果出现关节剧痛、肢节拘挛屈曲、强直畸形者均可列入本病范畴。本病与肾痹的关系甚为密切，可以是肾痹的初期或中期的发展阶段。

现代医学的类风湿关节炎、强直性脊椎炎、骨关节炎、大骨节病、多发性骨髓瘤、痛风等病种出现骨痹的主症时，可参考骨痹辨治。

【病因病机】

风寒湿邪内搏于骨所致骨节疼痛，肢体沉重，多因骨髓空虚，致邪气乘隙侵袭。《素问·长刺节论》："病在骨，骨重不可举，骨髓酸痛，寒气至，名曰骨痹。"

骨痹不都属于始发病证，故其病因病机较为复杂。《张氏医通》和《类证治裁》均提到：骨痹，即寒痹、痛痹也。这种提法有一定的道理。因为寒痹、痛痹的疼痛症状都很剧烈，容易演变为肢蹐筋缩、肢节废用的骨痹。其他如历节、痛风、鹤膝风等亦有类似情况。骨痹的外因并不只限于感受寒邪，六淫之邪皆可致病。至于感邪的诱因可以多种多样，或饮酒当风，或水湿浸渍，或露宿乘凉，或淋雨远行，或嗜食辛辣厚味等。

【辨证思路】

治疗骨痹首先应辨寒热、虚实、痰瘀、病位、年龄、劳损、外伤。结合病史、症状，综合判断所属证候，确定治则。本病辨证论治要点在于分清寒热虚实，病程长短和病位，确定治则。本病治疗的难点在于反复发作，迁延不愈，关节畸形，活动受限，影响患者的生活质量，因此应早期防治，在祛邪的同时不忘扶正，以增强抗病能力。论治当抓住寒热虚实、病位病性、辨病辨证相结合，以证为纲。

一般来说，骨痹多因久病迁延不愈而成。早期病多实证，但有寒热之分，寒证疼痛固定，肢冷恶寒，得热痛减，舌淡苔白，脉弦紧；热证则关节红肿灼热，汗出烦心，舌红苔黄，脉滑数或细数。治疗病初以祛邪为主，分清寒热两端。日久病深，气血耗损，气不行血，瘀血凝滞，气不化湿，湿聚为痰，痰瘀互结，闭阻经络，腐蚀骨节，肌肉、关节受累，必然引起关节结构的损伤，出现关节僵直或屈曲畸形，则出现退行性病变，治疗病久以扶正祛邪为主，当以培补气血，活血化瘀。病在腰背者，多见于青少年或年老体弱者，其病机当以肾虚为本，治以补益肝肾、活血通络为主。病在四肢者，多见于青壮年，其病机多以邪实为主，当分清寒热论治。

【临证治要】

骨痹的治疗，在"肾主骨、肝主筋"的思想指导下，临床多以补益肝肾、强筋健骨为主要治法，忽略了脾虚，气血不足，邪气乘而发本病的作用，以致临床疗效欠佳，病情反复。《灵枢•本神》曰"脾气虚则四肢不用。"中老年以后，脾气虚，中气不足，气血失和，肝血肾精渐亏，筋骨失养是本病发生的内在基础，感受外邪或劳损是本病发生的外在条件。《景岳全书•风痹》："风痹之证，大抵因虚者多，因寒者多。惟血气不充，故风寒得以入之。"在治疗上骨痹有以下几种分型：

1. 风寒湿痹证　四肢关节疼痛，或有肿胀，疼痛固定，痛如刀割，屈伸不利，昼轻夜重，怕风冷，阴雨天易加重，肢体酸胀沉重。舌质淡红，苔薄白或白腻，脉象弦紧。以关节疼痛、肢体酸胀沉重、怕风冷、阴雨天易加重为辨证要点。治则散寒除湿，祛风通络。主方薏苡仁汤加减。方药：薏苡仁、川芎、当归、麻黄、桂枝、羌活、独活、防风、制川乌（先煎）、川牛膝。如关节肿胀或有积液，可加茯苓、泽泻、车前草；如上肢痛甚加细辛、片姜黄；下肢痛甚加松节、钻地风；如服药后有咽干、咽痛等症出现，可酌加麦冬、生地、玄参。

2. 湿热蕴结证　关节红肿，灼热焮痛，或有积液，或有水肿，肢节屈伸不利，身热不扬，汗出烦心，口苦黏腻，食欲不振，小便黄赤。舌红，苔黄腻，脉象滑数。以关节红肿热痛、口苦黏腻、纳呆、苔黄腻为辨证要点。治则清热解毒，祛风利湿。主方除湿解毒汤合羌活胜湿汤加减。方药：生薏苡仁、土茯苓、山栀子、金银花、连翘、川牛膝、木通、羌活、独活、防风、川芎。如发热、关节红肿明显者加黄柏、板蓝根；如关节积液或有浮肿者加车前草、泽泻、防己；如关节僵硬、疼痛剧烈者加炮山甲、全蝎、白花蛇。

3. 肝肾亏损证　腰尻疼痛，上连项背，下达髋膝，僵硬拘紧，转侧不利，俯仰艰难。腹股之间，牵动则痛，或有骨蒸潮热，自汗盗汗。舌尖红，苔白少津，脉象沉细或细数。以腰髋疼痛，脊柱僵硬拘紧，腹股之间牵动则痛为辨证要点。治则补益肝肾，活血通络。主方大补元煎合身痛逐瘀汤加减。方药熟地黄、葛根、羌活、杜仲、枸杞子、秦艽、土鳖虫、桃仁、红花、乳香、川牛膝。如有骨蒸潮热、自汗盗汗、腰髋灼痛者，加金银花、丹皮、知母；熟地黄改用生地黄；如恶寒、肢冷，得热痛减，加桂枝、川椒、熟附子。

4. 痰瘀互结证　关节疼痛肿胀明显，甚则变形，难以屈伸转动，动则痛剧，或寒或热，寒热错杂，全身乏力，两手时有震颤，四肢常有抽动。舌质紫暗，或有瘀斑，苔多白腻，脉象沉细或涩。以关节疼痛、肿胀变形、全身乏力、动则痛剧、难以屈伸、舌质紫暗为辨证要点。治则补益气血，化痰破瘀。主方趁痛散合圣愈汤加减。方药：黄芪、党参、当归、川芎、桃仁、红花、制乳香、制没药、炮山甲、土鳖虫、白芥子、全蝎(研冲)。关节红肿疼痛或有低热者加金银花、板蓝根、虎杖；关节冷痛、得热痛减者加桂枝、川椒。

【典型病案】

病案一：刘某，女，57岁，退休，昆明人。患者半年前常于劳累后感双膝关节疼痛，休息后可缓解，但关节疼痛反复发作，自贴云南白药膏等治疗，疼痛略缓解。1周前患者因长期行走后双膝关节疼痛加重，活动不利，遂来就诊。刻下症见：双膝关节酸软疼痛，肿胀不明显，蹲起困难，神疲乏力，纳眠可，二便调。舌质淡，苔薄白，脉沉细。此因患者年过五旬，肝肾气血亏虚，或运行不畅而发生关节酸软疼痛。法当益气养血，健脾补肾，活血通络，方拟补中桂枝汤加减治之。处方：黄芪30g，桂枝20g，党参30g，白术15g，杭芍15g，柴胡15g，升麻10g，当归20g，陈皮10g，杜仲15g，怀牛膝15g，淫羊藿15g，千年健15g，威灵仙15g，薏苡仁15g，生姜3片，大枣5枚，炙甘草10g。3剂内服。冷水浸泡30分钟，煮沸20分钟即可，每次100ml，每日3次，嘱其忌辛辣寒凉食物，避免劳累。二诊：患者双膝关节疼痛减轻，蹲起活动改善，纳眠可，二便调。患者病情减轻，此方稍做加减：黄芪30g，桂枝15g，党参30g，白术15g，杭芍15g，柴胡15g，升麻10g，当归20g，陈皮10g，杜仲15g，怀牛膝15g，淫羊藿15g，千年健15g，薏苡仁15g，生姜3片，大枣5枚，炙甘草10g。10剂内服。

按语：《素问•痹论》曰："肾者，水脏也，今水不胜火，则骨枯而髓虚，故足不任身，发为骨痿。"《张氏医通》云："膝为筋之府……膝痛无有不因肝肾虚者，虚则风寒湿袭之。"《证治准绳》亦云："膝痛有风，有寒，有闪挫，有瘀血，有痰积，皆实也，肾虚其本也。"《难经》二十二难云："气主煦之，血主濡之。"因此筋骨虽然由肝肾所主，但其营养与动力却完全依赖于气血的输注，若气血亏虚或运行不畅，则发生关节酸软疼痛。故治疗骨痹常以益气健脾、养血通络为法，方予补中桂枝汤加减。方中黄芪补中益气，桂枝温经助阳，散寒通络，两药合用补中益气，温经通络，共为君药；党参、白术、炙甘草补气健脾，芍药益阴敛营，共为臣药；当归养血和营，陈皮理气和胃，柴胡、升麻升阳举陷，杜仲、怀牛膝、淫羊藿通经络、强筋骨，千年健、威灵仙祛风湿、通经络、止痹痛，薏苡仁健脾除痹，生姜散寒和胃，大枣益气补中，共为佐药；炙甘草调和诸药，兼为使药。诸药合用，共奏益气养血，健脾补肾，活血通络之功。

病案二： 余某，女，59岁，退休，昆明人，2012年7月28日初诊。患者因劳累、起居不慎，双膝关节交替肿痛半年余，再发1周。刻下症见：双膝关节疼痛，身痛怕冷，饮食不佳，睡眠一般，头闷痛，舌质淡红，苔根白腻，脉浮滑。此因风寒湿邪侵袭，痹阻经脉，气血运行不畅所致。法当祛风散寒，除湿止痛，方拟黄芪防己汤加减治之。处方：黄芪30g，防己15g，桂枝20g，白术15g，茯苓15g，川芎15g，细辛8g，羌活15g，独活15g，秦艽10g，牛膝15g，海风藤10g，海桐皮10g，淫羊藿15g，薏苡仁15g，甘草10g，大枣10g，生姜20g。连服5剂。冷水浸泡30分钟，煮沸20分钟即可，每次100ml，每日3次，嘱其忌生冷、辛辣、刺激性食物。

二诊：患者感双膝疼痛减轻，头昏乏力，胃脘不适，饮食稍差，大、小便调畅，舌淡红苔白，脉缓。此因气血不足，肝血肾精渐亏，筋骨失养，法当益气养血通络，补益肝肾健骨，方予补中桂枝汤加减。处方：柴胡15g，炙升麻10g，黄芪30g，当归20g，党参30g，白术15g，陈皮10g，桂枝20g，杭芍15g，羌活10g，独活15g，秦艽10g，牛膝15g，淫羊藿15g，薏苡仁15g，威灵仙10g，石菖蒲10g，生姜20g，大枣10g，甘草10g。继服5剂。煎服法同前。诸症缓解。

按语：方一，黄芪防己汤源于《金匮要略》防己黄芪汤与防己茯苓汤加减化裁而成，在此方中加入温经散寒，活血通络药物，具有温经散寒，祛风除湿，活络止痛之功，用于风寒湿痹证的治疗效果显著。方二，多见于年老体弱者，当以肝肾不足，气血亏虚为主论治，治以补益肝肾，益气活血通络为法。依据《灵枢•本神》"脾气虚则四肢不用"理论，吴老认为中老年患者，脾气虚，中气失偿，气血失和，肝肾血精匮乏，筋骨失养为本病内在基础，劳损或外邪侵袭为其外在因素。李东垣补中益气汤和《伤寒论》桂枝汤合方加减，健脾益肾，益气养血并调和营卫气血，舒筋活络通痹，具有较好临床疗效，此外弥补了"肾主骨，肝主筋"理论下，片面强调"补益肝肾，强筋健骨"为主的治疗思想，丰富和完善了骨痹的中医防治理论。

十二、大偻

大偻是指曲背俯身，部分脊椎突出，按之高耸之症。"大偻"之名，首见于《素问·生气通天论》："阳气者……开阖不得，寒气从之，乃生大偻。"大偻，王冰注解：身体俯屈，不能直立。《简明中医辞典》注解说："指曲背俯身的症状。"大者，一指脊柱是人体最大的支柱；二指病情深重之意。偻者，即曲背也。再结合《素问·痹论》中所说"肾痹者，善胀，尻以代踵，脊以代头"等论述，可理解为"大偻"即是指病情深重，脊柱弯曲，背俯的疾病。现代医学强直性脊柱炎、血清阴性脊柱关节病等属于本证范畴。

【病因病机】

大偻的发病多因先天不足、后天失养、七情内伤、劳逸过度、病后失养等，导致肝肾亏虚，督脉失养，风、寒、湿、热等外邪乘虚侵犯而形成本病。此病性质多为本虚标实证。

本病的发生与肝肾亏虚密切相关。因为，肾藏精，精生髓，肾在体合骨，骨的生长发育全赖髓的滋养，肾受邪则骨失所养，《素问·痹论》曰："五脏皆有合，病久而不去者，内舍于其合也。故骨痹不已，复感于邪，内舍于肾。""肾痹者，善胀，尻以代踵，脊以代头。"肝藏血，在体合筋，肝血充足则能濡润全身筋骨，保证关节运动的正常，肝血不足则筋脉失养。肝肾同源，精血互化。因此，肝肾精血充足则骨髓充盈，骨骼坚固。若肝肾精血不足，骨髓空虚，脊背腰胯无以濡养，则易致外邪侵袭，留滞筋脉，日久使脊骨受损，筋脉挛急，脊柱僵直、弯曲而致此病。

本病的发生又与督脉密切相关。督脉行于身后，过脊柱，络肾，为"阳脉之海"，总督一身之阳气。《素问·骨空论》"督脉者，起于少腹……合少阴上股内后廉，贯脊属肾。与太阳起于目内眦……侠脊抵腰中，入循膂络肾。"而《素问·脉要精微论》指出"腰者，肾之府，转摇不能，肾将惫矣"。因足少阴肾经与足太阳膀胱经相表里，督脉络肾，因此督脉与肾经密切相关。肾虚邪侵，督脉失养，风、寒、湿、热等外邪乘虚侵袭，深入骨骱，留于脊柱而成本病；若邪气久留又可累及全身多个脏腑，此所谓"皆因体虚，腠理空疏，受风寒湿气而成痹也"。本病早期又可见病邪侵犯足太阳膀胱经。足太阳经行于身后，夹脊下行，外邪侵袭可致太阳经经气不利，出现项背冷痛等症。督脉与太阳经在风门交会，当风寒湿邪久郁而不解，又可影响到督脉，督脉受邪则阳气开阖不得，布化失司，使督脉气血凝滞，经脉痹阻，而致项背挛急，冷痛。

总之，肝肾不足、气血亏损是本病的内因。风寒湿邪外袭是本病的外因，内外相合，方成本病。在病变的发展和转归中，肝肾气血不足，正气无力抗邪外出，邪气久恋，进一步耗伤气血、肝肾。正气的日益耗伤，又易使风寒湿邪乘虚侵袭。如此反复，虚虚实实，最终因筋骨关节肌肉失养，而致筋挛骨损，关节畸变，腰背强直废用。病程中由于个体体质差异、饮食等因素的影响，可导致内生之寒、热、湿邪及痰浊、瘀血等新的病理因素形成，因而表现虚实错杂、寒热相兼的复杂病机。

【辨证思路】

因其病位"标在经络、骨骼，本在肝肾二脏"，且与督脉、足太阳经脉密切相关，肾虚邪滞为其中医病理基础，证情往往虚中夹实，实中有虚。在辨证时需掌握不同病程的特征，分清病史长短，了解虚实、病位、病性。本病多虚实夹杂，虚证为肾阳虚衰，肝肾亏虚；实证为湿热、痰瘀。根据疾病发展，多分4型进行辨证。

1. 寒湿痹阻证 此型多见于大偻的急性活动期。症见脊强痛，痛连颈项，伴僵硬和沉重感，转侧不利，或有胸胁紧困感，肩背酸困疼痛，气候变化有影响，遇冷痛剧，得热则减，甚者背心冷痛如负冰，四肢不温。脉象沉紧，舌质淡，舌苔薄白或稍见白腻。此期是疾病活动时期，直接影响着本病的发展和转归。

2. 寒热兼杂证 此型亦多见于大偻活动期。风寒湿邪郁久化热，耗气伤阴，损伤脾胃肝肾，正虚邪恋，虚实相兼，寒热错杂。临床表现为腰脊强痛，俯仰困难，膝踝关节红肿疼痛，或见烦热，或有体温增高，咽痛，口干苦但不渴饮，或眼赤涩痛，小便黄，大便干湿不调。脉象滑数或濡数，舌质偏红，舌苔黄。

3. 气血两虚证 绝大多数患者在明确诊断前已经历了漫长的病程，待明确诊断为大偻时，急性期已过，多数都到中、晚期。由于久病正气日耗，肝肾气血亏虚，筋骨血脉失养，风寒湿邪痰瘀胶着难去而筋骨受损。临床症见：腰脊强痛日久，俯仰困难，晨僵时现，步履困难，少气乏力，下肢痿软，动则心悸气短，常自汗，食思欠佳，尿清便溏。脉象细弱，舌质淡胖，舌苔薄白。

4. 肾虚督寒证 此型多见于大偻中、晚期，临床症见：腰脊强痛，难以俯仰，髋骶冷强，背冷恶寒，肢节冷痛，酸楚重着，或晨起腰骶项背僵痛，或胸腰僵硬弯曲，活动不利，四肢冷而酸软乏力，喜暖怕寒，阳痿，阴冷，精神不振，食少，溺清便溏。脉象沉缓无力，或见沉紧，舌质淡，舌苔薄白甚或苔根灰黑。

【临证治要】

风寒湿邪是导致本证不可缺少的因素，湿邪留恋往往贯穿于本病整个病理过程，故除湿为治疗之第一要务，理应贯穿于治疗的始终。无论辨证属何型，祛风除湿药必不可少。急性发作期若外感邪实用泻，要泻中寓补，而中晚期要补肾壮督，扶助正气，但补中须有泻。同时，肝肾气血不足不仅是强直性脊柱炎发生的主要内因，而且还影响着本病的发展和转归。因此自始至终都不能忽视扶正培本。治疗上总是以益气养血、温化寒湿、通经活络、强腰固肾为原则。调补气血、补益肝肾之药必在其中。此外，顾护脾胃在大偻的治疗过程中，也起了重要作用。

1. 温经散寒、除湿通络止痛　大偻急性活动期，急性期以邪实为主，以祛邪为先，中医以温经散寒、除湿通络止痛为治法。用柴葛桂枝汤或黄芪防己汤加附片治疗，加入海桐皮、海风藤、独活、牛膝、续断、伸筋草、石枫丹、狗脊等祛风湿、止痛、强腰健肾的中药。使患者疼痛短期内减轻，改善关节功能，延缓病情的进展。

2. 清上温下、引火归原　在大偻急性活动期，寒热夹杂之象亦为常见，治以清上温下、引火归原为法，清上焦热邪，引虚火归元，温下焦真元，随证加用散寒除湿、活络止痛之品，方选潜阳封髓丹加减，处方：附子、龟甲、黄柏、砂仁、山豆根、露蜂房、骨碎补、板蓝根、细辛、补骨脂、怀牛膝、石菖蒲、甘草等。

3. 补益气血、通经活络　绝大多数患者在明确诊断前已经历了漫长的病程，待明确诊断为强直性脊柱炎时，急性期已过，多数都到中、晚期。治以补益气血、通经活络为主，方用补中桂枝汤加味，并加用狗脊、续断、淫羊藿、薏苡仁、五加皮、巴戟天等药物调补肝肾。此期治疗在于调补气血，调整阴阳，改善患者体质，提高生活质量。

4. 温经散寒、扶阳强督　病程日久，风、寒、湿、热等外邪乘虚侵袭，深入骨骱，留于脊柱而成本病，而久病及肾，耗伤肾阳，督脉失养，肾虚邪侵又复感于邪，如此反复，肾阳日衰，督脉失养，肾虚寒凝，治以温经散寒，扶阳强督为法，方以桂枝附子汤加减。脊背疼痛甚者，加重羌活；腰痛明显者，加千年健、老鹳草；脊背发僵者，加片姜黄；下肢关节肿痛，加川牛膝；上肢关节肿痛，加桑枝；寒湿盛，加川乌；痰瘀互结者，加白芥子、胆南星、水蛭、僵蚕。

【典型病案】

李某，男，36岁，工人，2010年3月21日初诊。主诉：强直性脊柱炎十余年，腰骶部疼痛反复发作十余年，近日来劳作后受寒感冒，之后腰骶部疼痛又发，夜间尤甚，翻身困难，伴左膝关节肿痛，局部皮温高，下蹲活动明显受限。舌脉：舌淡苔薄白，脉缓。辨证立法：禀赋不足，肾阳亏虚，感受风寒湿热之邪，故诊为大偻（寒热错杂），治宜温经散寒，清热除湿，方予桂枝芍药知母汤加减，处方如下：白附片60g，桂枝20g，芍药15g，知母15g，苍术15g，白术15g，防风15g，细辛5g，炙麻黄15g，独活15g，狗脊15g，杜仲15g，续断10g，威灵仙15g，淫羊藿 15g，薏苡仁 15g，大枣 5 枚，甘草 10g，生姜 15g，5 剂，水煎服，日 1 剂。2010 年 4 月 10 日二诊：腰骶部疼痛有减轻，左膝关节肿痛较前减轻，但仍疼痛，活动略受限，夜间翻身仍困难，饮食睡眠可，症状缓解，效不更方，继予 5 剂，水煎服，日 1 剂。2010 年 4 月 28 日三诊：患者病情好转，左膝肿痛渐消，腰骶部疼痛减轻，但夜间感腰部翻身较前灵活，神疲乏力，纳少，舌质红，苔薄白，脉细，改用补中桂枝汤加减以益气活血温经通络，5 剂，水煎服，日 1 剂。

　　按语：本案为大偻多年，肾督阳虚，而复感于寒，致使腰骶部疼痛，关节红肿热痛，在里为寒，在外湿热之邪痹阻关节，故予温肾助阳、清热利湿、通络行痹之桂芍知母汤加减，症状平稳后以补中桂枝汤加减以益气活血、温经通络以善其后。

十三、皮痹

　　皮痹，中医病证名，出《素问·痹论》。以局部或全身皮肤进行性肿硬、萎缩，严重者可累及脏腑为主要表现的痹病类疾病。《张氏医通》卷六："皮痹者，即寒痹也。邪在皮毛，瘾疹风疮，搔之不痛，初起皮中如虫行状。"多因脾肾阳虚，卫不能外固，风寒湿邪乘虚郁留，经络气血痹阻，营卫失调而成。与西医系统性硬皮病相对应。

【病因病机】

　　皮痹发病主因营卫不和，风寒湿邪或热毒乘虚凝结皮肤，阻滞经络，内舍于脏腑。外邪侵袭是皮痹的主要病因，而以风寒湿邪为主，脏腑失调则是皮痹的内在因素。痰浊瘀血或气血阴阳不足，皮肤之经络瘀阻，导致皮肤失养是皮痹的基本病机，痰浊血瘀贯穿本病的始终。

　　1. 外邪侵袭　素体虚弱，卫外不固；或不知养慎，寒温不适，外邪乘虚而入；或卒然遇风寒湿邪，风为阳邪，开发腠理，携寒夹湿；寒借风犯，收引凝滞，积附病气；湿邪黏着，邪侵体表，留于肌肤，阻于经络，郁于腠理，气血凝滞，络道闭塞，发为皮痹。

　　2. 气血亏虚　皮肤得气血之营养则滋润柔和。若平素饮食不节，忧愁思虑，损伤脾胃，气血化源不足，皮肤失荣；或久病不愈，气血暗耗，形成气血亏虚。气虚无以生化，血必因之而虚少；气寒无以温煦，血必因之而凝滞；气衰无以推动，血必因之而瘀阻，气主煦之，血主濡之，皮肤失于温煦濡养而坚硬，或为不仁，甚则萎缩而毛脱。

　　3. 痰阻血瘀　痰阻血瘀是皮痹的继发病因，也是皮痹过程中重要的病机变化，湿邪留著于皮肤，或气虚阳虚推动无力；或寒凝气滞，津液不归正化；或脾失健运,水湿壅盛等,均可聚湿成痰,痰阻皮肤而发为皮痹。人之皮肤与经络有着密切的关系,血脉、经络满布于人之皮肤,外邪客于皮肤,或痰浊、寒凝等因素阻于皮肤,加之气滞致使血行不畅,或气虚阳虚,使气血津液运行障碍,形成痰浊瘀血,阻滞于皮肤,是皮痹常见的病理变化。

4. 肾阳虚衰　先天禀赋不足,或房劳伤肾,或脾阳虚弱,损及肾阳或疾病日久,元气被耗等均能导致肾阳虚衰。阳气不足,阴寒内生,寒凝皮肤,四末不得温煦,亦发为皮痹。

本病的病位主要在皮肤,以四肢、胸、颈以及面部皮损为多见。病情发展可累及肌肉、筋骨、关节,而出现肌肉萎缩,筋脉拘挛,关节疼痛肿胀,屈伸不利及畸形。皮痹不已,进而深入,可牵及肺、脾、心等脏器。

【辨证思路】

本证发病病机是本虚标实,本虚是阳气不足,卫外不固,腠理不密;标实是指瘀、痰、湿、热阻滞;风寒湿之邪伤于血分,致荣卫行涩,经络时疏,造成经络阻遏,脏腑失调,气血瘀滞而发病。本病与脾肾关系至为密切,以寒证、瘀证居多,故治疗以温阳散寒治其本,化瘀通滞治其标;补肾健脾,温经通阳,活血通络为主要治法,注重整体调节。同时,本病辨证应重视痰浊瘀血之候,因痰浊瘀阻常可贯穿疾病始终,形成虚实夹杂之证候。

1. 辨寒热　皮痹以寒证居多。寒性收引,皮痹之皮肤紧张与病机多属寒有一定的关系。其肢冷肤寒,触之不温,遇寒加重,遇热减轻,舌淡苔白均为寒性特点。皮痹亦有属热者,常见于疾病早期,表现为发热,或皮肤紫红,触之而热,舌质红,苔黄厚腻,脉数。

2. 辨虚实　皮痹之实证多属外邪浸淫,或痰阻血瘀之候。如皮肤肿硬,肢冷不温,恶寒身痛,舌淡苔白,脉弦紧之寒湿之证;皮肤肿硬而热,身热不退,舌红苔黄,脉数之湿热之证;皮肤坚硬如革,肤色暗滞,舌质暗或有瘀点瘀斑,脉沉细涩之痰瘀阻痹之证。皮痹之虚证则以皮肤萎缩,肌肉削瘦,肢冷不温为其临床特点,常伴有周身乏力,纳少便溏,气短心悸,面色不华,腰膝酸软等症,多见于气血两虚及脾肾阳虚之证候。

【临证治要】

皮痹是一种慢性进行性疾病,长期反复发作,病情缠绵,目前西医学还没有特别有效的治疗方法,多应用免疫抑制剂和血管扩张剂治疗,存在肝肾损害、骨髓抑制、血压下降、胃肠道反应等诸多不良反应,且疗效不尽如人意。从疾病发生、发展等不同阶段进行分期辨证施治,取得良好的临床疗效。

皮痹初期,以寒湿阻络证为主,相当于本病的水肿期。素体虚弱,卫外不固，或寒温不适，风寒湿邪乘虚而入，风为阳邪，开发腠理，携寒夹湿，寒借风犯，收引凝滞，湿邪黏着，邪侵肌表，留于肌肤，阻于经络，郁于腠理，痹阻经脉，气血不畅，以致肢端、皮肤、筋肉部位气血的供给不足，尤其是手指，出现手指雷诺现象、发凉、麻木及僵硬，夜间或晨起手指发胀等症状。治以散寒除湿、温经通络为法，用当归四逆汤加减（当归、桂枝、白芍、细辛、通草、黄芪、鸡血藤、甘草、大枣等）。

皮痹中期，以痰瘀阻络证为主，相当于本病的硬化期。由于病情控制不佳，反反复复发作，外邪留于肌肤，或脾失健运，水湿壅盛，聚湿成痰，或寒邪凝滞等多方面因素阻于肌肤脉络，气血运行不畅，血液凝于肌肤，血瘀阻络，使气血不能养肤润皮熏毛；脉络皮肤失养，面具脸、皮肤变硬、关节肿痛、麻木不仁、手指屈伸不利、指端溃疡等症状相继出现。治当活血化瘀通络为主，用桃红四物汤合二陈汤加减（桃仁、红花、当归、川芎、白芍、陈皮、法半夏、白芥子、全蝎、甘草、桂枝等）。

疾病发展到晚期，以气血亏虚证为主，相当于本病的萎缩期。久痹不愈，暗耗气血，或由于长期服药损伤脾胃，气血化源不足，形成气血亏虚，气虚无以生化，血必因之而虚少，气血相互依存，如此恶性循环，气血严重亏虚。皮肤失于气血的温煦濡养，出现吞咽困难，皮肤硬化，变薄，皮纹消失，色素沉着，皮肤萎缩而脱毛，肌肉消瘦等，妇女则出现月经紊乱，此因气血不足，舌瘦，苔薄白，脉沉细。治宜补益气血通络，方用补中桂枝汤加减（黄芪、桂枝、当归、白术、陈皮、升麻、柴胡、党参、白芍、茯苓、鸡血藤、甘草、大枣等）。疾病晚期，肾阳不足者也常见，皮肤硬化，形寒肢冷，面色苍白，腰酸耳鸣，女子月经不调，男子遗精阳痿，舌淡胖，脉沉细。治以温补肾阳为法，方选金匮肾气丸加减（桂枝、附片、熟地黄、山茱萸、山药、丹皮、茯苓、鹿角胶、川芎、甘草、淫羊藿、巴戟天、杜仲）。

少部分病例可见热毒蕴结肌肤，症见皮肤发硬，关节红肿疼痛，舌红，苔黄，脉数。治以清热解毒，除湿通络为法，方可选竹叶石膏汤加金银花、连翘或以五味消毒饮加减（金银花、野菊花、蒲公英、紫花地丁、天葵子、丹皮、赤芍）。

【典型病案】

孙某，女，35岁，务农。2013年6月初诊：患者自诉2年前在无明显诱因下出现双手背手指肿胀，遇寒则皮肤苍白，近年来症状逐渐加重，双手及颈部皮肤发硬，手指关节冷痛，指间发紫，曾在某院行病理检查确诊为系统性硬化症。经西医治疗效不佳。现症见双手指肿胀，皮肤冷痛，苍白，发硬，指间发紫麻木，遇寒加剧，感觉迟钝，活动欠利，颈部皮肤发硬，仰颈时呈细结节状，月经后期，量少色暗有血块。体格检查：心肺无特殊。双手指肿胀苍白，发硬，肤温低，活动不利，颈部皮肤发硬。舌边夹青，苔白，脉沉细而涩。辅助检查：无。证属气血不调，寒凝血瘀证，治当温经散寒，养血通脉，方拟当归四逆汤加减。处方：当归20g，桂枝20g，白芍10g，吴茱萸8g，细辛9g，生姜15g，砂仁10g，苏木15g，丹参15g，荜茇10g，通草5g，大枣8g，甘草10g。5剂，内服，2日1剂。

复诊：上症减轻，局部皮肤逐渐变软，仍感手指关节冷痛，四肢冰冷，遇寒尤甚，舌脉同前。上方加附片50g、黄芪50g、红花10g以增强温阳散寒，活血化瘀之效。继续治疗1月，病情明显好转，手指颈部皮肤较前明显变软，活动灵活，手指冷痛缓解，月经正常。

按语：硬皮病是一种以局限性或弥漫性皮肤增厚和纤维化为特征，并累及心、肺、肾、消化道等内脏器官的全身性结缔组织病，属于中医皮痹的范畴，所谓痹证者，风、寒、湿三气杂至合而为痹，该病病程长，痹证日久，外邪留于肌肤，气血运行不畅，血液凝于肌肤，血瘀阻络，故该病瘀血一直贯穿始终，该病病机为肾阳亏虚为本，血虚寒凝为标。当归四逆汤为《伤寒论》厥阴病之方。经曰："手足厥寒，脉细欲绝者，当归四逆汤主之。"当归四逆汤由当归三两、桂枝三两、芍药三两、细辛三两、大枣二十五个、通草二两、甘草二两组成。由于患者平素阴血亏虚，阳气不足，以致气血运行不畅，不能温养四末，而出现手足厥冷、脉细欲绝等症。方中当归养血为君；细辛温通血脉达于四肢为臣；桂枝汤去生姜调和营卫，温通经脉为佐；使以通草通利血脉。诸药合用，有温经通脉，养血和营之功。故凡寒凝血瘀（或血虚）之证可用之。中医有谓，寒则血凝滞，热则血流通。但凡滞则闭，热则通，人体经脉脏腑气血以通行为顺，闭滞为逆，在临证治疗中此系不可不认真把持的原则。依此要则，当归四逆汤配伍相关药物治疗妇女寒入血分之闭经、痛经及月经不调；厥阴受寒之头痛；胃寒气滞之胃痛，以及某些自身免疫性疾病，如皮肌炎、硬皮病、雷诺综合征、类风湿关节炎、过敏性紫癜等，均取得较好疗效。阴寒甚者，则在方中加入吴茱萸、荜茇、附片；若病程日久，寒凝血滞则加红花、丹参；头痛则加藁本、川芎。

十四、痛风

痛风是由于嘌呤代谢紊乱和/或尿酸排泄减少，单钠尿酸盐沉积所致的晶体相关性关节病，是临床常见的代谢性风湿病。现代医学按照疾病的发展进程将痛风及高尿酸血症分为高尿酸血症期、痛风急性发作期、痛风间歇期、慢性关节炎期、痛风性肾病期。

"痛风"病名见于金元时期《东垣十书》《丹溪心法》等，将痹证中的痛痹或痛痹与行痹并列称之为痛风，或白虎历节风。《丹溪心法•痛风》："四肢百节走痛是也，他方谓之白虎历节风证。"《医学入门•痛风》："形怯瘦者，多内血虚有火；形肥勇者，多外因风湿生痰。以其循历遍身，曰历节风，甚如虎咬，曰白虎风，痛必夜甚者，血行于阴也。"又云："痛多痰火，肿多风湿……痛风百节酸痛无定处，久则变成风毒痛入骨髓，不移其处。"《医门法律•痛风论》："痛风一名白虎历节风，实即痛痹也。"中医学所言"痛风"与现代医学所称"痛风"虽不能完全对应，但从症状表现及证候学诊断而言，有其类似及相互吻合之处。根据痛风的临床表现，以急、慢性关节炎为主要表现时，当属中医学"痹证""痛风""白虎历节风"范畴。在以尿路结石、肾结石为主要表现时，当属于"淋证 - 石淋""腰痛"范畴。在以肾脏病变、肾功能失常、肾衰竭为主要表现时，则属于"腰痛""虚劳""水肿""关格"之类。以高血压、冠心病、心肌梗死为主要表现时，又属于"眩晕""心悸""心痹"之类。总之，因本病常以关节红肿热痛的关节炎为主要特征，故讨论"痛风"往往以"痹证"论述为主。

【病因病机】

痛风的主要原因责之于先天脾肾功能失调。脾之运化功能有所缺陷，则痰浊内生，肾司二便功能失调，则湿浊排泄缓慢量少，以致痰浊内聚，此时感受风寒湿热之邪，劳倦过度，七情所伤，或酗酒食伤，或关节外伤等，则加重并促使痰浊流注关节、肌肉、骨骼，气血运行不畅而发本病。其病因可分为内因、外因和诱因三个方面。

1. 内因　主要是先天禀赋不足和正气亏虚。禀赋不足，肝肾亏损，精血不足则筋骨经脉失养，或肾司二便功能失调，湿浊内聚，流注关节、肌肉，闭阻经脉，均可形成本病；禀赋不足，阴阳失衡则累及其他脏腑，主要累及于脾，使之运化失调，尤是对厚味、酒食运化不及，致痰浊内生，凝滞于关节，或化源不足，气血无以充养关节经脉，亦可导致本病。正气亏虚，可素体虚弱，亦可由其他疾病内耗，产后气血不足，或劳倦、饮食、情志所伤，或过服某些化学药品内伤元气所致。正气亏虚，一则筋骨经脉失养，二则无力抵御外邪。以上内因，再遇外因和诱因相加，则经脉闭阻，气血运行不畅而发为本病。

2. 外因　主要是感受风、寒、湿、热之邪。由于居处卑湿，劳作环境湿冷，或水中作业，或冒雨涉水，或阴雨、暑湿天气缠绵，或汗出当风，汗出入水中等原因，在正气不足、卫外不固之时，风寒湿邪，或风湿之邪，或寒湿之邪，或风湿热邪，或湿热之邪，即可入侵人体经脉，留着于肢体、筋骨、关节之间，闭阻不通，发为本病。由于感邪不同，或邪气偏胜而形成不同的、相应的证候。

3. 诱因　主要是在正虚邪侵，或邪滞经脉之时，复加过度劳累，七情所伤，内耗正气或饮食不节，酗酒厚味，损伤脾胃，内生痰浊愈甚；或复感外伤，或手术，或关节损伤等，均可加重经脉痹阻，气血运行不畅而诱发本病。

痛风的病机主要是先天不足，正气亏虚，经脉失养；或湿浊排泄缓少，流滞经脉；或脾运失司，痰浊凝滞关节；或感受外邪，邪痹经脉，气血运行不畅。均致关节、筋骨、肌肉疼痛、肿胀、红热、麻木、重着、屈伸不利而形成本病。久病不愈则血脉瘀阻，津液凝聚，痰浊瘀血闭阻经络而关节肿大、畸形、僵硬，关节周围瘀斑、结节，并且内损脏腑，可并发有关脏腑病证，则病情复杂而严重。

本病初期表现在肢体、关节之经脉，继则侵蚀筋骨，内损脏腑。其实，本病在出现症状之前，即有先天肝肾不足和脾运失司，不可忽略。本病的性质是本虚标实，以肝肾亏虚、脾运失调为本，后及他脏，以风寒湿热、痰浊、瘀血闭阻经脉为标。

【辨证思路】

本病的主要病因为脾肾功能失调。兼夹之邪，一是外邪，如起居不慎，外感风寒，膏粱厚味，内聚湿热均可诱发。二是痰浊瘀血，湿热聚而生痰，痰凝则影响气血流通，而气滞血瘀。湿热与痰瘀俱为有形之邪，常胶结一处，故在论治时需掌握其不同特征，分清主次。本病多虚实夹杂，虚证为气血亏虚证多见，重者则见肝肾亏虚；实证为湿热、寒湿、痰浊、瘀血。早期以实证为主，中晚期则多见虚实兼夹，甚至以虚证为主。辨证分型如下：

1. 湿热蕴结证　见于急性痛风性关节炎。临床症见：局部关节红肿热痛，发病急骤，病及一个或多个关节，多兼有发热、恶风、口渴、烦闷不安或头痛汗出，小便短黄，舌红苔黄，或黄腻，脉弦滑数。

2. 内寒外热证　急性痛风性关节炎多见。临床表现为：关节疼痛，局部触之发热，但自觉畏寒，全身热象不显，舌苔或白或黄，或黄白相间，脉弦数。

3. 脾虚湿阻证　见于痛风间歇期。临床症见：无症状期，或仅有轻微的关节症状，或高尿酸血症，或见身困倦怠，头昏头晕，腰膝酸痛，纳食减少，脘腹胀闷，舌质淡胖或舌尖红，苔白或黄厚腻，脉细或弦滑等。

4. 寒湿痹阻证　见于痛风慢性期，可有痛风石形成。临床症见：关节疼痛，肿胀不甚，局部不热，痛有定处，屈伸不利，或见皮下结节或痛风石，肌肤麻木不仁，舌苔薄白或白腻，脉弦或濡缓。

5. 痰瘀痹阻证　痛风慢性期多见。临床表现为：关节疼痛反复发作，日久不愈，时轻时重，或呈刺痛，固定不移，关节肿大，甚至强直畸形，屈伸不利，皮下结节，或皮色紫暗，脉弦或沉涩。

6. 肝肾亏虚证　多见痛风慢性期。临床症见：关节疼痛，反复发作，日久不愈,时轻时重或游走不定,甚或关节变形,屈伸不利,腰膝酸痛或足跟疼痛,神疲乏力,舌淡苔白,脉滑细。

【临证治要】

痛风治疗早期以祛邪为主,中晚期以扶正祛邪兼顾。祛邪根据邪气的性质分别予以清热、散寒、除湿、化痰、行瘀,兼顾"宣痹通络"。治湿宜结合健脾益气,即所谓"脾旺能胜湿,气足无顽麻"。扶正以补益肝肾、益气养血等常用之法。

1. 寒热分消、内外合治　对于急性痛风性关节炎病因,我们认为痛风内因为禀赋不足,肝肾亏虚,精血不足,则筋骨经脉失养;外因方面,感受风、寒、湿邪,留着于肢体、筋骨、关节之间痹阻经脉气血,加之膏粱厚味,嗜酒生湿,劳倦内伤,湿热聚而生痰,痰凝而血瘀,湿热痰瘀不得及时宣散,蕴郁交结于腠理皮肤之间,使得里有寒湿阻痹、外有湿热痰瘀阻滞,关节经脉气血不通而发为痛风,如朱震亨在《格致余论·痛风论》所说:"彼痛风者,大率因血受热,已自沸腾,其后或涉冷水,或立湿地,或扇取凉,或卧当风,寒凉外抟,热血得寒,污浊凝涩,所以作痛,夜则痛甚,行于阴也。"故其治法不能是单一的化寒化热,而采用寒热异治、内外分消的方法加以治疗,内服散寒除湿、温通经络的黄芪防己汤加附片(生黄芪、防己、附子、草乌、桂枝、细辛、茯苓、白术、薏苡仁、牛膝、独活、透骨草),寒甚者,加附片30g(先煎3h)。外用清热解毒、散结消肿的苦参黄柏汤(苦参、生黄柏、土茯苓、大黄、皂刺、白蒺藜、牛膝、虎杖、海桐皮、海风藤、透骨草、枯矾)泡洗患处,内外合治,对急性痛风性关节炎,3~5日之内可达到消肿散结止痛的目的,比单纯内服或外治明显提高了疗效。

2. 清热养阴、除湿止痛　痛风好发于青壮年男性,素体阳盛,脾肾功能失调,复因酒食不节,恣嗜肥甘厚味,或劳倦过度,情志过极,脾失健运,脾虚湿聚,酿湿生热,蕴热成毒,气血壅滞,阻滞经络,流注关节、肌肉,出现红肿热痛,痛不可近;污浊凝涩,血脉瘀阻,形成结节或溃流脂浊,或出现痛风石。湿热之邪蕴结于关节肌肉腠理日久,耗气伤阴,往往出现阴虚内热之象,如关节焮红灼痛,发热,恶风,口渴,烦闷不安或头痛汗出,小便短黄,舌红苔黄,或黄腻,脉弦滑数。治疗上不可一味清热除湿,当治以清热养阴、除湿止痛为法,以达清热不伤阴、除湿止痹痛之效,方以竹叶石膏汤加减(淡竹叶、生石膏、知母、沙参、麦冬、法半夏、海桐皮、海风藤、透骨草、淫羊藿、薏苡仁、独活、甘草)。热甚者,加连翘、忍冬藤;阴伤甚者,加玄参、生地;肿痛甚者,加乳香、没药、全蝎;关节周围有红斑者,加生地、丹皮、赤芍;下肢痛甚,加牛膝、木瓜、独活;上肢痛甚,加羌活、姜黄、威灵仙;表证甚者,加桂枝、杭芍,或改用白虎桂枝汤。

3. 健脾渗湿、化痰通络　痛风的发病主要责之于先天脾肾功能失调，脾之运化功能有所缺陷，则痰浊内生，肾司二便功能失调，则湿浊排泄缓慢量少，以致痰浊内聚，复感于邪而发病。痛风间歇期，风寒湿热之邪已尽，临床无症状期，或仅有轻微的关节症状，或高尿酸血症，或见身困倦怠，头昏头晕，腰膝酸痛，纳食减少，脘腹胀闷，舌质淡胖或舌尖红，苔白或黄厚腻，脉细或弦滑等。治疗当以健脾化痰、渗湿通络为主，方用七君汤加减（三七、小红参、茯苓、白术、土茯苓、天竺黄、薏苡仁、金钱草）。

【典型病案】

病案一：张某，男，54岁，干部。既往有痛风病史，饮酒及饮食不慎后反复发作，2天前饮酒后左膝关节红肿灼痛，活动不利，疼痛夜间尤甚，饮食差，睡眠差，大便干，小便频。舌淡苔黄腻，脉弦紧，急查肾功能，血尿酸：540μmmol/L，肌酐、尿素氮正常。中医诊断：痛风（湿热蕴结），治宜清热除湿，祛风通络，方药予竹叶石膏汤加减，处方如：淡竹叶10g，石膏30g，沙参30g，麦冬15g，知母15g，独活15g，怀牛膝15g，海桐皮10g，海风藤15g，金银花15g，淫羊藿15g，薏苡仁15g，大黄10g，甘草10g，3剂水煎服，日1剂。二诊：左膝关节疼痛明显减轻，饮食睡眠改善，大便可，原方去大黄，5剂水煎服，日1剂。三诊：患者左膝关节肿痛已消，活动自如，复查血尿酸390μmol/L，嘱其多饮水，忌饮酒及进食鱼虾海鲜。

按语：治以清热除湿，祛风通络止痛，方予竹叶石膏汤治之，加大黄以通腑泄热，待疼痛缓解后，病情缓解去大黄，继用上方以巩固疗效。

病案二：刘某，男，40岁，工人。初诊：既往有痛风病史3年，1周前劳作后左足背红肿疼痛，局部发热，活动受限。自觉发热恶寒，倦怠，纳差，口渴喜热饮，二便调。舌质淡红，苔黄，脉细弦。中医诊断：痛风（内寒外热证），在内为寒湿痹阻，在外为热毒侵袭，治宜寒热分消，内外合治，在内方予黄芪防己汤加减，处方：黄芪30g，防己15g，桂枝20g，细辛5g，白术15g，川芎15g，茯苓15g，防风15g，羌活10g，独活15g，怀牛膝15g，海桐皮10g，淫羊藿15g，石菖蒲10g，炒杜仲15g，薏苡仁15g，忍冬藤10g，虎杖15g，甘草10g。3剂，水煎服，日1剂。在外予院内痛风清洗剂（苦参黄柏汤），用法：泡洗患处，1日1次。二诊：左足背红肿疼痛明显好转，但感倦怠，口渴喜热饮，二便调，舌质淡红，苔白，脉细紧。效不更方，继予黄芪防己汤5剂内服，院内痛风清洗剂外用以巩固疗效。

按语：对此患者即采用寒热异治、内外分消的方法加以治疗，内服散寒除湿、温通经络的黄芪防己汤，外用苦参黄柏汤泡洗患处，疗效显著。

十五、项痹

项痹是指由于各种原因导致的,以颈项部疼痛麻木,连及头、肩、上肢,以颈椎及颈椎间盘退行性变而导致的一种综合症候群,并可伴有眩晕、心悸等为主要表现的肢体痹病类疾病。实质上是一种因年老及颈部姿势异常以及过分劳累后颈椎及椎间盘的退行性改变。故现代医学颈椎病可按项痹进行辨证论治。

【病因病机】

本病以肾阳不足和气血亏虚为基础,复感于外邪,导致经络气血阻遏,不通则痛所导致的。《灵枢•五变》篇说:"粗理而肉不坚者,善病痹。"《济生方•痹》亦云:"皆因体虚,腠理空疏,受风寒湿气而成痹也。"

肾为先天之本,主骨藏精生髓,肾精不足,无以生髓,脑髓失充,故发为本病。年老气血亏虚,气血推动无力,瘀血阻脉,气血周流不畅,不通则痛。瘀血之不除,新血不可生,气虚无援,血运不畅,荣养失职,引起了不荣则痛和肢麻等症。患者气血不足,腠理空疏,易为外邪所侵;既病以后,正不能祛邪外出,以至风寒湿邪,得以逐渐深入,留连于颈项筋骨血脉而发为本病,或皮肉筋脉骨组织的直接损伤,皮肉破裂出血过多,耗伤气血,身体羸弱,卫外不固,加之离经之血停滞于肌肤腠理间,卫气运行不畅,导致卫外能力下降,复感于邪而发病。

【辨证思路】

本病病性总属本虚标实。本虚是阳气不足,卫外不固,邪侵颈项;标实是指风、寒、湿、瘀、痰阻滞。风寒湿之邪伤于血分,致荣卫行涩,经络时疏,造成经络阻遏,脏腑失调,气血瘀滞而发病,故本病以寒证、瘀证居多。痰浊瘀阻常可贯穿疾病始终,故本病辨证应特别重视痰浊瘀血之候。瘀血内停,气血运行受阻,局部失去濡养温煦,则使外邪和瘀血互结,气血不通,寒气凝聚而使痹证难以痊愈,常反复交替发作,渐进性加重。

【临证治要】

项痹病因阳气亏虚或气血不足,伤于风寒湿邪,导致经络气血阻遏而发病。临床上多需综合治疗方能见效。但无论何法均忌过于壅补:"温通"二字为治法要点。

1. 祛风散寒、解肌通络　颈项乃筋经百脉、气血疏通之要塞。阳气亏虚则易感外邪。"风者,百病之始也"(《素问•骨空论》),风为阳邪,易袭阳位,常兼夹寒邪侵袭虚人之体,留驻于颈项经络,颈项气血瘀滞、筋骨失养而发诸症。寒凝气滞、筋脉拘急而发强痉,使得痰瘀阻络,脑髓清窍失于血荣。因此在治疗此病之时,若病程不久,年龄不太大者,多兼有外感症状,以散寒除湿通络为主,以祛风散寒、解肌通络为主,方予柴葛桂枝汤加减。柴葛桂枝汤为临床经验用方,由柴葛解肌汤合桂枝汤而成,该方是本着《伤寒论》疾病循经传变和既病防变的治疗思想所创立的。在《伤寒论》中以三阳为表,其中又分太阳、阳明、少阳三经表证,而临床常见之外感病,多从太阳起始,继而阳明而少阳,本应依据所病何经再分别施治,但由于临床上常常因病性的变化又难免邪未离太阳之表,又向他经传入,故拟本方,一是解太阳肤表,二是解阳明肌表,三是借少阳之药柴胡枢转达邪,以防邪留三阴。其中又有杭芍敛阴和营,葛根生津养液,虽发汗解表但不伤正,三经并解可收到一剂豁然的效果。

2. 益气升阳、强肾健骨　因颈项连于脊髓,而肾为先天之本,肾主骨生髓,主藏精生精,精生髓,髓养骨,颈项得养,故能屈转灵活。年高体虚,肾气不充,精失调节,肾亦亏虚,肾精不足无以生髓,脑髓失充,骨体失养故致本病。久病又及肾,越趋于病重,故而病程较长,容易引起经脉气血不和。治疗当以益气升阳,强肾健骨为基础,方予补中桂枝汤加减,少佐舒筋活络、散寒除湿之药。益气升阳可使水谷精微上升于脑髓,改善脑供血,改善钙代谢失调,促进气血流通,强肾健骨使颈项部肌肉充,骨髓坚,有助于颈段脊柱的稳定性,增强颈肩顺应颈部突然变化的能力。

【典型病案】

陈某,男,62岁,农民,2014年9月21日就诊。主诉:颈项部疼痛4年,劳累及受寒或气候变冷时症状明显,1周来,上症加重伴头昏乏力。自服芬必得胶囊及治风湿病中药(具体不详)治疗,疗效不佳,且恶心,胃脘不适。舌质淡,苔薄白根稍腻,脉沉细而弱。辅助检查:类风湿因子、抗"O"、血沉、抗核抗体(-),X线片示颈椎骨质增生。西医诊断:颈椎病。中医诊断:痹证(项痹),气血两虚证。治当益气养血,通络止痛,方拟补中桂枝汤加减,药物组成:黄芪、党参各30g,当归、桂枝各20g,柴胡、白术、杭芍、牛膝、生姜各15g,炙升麻、陈皮、独活、甘草、大枣各10g。6剂,内服,每日1剂。2014年10月8日复诊:患者颈项部疼痛明显缓解,头昏耳鸣减轻,过劳后仍觉乏力。舌质淡苔薄白根稍腻,脉沉细。上方加杜仲、狗脊、石菖蒲各10g。10剂内服,每日1剂。2014年11月2日三诊:患者颈项部已无明显疼痛,活动灵便,精神好转,头昏耳鸣明显减轻。

按语:项痹该病以肾阳不足和气血亏虚为基础,复感于外邪,导致经络气血阻遏,不通则痛。该病为老年患者,既往劳作辛苦,耗伤气血,正气不足,复感于风寒湿邪而发病。治疗当在益气升阳、强肾健骨的基础上加用舒筋活络,散寒除湿之剂。方予补中桂枝汤加减。益气升阳可使水谷精微上升于脑髓,改善脑供血,改善钙代谢失调,促进气血流通,强肾健骨,使颈项部肌肉充、骨髓坚。

十六、漏肩风

本病是以肩关节酸重疼痛、运动受限为主症的病证，相当于现代医学的"肩关节周围炎"，即肩关节及其周围软组织的一种退行性、无菌性的炎症性改变。发病缓慢，多数无外伤史，少数仅有轻微外伤，可有受风着凉史。漏肩风之名，见于《绛囊撮要》。"漏"者，即暴露的意思。一般多发生于单侧，亦有两肩先后发病或交替发病者。本病的好发年龄在 50 岁左右，故有"五十肩"之称。体力劳动者和脑力劳动者均可发病，女性发病率略高于男性。如得不到有效的治疗，往往使肩关节发生粘连，形成所谓"冻肩"，严重影响生活。

【病因病机】

漏肩风虽是局部病变，但一般认为主要与气血虚衰、正气不足有关。外感风寒湿邪及外伤劳损常为本病诱发因素。

1. 气血不足　七七肾气衰，人到 50 岁左右，肝肾精气开始衰退，气血不足，筋脉得不到充分滋养，血虚生痛，日久筋脉拘急，营卫失调。

2. 外感风湿寒邪　居处潮湿，中风冒雨，或睡卧露肩，均可致外邪侵袭，留滞血肉筋脉。血受寒则凝，脉络拘急则痛；寒湿之邪淫溢于筋肉关节，以致关节屈伸不利。

3. 外伤劳损　肩关节是人体活动范围最广泛的大关节，其关节囊比较松弛。维持肩关节的稳定性，大部分依靠关节周围的肌肉、肌腱和韧带的力量。跨越肩关节的肌肉，韧带较多，而且大多是比较细长的肌腱。青年人的肌腱是十分坚强的，但由于肌腱本身的血液供应较差，随着年龄的增长，常有退行性改变。另一方面由于肩关节在日常生活和工作劳动中，活动比较频繁。其周围软组织常受到来自各方面的牵拉和摩擦，容易引起慢性劳损，致使韧带、肌腱、关节囊等软组织充血水肿及渗出、增厚，久之则发生粘连，腱袖钙化，导致肩关节活动功能严重障碍。

【辨证思路】

治疗漏肩风首先应辨寒热、虚实、痰瘀，有无劳损、外伤病史。综合判断所属证候，确定治则。本病辨证论治要点在于寒热虚实以及痰瘀。实证者早期为风寒湿邪痹阻经络，后期痹证日久，经络不通，气血运行不畅，寒湿邪凝滞不通，瘀血内生，痹阻经络，加重病情。风寒湿型漏肩风，为外感寒邪，邪滞经脉，气血多阻而至肢体疼痛，以肩部束痛，遇风寒痛增，得温痛缓，畏风恶寒，舌质淡，苔薄白或腻，脉弦滑或弦紧为主症。寒凝血瘀型漏肩风，为寒凝气血不畅，凝滞不通所致，可见肩部肿痛，疼痛拒按，以夜间为甚，舌质暗或有瘀斑，苔白，脉弦或细涩。气血虚损型漏肩风为气血亏虚，气血无以濡养肌肉关节，故见肩部酸痛，劳累后疼痛加重，伴头晕目眩，气短懒言，心悸失眠，四肢乏力，舌质淡，脉细弱或沉。

【临证治要】

漏肩风其发病多在中年以上，女性多见，病因多为内则气血两虚，营卫失和，外则为寒湿之邪伤及经脉肌骨，寒湿凝滞导致气血不遂。有的学者常分为"风寒湿痹阻""寒凝血瘀""气血虚损"等证型。本病不外一虚一寒，治疗之时，新病寒甚者以辛温发散为主，久病气血不足者以调补气血为本，兼以通经散寒。不言而喻，寒则血凝滞，热则血流通，是为关键，由名曰"肩凝证"，反映了其病因病机证候特征。风寒湿型漏肩风，为外感寒邪，邪滞经脉，气血多阻而至肢体疼痛，活动受限。临证治疗首先要发散风寒，其次再调畅气血。发散之方，可用麻黄汤、麻桂各半汤、麻辛附子汤、桂枝去芍药加麻黄附子细辛汤以及自拟加味柴葛桂枝汤。发散时一定要达到汗出邪散的目的。当然过汗又易伤表气，耗津液，甚至伤里气，故一是要发散透彻，二是要固护本气，最好为麻辛附子汤类，温经解表，扶正祛邪。汗出邪散后宜扶正调畅气血，玉屏风桂枝汤、补中汤加味以及当归生姜羊肉汤等均可相机施治。外邪入体，宜祛之散之，祛邪即所以养正，对外感病证尤应如此。

【典型病案】

师某，男，59岁，2011年10月初诊。患者自诉2个月前不慎跌伤致左侧肩部疼痛，活动受限，晨起时明显，向背部及左臂放射，左上肢刺痛，曾在市中医院行针灸及小针刀等治疗效果不明显，夜间睡眠差，盗汗，大便不成形，小便可，舌质夹瘀，苔薄白，脉沉细。中医诊断：漏肩风，风寒湿痹证。治以散寒除湿，活络止痛。方予柴葛桂枝汤加减。处方：柴胡15g，葛根30g，桂枝15g，防风15g，羌活15g，白芍15g，炙麻黄15g，伸筋草10g，砂仁10g，石菖蒲10g，生姜15g，大枣5枚，甘草10g，5剂。

复诊：自诉服上方左上肢疼痛减轻，活动有改善，饮食改善，精神欠佳，大便仍不成形，舌淡夹瘀，苔薄白，脉沉细。辨证属气虚寒湿未尽。治宜益气固表，温经散寒。方改用玉屏风桂枝汤加减。处方：黄芪30g，白术15g，防风15g，桂枝20g，白芍15g，柴胡15g，葛根20g，炙麻黄15g，细辛5g，杏仁10g，茯苓15g，羌活10g，石菖蒲10g，砂仁10g，大枣5枚，甘草10g，生姜15g。继服3剂而愈。

按语：《素问·举痛论》云："寒气入经而稽迟，泣而不行，客于脉外则血少，客于脉中则气不通。"本病无论新感还是旧疾，风寒湿邪痹阻是其病理基础。病位在肩,在上,在肌腠、经络,第一步应疏风散寒、除湿止痛,即以宣散为主,常用柴葛桂枝汤加减;第二步益气扶正,温经散寒,祛除未尽之寒湿,常以玉屏风桂枝汤加减,即漏肩风二步诊治法则。两方一散一收,散中寓补,补中有疏,祛邪不伤正,扶正不留邪,二步法合作,功效卓著。

十七、腰痛

腰痛是指腰部感受外邪,或因劳伤,或由肾虚而引起气血运行失调、脉络绌急、腰府失养所致的以腰部一侧或两侧疼痛为主要症状的一类病证。

腰痛在《内经》就有论述,认为属于足六经之病,并叙述了腰痛的性质、部位与范围,并提出病因以虚、寒、湿为主以及相应针灸的治疗。《金匮要略•五脏风寒积聚病脉证并治》:"肾着之病,其人身体重,腰中冷,如坐水中,形如水状,反不渴,小便自利,饮食如故,病属下焦,身劳汗出,衣里冷湿,久久得之,腰以下冷痛,腹重如带五千钱,甘姜苓术汤主之。"并对腰痛进行辨证论治,创肾虚腰痛用肾气丸,寒湿腰痛用干姜苓术汤治疗,两方一直为后世所重视。隋《诸病源候论》在病因学上,充实了"坠堕伤腰""劳损于肾"等病因,分类上分为卒腰痛与久腰痛。唐金元时期,对腰痛的认识已经比较充分,如《丹溪心法•腰痛》指出腰痛病因有湿热、肾虚、瘀血、挫闪、痰积,并强调肾虚的重要作用。清代,对腰痛病因病机和证治规律已有系统的认识和丰富的临床经验。《七松岩集•腰痛》概括腰痛常见病因和分型,指出:"然痛有虚实之分,所谓虚者,是两肾之精气血虚也,凡言虚证,皆两肾自病耳。所谓实者,非肾家自实,是两腰经络血脉之中,为风寒湿之所侵,闪肭挫气之所碍,腰内空腔之中,为湿痰瘀血凝滞,不通而为痛,当依据脉证辨悉而分治之。"

【病因病机】

腰为肾之府,乃肾之精气所溉之域。肾与膀胱相表里,足太阳经过之,因此腰痛病位在腰,与足太阳经相关;此外,任、督、冲、带诸脉,亦布其间,故内伤则不外肾虚。而外感风寒湿热诸邪,以湿性黏滞,湿流下,最易痹着腰部,所以外感总离不开湿邪为患。内外二因,相互影响,如《杂病源流犀烛》指出:"腰痛,精气虚而邪客病也……肾虚其本也,风寒湿热痰饮,气滞血瘀闪挫其标也,或从标,或从本,贵无失其宜而已。"说明肾虚是发病关键所在,风寒湿热的痹阻不行,常因肾虚而客,否则虽感外邪,亦不致出现腰痛。至于劳力扭伤,则和瘀血有关,临床上亦不少见。因此腰痛多为本虚标实,肾精不足,气血亏虚为本;邪气内阻,经络壅滞为标。《景岳全书》说:"既无表邪,又无湿热,而或以年衰,或以劳苦,或以酒色斫丧,或七情忧郁所致者,则悉属真阴虚证。"

1. 外邪侵袭　久居潮湿之地，或劳作汗出当风，衣裹冷湿，或冒雨着凉，或劳作于湿热交蒸之处，风寒湿热等六淫邪毒乘虚侵袭腰府，腰部经脉受阻，气血不畅发为腰痛。

2. 瘀血阻滞　体力劳动者，劳作辛苦，或腰部用力不当，跌仆闪挫外伤，劳损腰府筋脉气血，或久病入络，气血运行不畅，均可使腰部气机阻滞，瘀血阻络生腰痛。

3. 肾精亏虚　先天禀赋不足，加之劳累太过，或久病体虚，或年老体衰，或房室不节等以致肾精亏损，无以濡养腰府筋脉而发生腰痛。肾亏体虚是腰痛最重要的病机。如《灵枢·五癃津液别》说："虚，故腰背痛而胫酸。"《景岳全书·腰痛》也认为："腰痛之虚证，十居八九。"

【辨证思路】

腰痛分虚实论治，应辨清外感内伤。久居冷湿，劳汗当风，冒受湿热，或腰部过度劳累，跌仆伤损病史，起病急骤，或腰痛不能转侧，表现为气滞血瘀征象者，为外感腰痛。年老体虚，或烦劳过度，七情内伤，气血亏虚，起病缓慢，腰痛绵绵，时作时止，表现为肾虚证候者，属内伤腰痛。

外感腰痛多为实证，分寒湿痹阻，湿热蕴结，寒湿痹阻腰痛为风寒湿邪痹阻于腰，不通则痛，可见腰腿冷痛重着，转侧不利，适量活动后稍减，阴雨天疼痛加重，遇寒痛增，得热痛减，头重如裹，膝腿沉重，形寒肢冷，病程缠绵。湿热蕴结腰痛为湿热之邪熏蒸腰部所致，可见腰痛，痛处伴热感，小腿胀痛，热天或雨天疼痛加重，活动后稍减，体困身热，恶热口渴而不欲饮，小便短少，色黄、舌质红、苔黄腻，脉滑数或弦数。

内伤腰痛多为虚证，分气血亏虚，肝肾亏虚，气滞血瘀。气血亏虚者腰部酸软疼痛，经久不愈，乏力，不耐久行，休息则疼痛减轻，神疲纳少，头晕目眩，面色少华，爪甲淡白。肝肾亏虚者，为肝肾不足，不能荣养腰所致，症见腰病以酸软为主，喜按喜揉，遇劳更甚，休息则减轻，反复发作，面色淡白，手足不温，少气乏力，舌淡，脉沉细。气滞血瘀者，多有外伤史，早期腰腿剧痛拒按，俯仰转侧不利，甚者不能下床，夜间疼痛加重，难以入眠；后期转为钝痛，行走不便，唇色紫暗，舌质暗或有瘀点瘀斑，苔薄白或薄黄，脉弦或紧。

【临证治要】

1. 培补肾气、壮腰健骨　肾虚是致腰痛最基本的原因。《素问·脉要精微论》指出："腰者，肾之府，转摇不能，肾将惫矣。""肾脉搏坚而长，其色黄而赤者，当病折腰。"明确指出肾虚是腰痛的病因之一。张仲景以八味肾气丸治疗虚劳腰痛，意在补肾以强腰。《诸病源候论·腰痛候》曰："肾虚，役用伤肾是以痛。"

且认为其他致腰痛病因皆与肾虚有关，即所谓"邪之所凑，其气必虚"，若肾气充盛则邪气必不可干。《三因极一病证方论》曰："夫腰痛，虽属肾虚，亦涉三因所致，在外则脏腑经络受邪，在内则忧思恐怒，以至房劳坠堕，皆能致之。"认为肾虚是致腰痛的根本原因。因此"凡病腰痛者，多由真阴之不足，最宜以培补肾气为主"。

2. 散寒除湿、温经活络　　外邪入侵是致腰痛致病因素之一，风寒湿热之邪均可侵袭而致腰痛，但主要以寒湿为主。《内经》为后世医家认识外邪致腰痛奠定了基础。《素问·刺疟》曰："足太阳之疟，令人腰痛头重……足厥阴之疟，令人腰痛……肾疟者，令人洒洒然，腰脊痛……"张仲景《金匮要略》中所记载的肾著之病即是外感寒湿而得，治疗以甘姜苓术汤（肾着汤）治之，以茯苓、白术利湿，干姜祛寒，邪去则腰痛自除，此方一直沿用至今。《诸病源候论》曰："二曰风痹，风寒著腰是以痛……五曰寝卧湿地，是以痛。"又曰："肾经虚损，风冷乘之，故腰痛也。"《丹溪治法心要》所治外邪腰痛多为寒湿及湿热为病，《医学心悟》亦云："腰痛，有风，有寒，有湿，有热。"《杂病源流犀烛》曰："而六气所害，惟寒湿居多。"由此可以看出，六气入侵人体所致腰痛多为风寒湿热，但以寒湿为主，因此治疗上当以散寒除湿、温经活络为主。

3. 活血化瘀、疏经通络　　外伤跌仆闪挫，瘀血内生，或长期劳损可致腰部血脉不畅，引起腰痛。如《诸病源候论》指出："四曰暨腰，坠堕伤腰，是以痛。"又说："暨腰者，谓卒然伤损于腰，而致痛也，此由损血搏于背脊所为。"说明外力伤及腰部可致腰痛，并且其病理基础为"损血搏于背脊所为"，治法予补泻施治，方用熟大黄汤和橘子酒。《东垣试效方》和《兰室秘藏》用破血散疼汤和地龙散治疗恶血腰痛。《丹台玉案》曰："有瘀血腰痛者，因跌仆坠堕伤及。"说明瘀血腰痛的病理基础为"跌仆坠堕伤及"，因此治疗上当活血化瘀，瘀血除，新血生，经脉疏通，通则不痛。

【典型病案】

李某，男，65岁，退休，昆明人，2015年10月就诊。主诉：反复腰部痛10年余，再发2周。刻下症见：腰及左下肢疼痛，左肩痛，右臂上举受限，四肢乏力，CT提示：$L_3\sim S_1$椎间盘突出，饮食不佳，睡眠一般，尿多，大便稀溏，舌质淡红，苔白，脉细缓。诊断：腰痛（肝肾亏虚，气血不足证）。治宜益气养血通络、补益肝肾健骨为法，方予补中桂枝汤加减。处方：党参30g，白术15g，黄芪30g，炙升麻15g，柴胡15g，陈皮10g，桂枝15g，白芍15g，川芎15g，独活10g，狗脊15g，怀牛膝15g，威灵仙15g，淫羊藿15g，薏苡仁20g，大枣5枚，甘草10g，生姜3片。连服5剂。冷水浸泡30分钟，煮沸20分钟即可，每次100ml，3次每日，嘱其忌生冷、辛辣、刺激性食物。2015 年 10 月二诊：患者感腰部及下肢疼痛症状较前减轻，左肩及右臂上举较前改善，四肢乏力减轻，时胃脘不适，饮食改善，大、小便调畅，舌淡红苔白，脉沉细。患者腰痛及肢体关节痛等好转，现诉胃脘不适，方继予补中桂枝汤加减，去威灵仙，加石菖蒲、白蔻仁顾护脾胃。处方：党参 30g，白术 15g，黄芪 30g，炙升麻 15g，柴胡 15g，陈皮 10g，桂枝 15g，白芍 15g，川芎 15g，独活 10g，狗脊 15g，杜仲 15g，怀牛膝 15g，淫羊藿 15g，薏苡仁 20g，石菖蒲 10g，白蔻仁 10g，大枣 5 枚，甘草 10g，生姜 3 片。继服 5 剂，诸症缓解。

按语：腰痛者，多见于年老体弱者，当以肝肾不足、气血亏虚为主论治，治以补益肝肾、益气活血通络为法。依据《灵枢·本神》"脾气虚则四肢不用"理论，中老年患者，脾气虚，中气失偿，气血失和，肝肾血精匮乏，筋骨失养为本病内在基础，劳损或外邪侵袭为其外在因素。李东垣补中益气汤和《伤寒论》桂枝汤合方加减，健脾益肾，益气养血并调和营卫气血，舒筋活络通痹，具有较好临床疗效。

十八、骨痿

本病属痿证之一，症见腰背酸软，难于直立，下肢痿弱无力，面色暗黑，牙齿干枯等。由大热灼伤阴液，或长期过劳，肾精亏损，肾火亢盛等，使骨枯而髓减所致。语出《素问·痿论》。

【病因病机】

中医认为本病与年老体衰、营养不良、脏腑失调、外邪侵袭等有关，起病隐袭，发展缓慢，多发生在中老年。病变在腰背、四肢及筋骨关节，与肝、肾、脾关系密切。多由年老肾精虚少，骨髓化源不足，督脉空虚，筋骨失养，而出现骨骼脆弱乏力，引发骨质疏松。病性属本虚标实，以肾虚为本，以瘀血阻络、湿热浸淫为标。

1. 肾精亏虚　肾与骨关系最为密切，《灵枢》认为肾藏精，精生髓，髓养骨，故骨髓的生长、发育均有赖于肾精的滋润与濡养。《素问》有"肾充则骨强，肾虚则骨衰"的论述，肾精充足则骨髓生化有源，骨骼得髓的濡养而强健有力。若先天禀赋不足，或后天失养，或年老体弱、久病体虚等导致肾精不足，精不生髓，骨失髓血充养，可发生骨髓脆弱无力之证，导致骨质疏松症的发生。

2. 脾胃亏虚　脾主运化水谷，主肌肉四肢，脾胃为后天之本，生化之源，化生气、血、精、液以荣润骨骼。《素问·阴阳应象大论》之"清阳实四肢"谓四肢运动有赖于清阳之气，清阳之气则由水谷精气所化生，所以脾旺则四肢强健。饮食偏嗜，或喜好烟酒，损伤脾胃，气化失司，水谷精微化生不足，则会导致骨骼因精虚不能灌溉，血虚不能营养，气虚不能充达，则骨骼失于濡养而致四肢不用；脾虚不能充养先天，导致肾精不足，筋骨失养，骨痿不用。正如李杲所言，若脾胃功能失司，则气血皆虚，不能生髓养骨，筋、骨、皮、肉、血脉皆弱而致骨质疏松。

3. 肝肾阴虚 情志抑郁或暴怒伤肝，或外邪阻滞致肝气郁结，气郁而化火，易灼伤肝阴而致肝阴不足，若肝藏血功能失调，或肝血衰少，因精血互生又可致精虚，精虚则不能灌溉四末，血虚则不能营养筋骨，筋失所养而致骨质疏松。

4. 气虚血瘀 元气推动血液运行，而元气为肾精所化，肾精不足，无源化气，必致血瘀；脾为气血生化之源，脾虚则气血生化无源而致气虚，气虚不足以推动血行，或肾虚日久不能温煦和推动血脉，则必成血瘀；气血虚和气滞也必致血瘀。气虚血瘀，气血运行痹阻，骨络失养，"瘀血不去，则新血不生"，骨髓失养，导致骨枯而髓减，易发为骨质疏松，而瘀血也作为病理产物，瘀阻骨络必然加重病情。

5. 湿热内蕴 由于久居湿地，或食凉卧露，或年老体衰，致腠理不密，寒湿之邪乘虚而入，经久不愈，邪从热化，湿热蕴于四肢，浸淫筋脉，气血阻滞，筋骨失养，日久而致骨痿。

【辨证思路】

中医认为肾虚、脾虚、肝郁、肝肾不足和血瘀相互影响，促使骨质疏松症的发生，其中肾虚是根本。本病有虚实之分，但虚证居多，虚证以肾虚多见，肝肾、脾胃亏虚亦不少，病久不愈，气血经脉痹阻，血行不畅，筋骨失于濡养，骨节疼痛，久致骨枯筋痿。肾虚者可分肾阴虚与肾阳虚，肾阴不足可见腰背酸痛，下肢无力，五心烦热，口咽干燥，形体消瘦，潮热盗汗，骨蒸发热，午后颧红，小便短黄等，肾阳不足可见腰背冷痛，腿膝软弱，面色淡白，畏寒肢冷，夜尿频多，头晕目眩，精神萎靡等。脾胃亏虚者可见腰背酸痛，痿软无力，神疲乏力，食少溏泄，少气微言，面色萎黄，不寐健忘、发槁齿摇等症。肝肾阴虚者可见腰膝酸软，形体消瘦，头晕耳鸣，五心烦热，口干咽燥，潮热盗汗，骨蒸发热，不寐多梦等症。

【临证治要】

中医认为骨与肾关系密切，即所谓"肾主骨"。故与人身肾气之盛衰有关。一般而言，人自进入更年期，体内的新陈代谢有改变，内分泌的衰减以及环境、食物、疾病等的影响，均能导致"肾虚"的变化，故肾虚则骨弱。弱则骨质变疏变脆，进入老龄之人，是常见的骨质变化，也是易造成骨折的内在条件。常见骨质已见疏松，在治疗中若只注重补钙（不论饮食或药物）不一定达到目的。所以除了补充钙的摄入,还应调整体内钙的吸收代谢,用活性维生素 D$_3$ 促进钙的吸收。故还适当在内分泌的调节上下功夫(如性腺、甲状旁腺、垂体等),但因其机制复杂,利弊相兼,难于达到理想效果。中医药方面则强调补益气血,补肾壮骨,是从全身性的脏腑气血的大的概念着手,相应的也有一定效果。就目前而言,调益气血、补肾壮骨仍不失为有临床意义的治疗方法。

【典型病案】

陈某,男,76 岁,退休,昆明人,2015 年 8 月就诊。患者 2 年前因腰腿疼痛,首次就诊于骨科,行骨密度测试示:骨质疏松,诊断为骨质疏松症。近 1 月来,劳累受凉后腰腿疼痛再发加重。刻下症见:腰腿疼痛,遇冷加剧,怕冷,夜尿多,咽痛,口干烦热,不欲饮,自汗,盗汗,咽无充血。证属:肾阳亏虚,上热下寒。法当温补肾阳,通络止痛。方拟潜阳封髓丹加减治之。处方:附子 30g(开水先煎),黄柏 15g,砂仁 10g,骨碎补 15g,补骨脂 15g,肉桂 15g,龟甲 10g,天冬 15g,玄参 10g,桂枝 20g,狗脊 15g,杜仲 15g,甘草 6g。5 剂,每剂首煎时,附子 30g 先用开水先煎 3 小时,再加入其他药物煮沸 20 分钟即可,取汁内服。服药后 2 小时忌酸冷。

二诊:服药后,患者口干、咽痛、烦热症状完全缓解,腰腿疼痛有所减轻。舌淡苔薄白,脉细。患者少阴咽痛症已消,腰腿下肢疼痛仍存,故上方去天冬、玄参,加入肝肾之经、性行而不止之独活 15g,辛温、善行走散之延胡索 15g,活血通络,散寒止痛。煎煮、服药方法及禁忌同前方。

按语:骨质疏松症是临床常见病、多发病,好发于中老年人,尤以绝经后妇女多见。骨质疏松症属中医学"骨痿"范畴。中医认为"肾主骨""腰为肾之府""脾为后天之本,气血生化之源",因此本病的发生多由患者肾虚、脾虚及血虚所致。本患者为老年患者,肾气渐亏,加之久病伤正,肾阳不足,不能镇纳群阴,阴气上腾,故自汗、盗汗;虚阳浮越,则见口干烦热但不欲饮、咽痛但咽无充血红肿;肾虚精枯不能化血,肌肉筋骨失于濡养,故腰腿疼痛;因寒主收引、疼痛,风寒湿邪乘虚入侵经络,气血运行不畅,故腰腿疼痛遇冷加剧。本证为阳虚外越,肾气亏虚,上热下寒,故投以潜阳封髓丹加减见效明显。

十九、背寒

背寒是指感背部寒冷,或伴腰背、四肢关节冷痛等一系列症状的综合征。临床以身体冷痛、手足寒、骨节痛为主要特征。本病临床表现身体冷痛则是指全身肌肉怕冷、疼痛。《伤寒论》第 295 条"少阴病,恶寒、身(蜷)而利、手足逆冷者,不治"。

"背寒"一词，首见于《金匮要略·痰饮咳嗽病脉证并治》："夫心下有留饮，其人背寒冷如手大。"本书所论背寒属于少阴病寒湿证，张仲景提出了背寒的治疗方药，其《伤寒论·辨少阴病脉证并治》记载："少阴病，得之一二日，口中和，其背恶寒者，当灸之，附子汤主之。""少阴病，身体痛，手足寒，骨节痛，脉沉者，附子汤主之。"附子汤的组成："附子二枚，炮，去皮，破八片，茯苓三两，人参二两，白术四两，芍药三两，上五味，以水八升，煮取三升，去滓。温服一升，日三服。"可见，背寒是以寒邪为主所致冷痛，用附子两枚在于温扶元阳，散除寒邪，配伍人参、芍药以和营助阳，人参、茯苓、白术补气助阳，全方具有良好的温补阳气、和营止痛之功，柯琴誉之为"伤寒温补第一方"。

【病因病机】

中医认为背属阳，阳虚寒湿困扰则现背寒证。背寒属于伤寒六经病之一，是少阴病寒湿证阳虚的表现。少阴病的形成，或来自传经之邪，或心肾阴虚，外邪直中，或汗下太过，内夺肾阴，邪犯少阴，从阴化寒，阳虚无以温煦肢体腰背，故而背寒，肢冷，骨节痛。但此"口中和，其背恶寒"应当与太阳病恶寒、阳明病白虎加人参汤证的背恶寒相鉴别。太阳病恶寒，其病因是风寒袭表，所以与发热、头痛、脉浮并见；阳明病白虎加人参汤证的背恶寒，是由里热炽盛，汗出太多，津液不足所致，所以与高热、大汗出、口燥渴引饮、脉洪大并见。本证背恶寒没有发热、头痛、脉浮，也没有高热、大汗出、口燥渴引饮，而是口中和，因此，"口中和"是本证的辨证要点。

【辨证思路】

少阴包括手、足少阴二经和心、肾两脏。手少阴心属火，主藏神，主血脉，为一身之主；足少阴肾属水，主藏精，主水液，为先天之本。少阴病的发生，一是素体少阴阳虚或阴虚，复感外邪，邪气直犯少阴，内外合邪而发病。二是病在他经失治、误治，损伤心肾阴阳从而转属少阴。其中因太阳与少阴互为表里的关系，故太阳病最易转入少阴。此外，太阴和少阴有子母关系，病变中常子盗母气，故太阴虚寒也易传入少阴，成为脾肾阳虚证等。少阴病以心肾虚衰，水火不交为主要病机，以脉微细、但欲寐为主要脉症特点。此处背寒主要是指少阴寒化证，辨证要点是：脉微细，但欲寐，自利口渴，小便色白，厥逆，呕吐，即以恶寒、蜷卧、四肢厥冷、小便清长、下利清谷、脉微细或沉等一派虚寒脉症为其特点。

【临证治要】

背寒主要归属于少阴病寒化证，其主要遵循四逆汤证、通脉四逆汤证、白通汤证为主辨证治疗。

1. 四逆汤证　为少阴寒化证，证属阳虚阴盛，症见脉微细，但欲寐，自利口渴，小便色白，厥逆，呕吐。涉及人体根本之阳，故治以回阳救逆之法。四逆汤由干姜、附子、甘草组成。方中附子温肾回阳，干姜温中散寒，两药合用，增强回阳之力，炙甘草温补调中，三药相须为用，为回阳救逆之代表方。

2. 通脉四逆汤证　是由阳气极虚的真寒和虚阳外浮的假热两组症状组成，辨证要点是手足厥逆，下利清谷，脉微欲绝，身反不恶寒，面赤。证属真阳衰竭之危候，阳气极虚，阴寒内盛，则病生格拒之变。通脉四逆汤与四逆汤药味相同，但重用附子，倍用干姜，以大辛大热之药，急祛内寒，破阴回阳，通达内外。面赤，加葱白宣通上下阳气；腹痛，加芍药缓急止痛；干呕，加生姜温胃降逆；咽痛，加桔梗利咽止痛；利止脉不出，加人参大补气阴，以救阴竭。

3. 白通汤证　又可称为戴阳证。所谓"戴阳"是指阴盛于下，逼迫虚阳浮越于上，其表现为但欲寐，下利，面赤，手足厥冷，脉沉微等。本方即四逆汤去甘草加葱白而成，治以破阴回阳，通达上下。方用附子、干姜破阴回阳，葱白辛滑通利，宣通上下，以解阴阳格拒。王晋三曰："若夫《金匮》云，面赤者加葱白，则是葱白通上焦之阳，下交于肾；附子启下焦之阳，上承于心；干姜温中土之阳，以通上下，上下交，水火济，利自止矣。"

【典型病案】

病案一：李某，女，32岁，2012年1月10日初诊。患者2011年10月因受凉后出现背冷痛，四肢酸软，多次服用当地诊所汤药治疗，疗效欠佳。现下症见：背部冷冷作痛，怕风明显，纳眠尚可，二便调，舌淡，苔薄白微腻，脉沉细兼紧。中医辨证为阳虚阴寒证。治以温阳散寒，予白通汤加减。处方：白附片100g（先煎3h），干姜30g，桂枝30g，防风20g，茯苓20g，砂仁20g，羌活20g，细辛10g，葱头3个。服药5剂后复诊，患者背部怕冷稍减，仍感全身酸软，头昏，饮食不节则腹泻，恶风，眠可，梦多，月经先期，量少色黑。舌淡，苔薄白稍腻，脉沉细。方改予桂枝附子汤加减。处方：黑附片100g（先煎3h），茯苓20g，西洋参15g，白芍15g，桂枝30g，细辛8g，砂仁20g，公丁香10g，石菖蒲10g，甘草10g，生姜15g。服药10剂后三诊，患者感背部怕冷明显减轻，无汗，微恶风，精神好转，饮食及二便正常，舌淡苔薄白，脉沉细，继予上方5剂，诸症悉解。

按语：白通汤主治阴寒内盛，急需通阳破阴，以防阴盛逼阳，其方药组成为四逆汤去甘草、加葱白而成。方中葱白辛温通阳，合姜、附以通阳复脉；加桂枝调和营卫，细辛、防风祛风散寒；羌活祛风除湿通络；茯苓、砂仁健脾和胃。

病案二：张某，女，54岁，退休，建水人，2013年10月就诊。患者近1月来腰骶部发冷，双肩部冷痛，头痛，汗多，纳眠可，二便尚可。为求系统治疗来诊。初诊：症同前，舌淡苔薄白，脉沉细。此因肾阳不足，不能濡养督脉，再之感受风寒，经络阻滞而成，法当温阳散寒，方拟附子汤加减：白附片（开水先煎3h）50g，茯苓20g，党参30g，白芍15g，桂枝20g，细辛5g，砂仁10g，白术15g，石菖蒲10g，甘草10g。5剂，将附子煮熟后加入其余药物，煮沸20分钟，每次100ml，每日3次，服药期间忌生冷。2013年11月二诊：患者觉腰骶部及双肩冷痛明显减轻，头痛缓解，汗多，舌淡苔薄白，脉沉缓。继予上方加黄芪30g、防风15g益气固表止汗，再服5剂而愈。

按语：《医学传心录》曰："痹者，犹闭也，风寒湿气侵入肌肤，流注经络，则津液为之不清，或变痰饮，或成瘀血，闭塞隧道，故作痛走注或麻木不仁。"该患者年近六旬，阳气渐亏，易受风寒侵袭，肾阳不足，寒湿之邪痹阻于腰部则见腰部冷痛，附子汤出自《伤寒论》，温经助阳，祛寒除湿。治少阴阳虚，寒湿内侵，背恶寒，身体骨节疼痛，口中和，手足寒，脉沉者。温肾助阳的同时注重顾护脾胃，重视机体元气的盛衰，脾胃安和、元阳充沛则抵抗外邪力强，故加砂仁、白术、石菖蒲安中化湿。

二十、燥痹

燥痹是指由燥邪（外燥、内燥）损伤气血津液而致阴津耗损，气血亏虚，使肢体筋脉失养，瘀血痹阻，痰凝结聚，脉络不通，导致肢体疼痛，甚则肌肤枯涩、脏器损害的病证。以心、肝、脾、肺、肾各脏及其互为表里的六腑、九窍特有的阴津匮乏之表现为其临床特征。燥痹一年四季均可发病，但以秋冬季为多见。其发病年龄以儿童及青中年为多，且女性多于男性。

本病在中医文献中无相似病名记载，中医对此症的认识始于《内经》"燥胜则干""燥者濡之"的论述，其复杂的临床表现在许多古代医籍中有类似的描述。本病是国医大师路志正在1989年《痹病论治学》中提出的。对于干燥综合征、类风湿关节炎、硬结性红斑等病出现的燥热伤津证候，可参考本病治疗。

【病因病机】

金元时期刘完素在《素问玄机原病式》中补充了"诸涩枯涸，干劲皱揭，皆属于燥"的病机。清代名医张千里在临证中又认识到"上燥在气，下燥在血，气竭则肝伤，血竭则胃涸"。概括中医对本病病因病机、临床表现及疾病属性方面的认识，主要有以下几种：

1. 阴虚津枯，清窍失养　素体肺、肝、肾阴虚，阴虚内燥，津液干枯，津不上乘，清窍失于濡养，则眼干涩、口咽干燥、鼻干等症状经久不去。

2. 阴虚津枯，痹邪阻络　阴虚津枯，肌肉筋骨失于濡养，筋脉失于滋润，痹邪乘虚入侵，阻滞经络、筋骨、关节，致使关节、肌肉酸痛，活动不利。

3. 内外燥邪，毒邪阻络　素体阴虚内燥，若外受燥（热）之邪侵袭，内外燥合邪上攻，攻于目则目干涩、赤肿、迎风流泪；攻于鼻则鼻干燥，鼻痒结痂；攻于口则口咽干燥，频频饮水而不能止渴，咽痛咽痒；犯于肺，肺失清肃，可见咳嗽气急，痰少或无痰。

4. 阴虚日久，变证丛生　素体阴虚日久，也可产生诸多变证。或为阴虚阳亢，肝阳上亢，肝风内动致头痛、头晕，甚则偏瘫；或为虚火上炎，致咽喉痛、舌痛、龋齿，舌下、颌下肿痛；或为心火炽盛，神明被犯致心烦、心悸、易惊、夜寐不安，甚则癫、狂、痫；或阴损及阳，肾气不固，固摄无权，致尿频数清长。病情进一步加重，阴阳两虚而成虚劳。

总之，本病以阴虚津亏为其本质，气、阳虚为其所累，瘀、痹、燥、毒为其标象，基本病机是以虚、瘀、燥、痹为特点，可累及全身多个系统，造成多器官损害。

【辨证思路】

本病的辨证要点，是燥邪伤阴或津伤化燥，致多系统、多脏器受损，日久可由燥致痹。痹者，闭也，不通之意。故本病有脏腑气机失调，经气失其畅达，气血运行涩滞的病理改变。临床可见津亏失濡、阴虚发热、燥瘀相搏或燥痰互结的特点。

1. 辨表里虚实　本病早期燥邪犯肺者，起病急，病程短，多属表属实；而先天禀赋不足或失治误治，久病及里者，起病慢，病程较长，耗伤气血津液，脏器受损，属里属虚；久病里虚者若内生痰浊瘀血，或复感外邪，则多属虚实夹杂。

2. 辨气血津液　本病早期燥邪侵袭机体，多以肺卫表证为主，可损及津液，日久病及阴血，"津血同源"，出现血虚津亏的表现。后期出现气血亏虚，又因气虚无以行血可致气滞血瘀之证。若气虚运化水湿不利，痰浊内生，复与瘀血搏结于皮下可见瘰核；痹阻于经络血脉可致麻木疼痛。

3. 辨脏腑亏虚　肺开窍于鼻，主皮毛，主宣降气机津液，肺阴受累则见干咳、鼻干、皮肤干涩或咽干不适；脾开窍于口，主四肢肌肉，为胃行其津液，故脾病则四肢不用，津不上承而致口干，胃阴不足，虚火上攻则口干更甚，口舌生疮易溃，肠道失润则大便秘结；舌为心之苗，心阴受损可见口舌干燥，甚则灼痛，若心神失养则有心悸、不寐等症；肝开窍于目，主筋，主疏泄，肝阴虚则清窍筋脉失养而见眼干少泪，视物模糊，肢体麻木，若疏泄失常，气机不畅，又可见气滞血瘀的表现；肾藏精主骨，若肾阴不足则可见消瘦、腰膝酸软、烦热盗汗等症。

【临证治要】

本病在治疗时应根据病位所在、体质差异、病情变化及四季区别等详加审查，予以论治。

1. 治疗要重视本病的双重性与复杂性。在生津增液、滋阴润燥的同时，要结合患者的客观情况，佐以疏风通络、活血化瘀、健脾和胃、祛风化痰等药物，时时顾护胃气。因滋阴之品，多重浊黏腻，多用、久用，不无滋腻碍脾之虞。

2. 滋阴药当属改善病情的首要药物，但中医素有津液不得濡润，因虚生燥，因燥生滞、生瘀之说，故滋阴生津的同时，亦应注重化滞、散瘀、祛除标实的一面。可使瘀去血活，气机调畅，津液畅达。

3. 活血化瘀之味，亦当用甘寒或苦微寒、辛苦温之丹参、莪术、赤芍、丹皮、丝瓜络等。若用温热之当归、川芎、红花、鸡血藤等之类，其用量宜小，以免阴液未复而再损伤。大苦大寒之品，如非实热，宜慎用、少用，以苦能化燥之故。

燥证，最重补血通络活血，以通为补，是针对腺体闭塞而设立。此种闭塞基本病理改变为炎症增生，治以解毒化瘀。常重用白花蛇舌草、肿节风、忍冬藤、鸡血藤；瘀久必有热毒，应用苦寒清瘀毒之药如黄连、栀子、黄柏、知母、板蓝根。

4. 风药宜用甘辛平、甘辛寒或辛苦平、辛苦微温之品，此为风药中之润剂，既无伤阴之弊，又符合"辛以润之"的经旨。如丝瓜络、忍冬藤、络石藤、豨莶草、桑枝、海桐皮、防风、青风藤、海风藤、天仙藤、伸筋草等，均有疏经活络、宣痹止痛之功。

5. 本病后期，多阴损及阳，形成气阴两虚、阴阳两虚、正气不足之证。当此之时，治宜益气养阴，阴阳并调，大补气血，扶正祛邪。若筋脉失荣，精亏髓空，骨、关节变形者，则养血荣筋，填精益髓，温阳壮督，甚至可用虫类药物以搜剔经络。总之，治疗方法要灵活达变，不可拘泥。

6. 在治疗过程中，食物疗法的效果不容忽视。可结合患者情况选用百合、莲子、银耳、枸杞子、百合粥、鲜藕萝卜汤、菊花茶、决明子代茶等。

【典型病案】

张某，女，56 岁，退休教师，2010 年 1 月 25 日就诊。患干燥综合征已 3 年，曾多次住院，近 1 个月来感眼干、鼻干、口干加重，牙痛，猖獗齿，口中不和，口干思饮，干咳，纳少，四肢关节疼痛，小便黄，大便干，饮食睡眠差，舌质红，少苔，脉沉细。患者素体阴虚，阴津匮乏，阴虚则生内热，故诊为燥痹（气阴亏虚型），治宜滋阴清热，养阴生津，方用沙参麦冬汤加减，处方如下：沙参 30g，麦冬 15g，石斛 15g，黄精 20g，玉竹 20g，桑叶 10g，杜仲 15g，生黄柏 20g，砂仁 15g，桔梗 10g，甘草 10g。5 剂，水煎服，日 1 剂。二诊：口眼干涩缓解，仍感牙疼，关节疼痛，原方加蜂房 10g，内服 5 剂。

按语：干燥综合征属中医燥痹范畴，多与阴虚毒热有关。本患者病程日久，以气阴亏虚为主,故治疗予沙参麦冬汤,加石斛、黄精、黄柏、杜仲、桔梗等以滋肾水,生津液,从"根"上解决津液不足。

二十一、痿证

痿证指外感或内伤,使精血受损,肌肉筋脉失养以致肢体弛缓、软弱无力,甚至日久不用,引起肌肉萎缩或瘫痪的一种病证。痿者萎也,枯萎之义,即指肢体痿弱,肌肉萎缩。凡手足或其他部位的肌肉痿弱无力,弛缓不收者均属痿病范畴。因多发生在下肢,故又有"痿躄"之称。

痿病首见于《内经》,并有许多篇章进行了讨论,《素问·痿论》还作了专门论述。病因病机方面,提出"肺热叶焦""湿热不攘",病证分类方面,提出了"痿躄""脉痿""筋痿""肉痿""骨痿"的分类方法。治疗方面,提出了"治痿者独取阳明"和"各补其荥而通其俞,调其虚实,和其逆顺"的针灸治痿原则。后世根据《内经》对痿病的理论基础,继续丰富了痿病学说。

【病因病机】

痿病的病因很广,外感、内伤均可致痿。如《证治准绳·痿》所说:"五劳五志六淫尽得成五脏之热以为痿也。"痿病的发生主要归根于由外感或内伤致使五脏内伤、精血受损、肌肉筋脉失于滋养所致。

1. 感受温热毒邪,高热不退,或病后余热燔灼,伤津耗气,不能布送津液以润泽五脏,四肢肌肉筋脉失养,痿弱不用。《素问·痿论》"五脏因肺热叶焦,发为痿躄"之谓也。

2. 外感湿热之邪,或久居湿地,感受寒湿之邪,郁遏化热,或饮食不节,损伤脾胃,脾不能运化水湿而内生湿热,若湿热未及时清除,濡滞肌肉,浸淫经脉,气血不运,则肌肉筋脉失养而发为痿病。

3. 脾胃为后天之本,气血生化之源,五脏六腑、四肢百骸赖以温煦滋养。若素体虚弱,久病体虚,或饮食不节,脾胃受损,脾胃既不能运化水谷以化生气血而精血不足,不能转输精微,五脏失其润养,筋脉失其滋煦,故发为痿病。

4. 年高体虚,肝肾亏虚,或因房色太过,因劳役太过,肝血不足,肾精亏虚,肝不主筋,肾不主骨,髓枯筋痿,肌肉也随之不用,发为痿病。

痿病病位虽在肌肉筋脉,但关乎五脏,尤以肝肾肺胃密切,因肝藏血主筋,肾藏精生髓,津生于胃,肺通调布散津液,故《临证指南医案·痿》强调本病为"肝肾肺胃四经之病"。其病机则为热伤肺津,津液不布;湿热浸淫经络,气血不运;脾胃受损,气血精微生化不足;肝肾亏损,髓枯筋痿。而且这些病机常可互相传变,如肺热叶焦,津失敷布,则五脏失濡,内热互起;肾水渐亏,水不制火,则火灼肺金，导致肺热津伤；脾虚与湿热更是互为因果，湿热亦能下注于肝肾，伤及肝肾之阴。故其病理性质有虚有实，一般是热证、虚证居多，虚实夹杂者亦不少见。

【辨证思路】

1. 根据痿证的病因病机，在临床辨证论治中，常从外感邪气及易感脏腑辨证。外感多因热邪、湿邪，多为实证。常发生于热病过程中，或热病之后，伴咽干咳嗽者，病变在肺；外感湿热之邪，或久居湿地，感受寒湿之邪，郁遏化热，伴发热，胸脘痞闷，病变在脾胃。内伤多因久病、劳倦、饮食失调等，病变多在脾胃，见起病缓慢，腰脊酸软，遗精耳鸣，月经不调，病变则在肝肾，多为虚证。

2. 根据起病快慢及病程长短辨证，分期论治。凡起病急，发展较快，肢体力弱，或拘急麻木，肌肉萎缩尚不明显，多为初期，多属实证，应以祛邪为主，兼顾肺脾胃之气；而起病缓慢，渐进加重，病程长，肢体弛缓，肌肉萎缩明显者，多为中后期，多属虚证。应以调理脾胃为主，不忘其兼杂之证。

【临证治要】

1. 独取阳明即指治痿病应重视调理脾胃，因脾胃为后天之本，肺之津液来源于脾胃，肝肾的精血来源于脾胃的生化，只有脾胃健运，津液精血之源生化，才能充养肢体筋脉，有助于痿病的康复。常用方药有人参、白术、山药、茯苓、薏苡仁、陈皮、砂仁和胃醒脾，配合桃仁、红花、牛膝活血化瘀。

2. 治痿病应重视滋阴清热，因肝肾精血不足，不能濡养筋脉，且阴虚则火旺，火旺则阴更亏，故滋阴可充养精血以润养筋骨，且滋阴有助降火；外感热毒，当清热解毒，火清热去则不再灼阴耗精，有存阴保津之效。若属虚火当滋阴以降火，若湿热当清热化湿而不伤阴。

3. 在调理脾胃、滋阴清热的基础上，对痿病的兼夹证要予以兼顾治疗，视其所夹湿热、痰湿、瘀血、积滞等，分别治以清湿热、化痰浊、祛瘀血、消积滞或清郁热等，辨证论治，才能收效。

4. 因治风之剂，皆发散风邪、开通腠理之药，若误用之，阴血愈燥酿成坏病。至于因七情六欲太过而成痿者，必以调理气机为法，盖气化改善，百脉皆通，其病可愈。

【典型病案】

陈某，男，53岁，职工，2015年12月4日初诊。自诉双眼睑反复下垂10余年。于某医院就诊后诊断为"重症肌无力"，予服用醋酸泼尼松片、溴吡斯的明后症状明显改善，但近期自觉症状时有加重，故来寻求诊治。现症见：双眼睑下垂，右侧明显，天气变化时加重，迎风流泪，看两侧物体时复视，自觉双下肢酸软无力，时有腰痛，无异常汗出，未诉恶寒发热，吞咽正常，胃脘部无不适，纳寐可，二便调。舌质暗红，苔白腻，脉沉细。中医诊为痿证，证属脾肾两虚，气血不足。治以健脾补肾，补益气血。方用：补中桂枝汤加减。药用：黄芪60g，柴胡15g，升麻10g，当归20g，党参30g，白术15g，陈皮10g，桂枝20g，白芍15g，牛膝15g，大枣10g，甘草10g，生姜10g。5剂，水煎服，日1剂，饭后温服。

二诊：诉服药后症状缓解，双眼睑无下垂，稍有迎风流泪，双下肢无力，时有腰痛，看两侧物体时仍复视，自觉眼花，口干苦，右侧眼睑肿胀不适，胃脘部无不适，纳寐可，二便调。舌淡红，苔薄白，脉沉紧。血压：130/80mmHg。患者症状好转，辨证为脾肾亏虚，气阴不足，治以培补肝肾，滋阴降火，方选知柏地黄丸加味，药用：黄芪100g，熟地黄20g，山药15g，山茱萸15g，泽泻10g，茯苓30g，牡丹皮10g，知母10g，黄柏10g，青葙子10g，密蒙花10g。5剂，水煎服，日1剂，饭后温服。

三诊：自诉服药后控制尚可，无双眼睑下垂，口干苦已缓解，腰背部稍有酸痛，轻微迎风流泪感，看两侧物体时仍复视，未诉其他明显不适，纳寐可，二便调。舌偏红，苔白腻夹黄，脉沉缓。血压：115/75mmHg。证属肝肾不足，气血亏虚。治以补益肝肾，调养气血。方选黄芪果杞汤。药用：黄芪200g，柴胡15g，升麻10g，当归20g，党参30g，白术15g，陈皮10g，桂枝20g，白芍15g，牛膝15g，大枣10g，甘草10g，生姜10g。5剂，水煎服，日1剂，饭后温服。服药后控制良好，至今病情稳定。

按语：重症肌无力属中医"痿证"范畴。中医认为其发病有外感和内伤两个方面，外感多由温热毒邪或湿热浸淫，耗伤肺胃津液而成。内伤多为饮食或久病劳倦等因素，损及脏腑，导致脾胃虚弱，肝肾亏损，筋脉失于濡养所致。临床以肺热津伤、湿热浸淫、脾胃虚弱、肝肾亏损、瘀阻络脉等证型常见。本病患者表现为脾虚不健，生化乏源，气血亏虚，筋脉失养的证候，以四肢乏力，少气懒言，纳呆便溏，脉沉细等为主症，故予补中桂枝汤加减以补中益气，调和营卫，健脾升清，效果显著。

二十二、狐惑病

狐惑病是以咽喉、口腔、眼及外阴溃疡为其临床特征，并见精神恍惚不安等为主要表现的一种疾病综合征。

狐惑病首载于《金匮要略·百合狐惑阴阳毒病脉证治》："狐惑之为病，状如伤寒，默默欲眠，目不得闭，卧起不安，蚀于喉为惑，蚀于阴为狐，不欲饮食，恶闻食臭，其面目乍赤、乍黑、乍白。蚀于上部则声嗄，甘草泻心汤主之。"《医宗金鉴》认为："狐惑，牙疳、下疳等创之古名也，近时唯以疳呼之。下疳即狐也，蚀烂肛阴；牙疳即惑也，蚀咽腐龈，脱牙穿腮破唇。"与现代医学白塞综合征（眼、口、生殖器三联综合征）类似。

【病因病机】

狐惑病的病因病机，多数医家皆认为与毒邪有关。如巢元方《诸病源候论》指出本病"皆湿毒所为也"；吴谦《医宗金鉴》认为"每因伤寒病后余毒与淫之为害也"；近代岳美中言："狐惑病是温毒热性病治疗不得法，邪毒无从发泄而自寻出路的转变重症。"而狐惑病的发生发展多为虚中夹实，寒热错杂，不应完全拘泥于毒热之邪，临床亦见为肾阳不足，脾肾阳虚，下元不藏，虚火上浮，故常呈现上热下寒之病理。

【辨证思路】

根据狐惑病病因病机，本病多因肝、脾、肾俱不足，湿热蕴毒，循经走窜而发本病。由于本病外部表现较多，故本病中医辨证是辨病、辨症（症状）、辨证（证型）相结合。在诊断明确的情况下，辨症把握是关键，其中辨皮疹溃疡乃重中之重，辨皮疹溃疡包括辨虚实，同时应分寒、热。热证：溃疡隆起，白膜臭腐，边缘鲜红肿胀，疼痛剧烈；或疔痈结节隆起，摸之碍手，有溃烂臭腐，皮温焮热，鲜红或紫暗，疼痛剧烈，根深结大，推之动少，压之痛剧，瘙痒难安。寒证：溃疡不高出皮肤，白膜不臭，边缘暗红或不红而无肿胀，疼痛隐隐或不痛；或疔疽漫肿无头，摸之不碍手，有溃烂无臭腐，皮温不热，颜色暗红或无色，疼痛隐隐，根深结小，推之动多，压之痛少，无瘙痒。其次，在辨证过程中，注意病程演变和治疗过程中表现出不同的临床症状与不同的中医病因病机。在急性期，临床表现以各种各样的严重皮疹和眼炎为主，热象尤为突出，即使本虚标实者，此时也以标实为主；治疗以急则治其标，无论湿热和血热，实热与虚热，总以清热为主。缓解期，皮疹减轻，热象已退，全身整体症状转为主流，临床以本虚为主；治疗以缓则治其本，重在全身调理，清热药用之则少。

【临证治要】

狐惑病的发生发展多为虚中夹实，寒热错杂。初期湿热毒盛，可予以清热除湿解毒之剂口服，可采用黄柏、土茯苓、茵陈、茯苓、炒白术、泽泻等药物。随着疾病日久，不应拘泥于毒热之邪，常出现肾阳不足，脾肾阳虚，下元不藏，虚火上浮，呈现上热下寒之病理，临床上常用潜阳封髓丹，药物有：制附片100g、炙龟甲15g、砂仁10g、炒黄柏4～10g、肉桂15g、细辛6g、骨碎补15g、白术15g、生龙牡各20g、炙甘草10g。潜阳丹潜阳入阴，镇摄虚火。附子具有温肾补命火之功效；黄柏泻相火，坚阴气，调和水火；肉桂，色红，入血分，在增强附子温养命门火的同时，可直补少阴君火，心之君火得旺，如日中天，阳光所至，阴霾不起，"离照当空，阴霾自散"，此为桂附类药"引火归原"之根本原因。细辛，味辛，性温，善走十二经脉，疏风散寒，通痹散结，发郁火，散水气，用在此方旨在搜剔里寒，既可激发肾阳，又可贯通相火下行之三焦通道，为相火回位开辟道路。骨碎补，味苦，性温，善补骨节伤碎，肾主骨，骨碎尚可补，可见其封肾补骨之功，用于此方中即是为增强肾水之秘藏功能而设。白术，健脾除湿，补益脾土，升提中气，补土伏火。龙骨、牡蛎，龙骨能敛戢肝火，敛火安神，逐痰降逆。陈修园曰：龙得天地纯阳之气，龙属阳而潜于海，能引逆上之火、泛滥之水而归其宅。今两者同用于此方，一在天为龙，一在海为介，取其潜镇，导龙入海之意。炙甘草，蜜炒甘草，仍取其补中焦，补土以伏火之意。

"狐惑病"其病因未明，临床表现多样化，唯口腔黏膜溃疡者多见，而口、眼、外阴三联征均具有之典型病例不多，临床检验常难发现阳性指标，一般接诊多从临床症状判断。此病按中医辨证，多为虚中夹实，寒热错杂，治疗颇费周折，而且要达到病情稳定，疗效巩固，治疗要一段时间，非两三剂可解决。若外阴部溃疡，多为湿热毒邪下注所致，除内服药外，亦可用苦参、蛇床子散煎水外洗患处。

【典型病案】

杨某，男，28 岁，无业，2012 年 5 月 9 日初诊。患者口腔及外阴溃疡反复发作多年，曾在某院诊断为白塞综合征。现口腔可见多个溃疡，伴有外阴溃疡，咽痛，吞咽时明显，饮食睡眠可，舌淡苔薄白，脉缓。现服泼尼松每日 10mg 治疗。辨证立法：患者上热下寒之狐惑病，治宜清上温下，上清虚火，下温肾阳，方予潜阳封髓丹加减，方如下：醋龟甲 10g，砂仁 10g，黄柏 15g，板蓝根 15g，山豆根 10g，土茯苓 15g，生黄柏 20g，细辛 5g，肉桂 10g，金银花 15g，玄参 30g，麦冬 15g，桔梗 10g，射干 15g，石菖蒲 10g，露蜂房 10g，甘草 10g，5 剂，水煎服，日 1 剂。二诊：口腔黏膜溃疡及外阴溃疡有好转，未见新生溃疡及扩大面，但咽中仍疼痛，继服原方 10 剂，水煎服，日 1 剂。三诊：服用上方 10 剂后口腔溃疡及外阴溃疡明显好转，咽喉疼痛渐消，口腔溃疡已愈合，外阴仍有溃疡，小便黄，继服上方 10 剂，水煎服，日 1 剂。

按语：患者病程日久，脾肾阳虚，下元不藏，虚火上浮，呈现上热下寒之病理，故以潜阳封髓丹清上温下，交通心肾，引火归原。"潜阳封髓丹"来自郑钦安的两个方子，原来各成一体的"潜阳丹"和"封髓丹"。"潜阳丹"由砂仁、附子、龟甲、炙甘草组成，两方合用使其上下热寒相通，水火交济，阴阳协调，故能奏效。

二十三、内伤发热

内伤发热是指以内伤为病因，脏腑功能失调，气、血、阴、阳失衡为基本病机，以发热为主要临床表现的病证。一般起病较缓，病程较长，热势轻重不一，以低热为多，或自觉发热，临床亦可见高热。内伤发热是与外感发热相对应的一类发热，可见于多种疾病中，临床比较多见。凡是不因感受外邪所导致的发热，均属内伤发热的范畴。

关于内伤发热记载最早见于《内经》，其中对阴虚发热的论述较详；《症因脉治·内伤发热》最先明确提出"内伤发热"这一病证名称。治疗方面，《金匮要略·血痹虚劳病脉证并治》以小建中汤治疗手足烦热，谓之后世甘温除热治法的先声。《太平圣惠方》第二十九卷以柴胡散、生地黄散、地骨皮散等方剂治疗虚劳烦热，为后世治疗阴虚发热提供了借鉴。钱乙在《小儿药证直诀》提出了五脏热证的用方，六味地黄丸为阴虚内热的治疗提供了一个重要的方剂。李东垣拟定的补中益气汤作为治疗气虚发热的主要方剂，使甘温除热的治法具体化。朱丹溪对阴虚发热有较多的论述，强调保养阴精的重要性。《景岳全书·寒热》以右归饮、理中汤、大补元煎、六味回阳饮等作为治疗阳虚发热的主要方剂。《证治汇补·发热》将外感发热以外的发热分为郁火发热、阳郁发热、骨蒸发热、内伤发热（主要指气虚发热）、阳虚发热、阴虚发热、血虚发热、痰证发热、伤食发热、瘀血发热、疮毒发热共11种，对发热的类型进行了详细归纳。《医林改错》及《血证论》对瘀血发热的辨证及治疗作出了重要贡献。

【病因病机】

1. **肝经郁热**　情志抑郁，肝气不能条达，气郁化火而发热；或因恼怒过度，肝火内盛，以致发热。

2. **瘀血阻滞**　情志、劳倦、外伤等原因导致瘀血阻滞经络，气血运行不畅，壅遏不通，因而引起发热，此为瘀血发热的主要病机。

3. **内湿停聚**　饮食失调、忧思气结等使脾胃受损，运化失职，以致湿邪内生，郁而化热，进而引起内伤发热。

4. **血虚失养**　久病心肝血虚，或脾虚不能生血，或长期慢性失血，以致血虚失于濡养。血本属阴，阴血不足，无以敛阳而引起发热。

5. **中气不足**　久病或原本体虚失于调理，或劳倦过度，饮食失调，以致中气不足，阴火内生而引起发热，即气虚发热。《景岳全书·火证》曰："气本属阳，阳气不足，则寒从中生，寒从中生则阳无所存而浮散于外，是即虚火假热之谓也。"

6. **阴精亏虚**　素体阴虚，或热病日久，耗伤阴液，或误用、过用温燥药物等，导致阴精亏虚，阴衰则阳盛，水不制火，阳气偏盛而引起发热。《景岳全书•火证》曰："阴虚者能发热，此以真阴亏损，水不制火也。"

7. 阳气虚衰　寒证日久，或久病气虚，气损及阳，或脾肾阳气亏虚，以致火不归原，盛阳外浮而引起发热。《景岳全书•火证》曰："阳虚者，亦能发热，此以元阳败竭，火不归源也。"阳虚发热多与脾肾有关。从临床观察所见，阳虚发热之病因，并非一定是内伤之因，也可由外感转化为内伤，由实证转化为虚证。

上述 7 种内伤发热，大体可归纳为虚、实两类。由肝经郁热、瘀血阻滞及内湿停聚所致者属实，其基本病机为气、血、水等郁结壅遏化热而引起发热。由血虚失养、中气不足、阴精亏虚及阳气虚衰所致者属虚，其基本病机是气血阴阳亏虚；或因阴血不足，阴不配阳，水不济火，阳气亢盛而发热；或因阳气虚衰，阴火内生，阳气外浮而发热。总属脏腑功能失调、阴阳失衡所致。

本病病机比较复杂，可由一种也可由多种病因同时引起发热。如气郁血瘀、气阴两虚、气血两虚等。久病往往由实转虚，其中以瘀血病久，损及气、血、阴、阳，分别兼见气虚、血虚、阴虚或阳虚，而成为虚实兼夹之证的情况较为多见。他如气郁发热日久，热伤阴津，则转化为气郁阴虚；气虚发热日久，病损及阳，阳气虚衰，发展为阳虚发热。

【辨证思路】

1. 辨证候之虚实　在确诊为内伤发热的前提下，应依据病史、症状、脉象等辨明证候的虚实。由气郁、血瘀、湿停所致的内伤发热属实；由气虚、血虚、阴虚、阳虚所致的内伤发热属虚。邪实伤正及因虚致实者，则既有正虚，又有邪实的表现，而成为虚实夹杂的证候。

2. 辨病情之轻重　病程长久，热势亢盛，持续发热或反复发作，经治不愈，胃气衰败，正气虚甚，兼夹病证多，均为病情较重的表现。

【临证治要】

本病的治疗应根据证候、病机的不同而分别采用有针对性的治法。临证当以"实火宜清，虚火宜补"为治疗原则。

1. 本病属实者，宜以解郁、活血、除湿为主，适当配伍清热，常用药物有丹皮、栀子清肝泻热，柴胡、薄荷疏肝解热，当归、白芍养血柔肝，郁金、香附、青皮理气解郁；热象较甚，可加龙胆草、黄芩清肝泻火；活血化瘀可用当归、川芎、赤芍药、地黄养血活血，桃仁、红花、牛膝活血祛瘀；湿郁发热者，选用杏仁宣降肺气，善开上焦；蔻仁芳化湿浊，和畅中焦；薏苡仁益脾渗湿，疏导下焦；配以半夏、厚朴理气燥湿；通草、滑石、竹叶清热利湿，共奏宣化畅中，利湿清热之效。

2. 本病属虚者，则应益气、养血、滋阴、温阳，除阴虚发热可适当配伍清退虚热的药物外,其余均应以补为主。气虚发热者,可以黄芪、党参、白术、甘草益气健脾;当归养血活血;陈皮理气和胃;升麻、柴胡既能升举清阳,又能透泄热邪。血虚发热者,以益气养血为法,方药以黄芪、党参、茯苓、白术、甘草益气健脾;当归、龙眼肉补血养血;酸枣仁、远志养心安神;木香健脾理气,使补而不滞。血虚甚者,加熟地、枸杞子、制首乌补益精血;由失血所致的血虚,可酌加三七粉、仙鹤草、茜草、棕榈皮等止血。阴虚发热者,常以银柴胡、知母、胡黄连、地骨皮、青蒿、秦艽清退虚热,鳖甲滋阴潜阳。阳虚发热者,治当温补阳气,引火归原,药物大多选用附子、肉桂温补阳气,山茱萸、地黄补养肝肾,山药、茯苓补肾健脾,丹皮、泽泻清泄肝肾以为佐。同时可用白术、炮干姜温运中焦。正如《景岳全书·新方八略引》说:"善补阳者,必于阴中求阳,则阳得阴助而生化无穷。"对虚实夹杂者,则宜兼顾之,正如《景岳全书·火证》所说:"实火宜泻,虚火宜补,固其法也。然虚中有实者,治宜以补为主,而不得不兼乎清……若实中有虚者,治宜以清为主而酌兼乎补。"切不可一见发热便用发散解表及苦寒泻火之剂。内伤发热,若发散易于耗气伤阴,苦寒则易伤败脾胃以及化燥伤阴,而使病情缠绵或加重。

【典型病案】

病案一:金某,男,70岁,呈贡县农民。因高热28天于1998年8月22日来诊。患者自诉28天前无明显诱因出现发热,体温最高达40℃,不恶寒,咳嗽少,痰白黏稠,胃脘疼痛,在市内某西医院住院诊治,查三大常规正常,肥达试验(−),血培养7天无生长。胸片示:左肺间质性肺炎。胃镜示:①十二指肠球部溃疡(活动期);②慢性糜烂性食管炎,胃炎。经予氧氟沙星、阿莫西林、维敏等药物治疗,病情无明显好转,遂来寻求中医药治疗。刻下症见:发热,午后体温均在39℃左右,畏寒肢冷,咳嗽,痰白黏稠,不喜饮,神疲乏力,饮食少,二便调,舌质红,苔白厚腻,脉沉紧。中医诊断:阳虚发热(阳虚阴盛,格阳于外)。治以温阳散寒,健脾益肾为法。方用白通汤加减。处方:附片30g(先煎3h),干姜15g,桂枝20g,法半夏15g,茯苓10g,细辛8g,砂仁10g,银柴胡15g,葱白3茎。服药2剂后,8月25日二诊,发热恶寒减轻,午后体温在37.5℃左右,胃痛减轻,仍咳嗽,痰白黏稠,饮食少,二便可,舌红苔白腻,脉沉紧,患者已从该西医院出院。中医辨证属肺肾阳虚,寒痰不化,方以四逆二陈麻辛汤加减,以温肺散寒,化痰退热。处方:附片60g(先煎3h),炙麻黄15g,细辛8g,陈皮10g,杏仁10g,法半夏15g,炙远志10g,茯苓15g,石菖蒲10g,桔梗10g,白豆蔻10g,大枣10g,甘草10g。连服5剂,患者体温恢复正常,咳嗽已止,遂用香砂六君子汤调理脾胃,益气扶正,以善其后。

按语：阳虚发热的治疗，以温阳散寒、健脾益肾、扶正祛邪为主。治病必求其本，本固而标自立矣。不可一见发热便用发散或苦寒之剂，以致耗气伤津，伤败胃气或化燥伤阴，反使病情加重。白通汤中附子为君，干姜为臣，"辛辣之性，温热之温也，夏日烈烈是也。"药性烈，药量大，但辨证准确，处方对症，即克敌制胜，而获卓效。

病案二： 胡某，女，65 岁，1998 年 6 月 2 日就诊。发热 5 天，体温波动在38～39℃之间，午后明显，伴胃脘及左上腹疼痛，夜间出汗，口干喜凉饮，不思饮食，二便尚正常，舌淡夹青，苔薄白，脉沉数。血常规示正常；B 超提示肝胆胰脾肾未见明显异常。曾用柴葛桂枝汤发散风寒，解表退热，上症不减，昨晚体温达 39℃。辨证属阴虚发热，治以滋阴清热为法，方选清骨散加减，处方：银柴胡 10g，地骨皮 10g，胡黄连 10g，知母 10g，青蒿 10g，秦艽 10g，鳖甲 10g，麦冬15g，石菖蒲 10g，白豆蔻 10g，甘草 10g。服药 3 剂后，6 月 9 日复诊，体温恢复正常，胃脘及左上腹疼痛减轻，饮食增加，睡眠好转，口不渴，自觉午后 5 点脘腹灼热，改用沙参麦冬汤养阴益气，理气健胃，连服 3 剂而愈。

按语：本案为阴虚发热的治疗，治以清骨散滋阴清热。初起误辨为外感发热，用柴葛桂枝汤发散风寒，解表退热，未得其效，后辨证准确，以清骨散论治，方得其效。清骨散擅清虚热，退骨蒸，方中银柴胡善清虚劳骨蒸之热，而无苦舌之弊，为主；胡黄连、知母、地骨皮入阴，退骨热以治骨蒸劳热；青蒿、秦艽清伏热，共为辅；鳖甲咸寒，滋阴潜阳，并引入阴以清热，为佐；麦冬以加强滋阴之力；少用甘草为使，调和诸药；加石菖蒲、豆蔻以健脾和胃化痰。配合成方，共奏清骨退蒸、滋阴潜阳之功。现代研究证实，本方具有解热、镇静、消炎、滋养强壮、降低自主神经系统兴奋性等作用。

二十四、月经不调三联证

月经不调是指月经的周期、月经量、月经的颜色等发生异常改变的一种症状，是妇科常见病症，常表现为头痛、胃痛、月经不调。

【病因病机】

月经不调主要病机是脏腑功能失调，气血失和，导致冲任二脉的损伤。其病因除外感邪气、内伤七情、房劳多产、饮食不节之外，体质因素对月经的发生亦有一定影响。

从辨证的角度而言，月经不调证候性质有寒、热、虚、实之不同，但具体则是从月经的期、色、量、质及伴随月经周期出现的症状进行综合辨证。在长期的临证中，发现相当数量的青中年妇女，以偏侧头痛或胃脘痛为主诉就医，详问病史，往往伴有痛经症状及月经不调情况，月经先期或后期，或先后无定期，色暗，经量或量少或量多，或夹血块等月经不调诸症，舌质淡或夹青色，亦有兼夹瘀斑、瘀点者，苔薄白，脉沉细而弱或沉细兼紧，其治疗不分头痛、胃痛、月经不调，从病机上统而治之，将此病证取名为"月经不调三联证"，颇有新意，且有良好的临床实践基础。头痛、胃痛、月经不调三者可同时伴随，或其中两者一起伴随出现，均可以此辨证施治。因为月经的异常每月才表现一次，而胃痛、头痛则时而有之，故多详述标证而忽略本证，如若不从内在机制全面认识，内科、妇科分而治之，则难以达到全面的远期效果。

1. 气血不和是"月经不调三联证"发生的基础　气血是化生月经的基本物质，气血充盛，血海按时盈满，才能经事如期。月经的成分主要是血，而血的统摄和运行有赖于气的调节，同时气又要靠血的濡养，若血气不和则百病乃变化而生，尤以月经病为多见。由于气血两虚，正气不足，或因外感寒邪，或因内伤生冷，血为寒凝，气虚郁滞，血不畅行，滞涩冲任，故而痛经发作。血虚则经脉失养，气虚则运行无力，气血不能上奉于脑，致使头痛。《素问·血气形志》云："夫人之常数……阳明常多气多血。"故本体气血不足，不能充盈胃腑，易遭寒邪或生冷饮食伤害，寒滞中焦则胃脘作痛。由此可见，头痛、胃痛、经痛三证的互见，皆与气血不和相关。

2. 肝、肾、脾、胃功能失调是"月经不调三联证"发病的根本　脏腑为气血之源，在经络上，五脏六腑十二经脉与冲、任、督、带相联，并借冲、任、督、带四脉与胞宫相通。在功能上，心主血，肝藏血，脾统血，胃主受纳腐熟，与脾同为气血生化之源，肾藏精，精化血。肝不条达，经气郁遏不舒，除行经少腹胀痛之外，厥阴经脉滞而不畅，易作偏侧及头顶疼痛。胃为水谷气血之海，有受纳与腐熟水谷的功能，与脾的运化功能配合，能使水谷精微化生气血津液，供养全身。《素问·玉机真脏论》："五脏者，皆禀气于胃；胃者，五脏之本也。"胃气的盛衰关系到五脏六腑的功能活动，若胃气偏虚，经期血室空虚，两虚相搏，阳不胜阴，易致寒凝气滞，则胃痛、经痛皆相发作。"经水出诸肾"，肾气虚，血室难安则经血多少不定，经色淡滞不清，行经腰、腹冷痛时作，形寒遇冷则甚。"月经不调三联证"的发生与肝、肾、脾、胃脏腑功能失调关系密切，总体而言以气血两虚、血寒气滞为病机要领。由于脏腑经脉气血的关联，妇女月经不调、头痛、胃痛与痛经俱见者是属必然，不能单独孤立看待，名之曰"三联证"是有其理论依据和实践基础的。

3. 气血两虚、血寒气滞是"月经不调三联证"辨证分型的依据　张子和说："凡看妇人病，入门先问经。"这是诊治妇科疾病必不可少的环节，尤其对于青中年妇女，每以胃脘痛、头痛为主诉者，必须详询月经情况。根据患者经期的先后，经量的多少，色泽的淡滞，有无痛经症状，将此病证分为三个证型：①气血两虚型：月经先后期不定时，量少色淡或行经淋漓多日不尽，亦有经闭不行者。经期少腹坠胀，时感偏则头痛，平素胃痛隐隐，经期尤甚，口淡食少，畏食酸冷，喜温喜按，头昏无神，面色少华，动则心悸，眠差多梦，舌质淡，苔薄白，脉沉细弱。②血寒气滞型：月经多数后期而至，量少色暗，行经时少腹冷痛，胁肋痞胀，头额两侧或颠顶头痛，胃痛时作，得温则减，遇寒则甚，畏食酸冷，口干但不渴饮，舌质淡而夹青，苔薄白，脉沉细兼紧。③寒凝血瘀型：月经迟至，甚而闭经，行经腰及少腹痛甚，经量少，色暗有瘀块，经汛不畅，头额、头顶刺痛，日久不愈，胃脘痛，痛彻心背，畏寒肢冷，畏食酸冷饮食，舌质夹青兼见瘀斑瘀点，苔薄白或白滑，脉细迟或沉涩。

【辨证思路】

月经病的辨证着重月经的期、量、色、质及伴随月经周期出现的症状，同时结合全身证候，运用四诊八纲进行综合分析。

1. 在论治过程中，首辨他病、经病的不同。如因他病致经不调者，当治他病，病去则经自调；若因经不调而生他病者，当予调经，经调则他病自愈。

2. 次辨标本缓急的不同，急则治其标，缓则治其本。如痛经剧烈，应以止痛为主，若经崩暴下，当以止血为先，缓则审证求因治其本，使经病得到彻底治疗。

3. 再辨月经周期各阶段的不同。经期血室正开，大寒大热之剂用时宜慎；经前血海充盛，勿滥补，宜予疏导；经后血海空虚，勿强攻，宜于调补，但总以证之虚实酌用攻补。

【临证治要】

月经病的治疗原则重在治本以调经。"经水出诸肾"，故调经之本在肾。补肾在于益先天之真阴，以填精养血为主，佐以助阳益气之品，使阳生阴长，精血俱旺，则月经自调。即使在淫邪致病的情况下，祛邪之后，也以补肾为宜。扶脾在于益气血之源，以健脾升阳为主，脾胃健运，气血充盛，则源盛而流自畅。然而用药不宜过用甘润或辛温之品，以免滞碍脾阳或耗伤胃阴。疏肝在于通调气机，以开郁行气为主，佐以养肝之品，使肝气得疏，气血调畅，则经病可愈。调理气血当辨气病、血病，病在气者，治气为主，治血为佐；病在血者，治血为主，治气为佐。此外，不同年龄的妇女有不同的生理特点，治疗的侧重点也不同，应予考虑。

妇女以血为主，血赖气行，脏腑是气血生化之源，气血失调导致冲任损伤，则产生经、带、胎、产、杂诸病，尤以月经病最为常见。"月经不调三联证"是其中一种特殊证型。《素问·调经论》谓："血气者，喜温而恶寒，寒则泣不能流，温则消而去之。是故气之所并为血虚，血之所并为气虚。"针对"月经不调三联证"的临床表现及其发病机制，主张温经散寒、调理气血为治疗的基本法则，采用《金匮要略》温经汤为基础方加减施治。方中吴茱萸、桂枝温经散寒，通利血脉；当归、川芎、芍药活血祛瘀，养血调经；丹皮祛瘀通经；阿胶、麦冬养阴润燥，阿胶还能养血、止血；人参、甘草益气健脾，以滋生血之源，并达统血之用；冲任二脉均与足阳明胃经相通，半夏能通降胃气而散结，有助于祛瘀调经；生姜温胃气以助生化；甘草调和诸药。方内皆补养气血之药，未尝以逐瘀为事，而瘀血自去者，此养正邪自消之法也。气血两虚用温经汤加黄芪、大枣，以补气养血为本。血寒气滞者，用温经汤去阿胶加荜茇、高良姜、炙香附、佛手，增其散寒理气的效果。寒凝血瘀者，用温经汤去阿胶加附子、荜茇、丹参、茜草、红花，重在温经散寒，活血通经，取其"寒则泣不能流，温则消而去之"之用意。

【典型病案】

病案一：杨某，女，21 岁，大学生，2015 年 2 月 18 日就诊。患者禀赋不足，自幼体弱，逢月经初潮以来，经期时先时后，量少色淡，每值月经来潮均感腰及少腹坠痛，同时伴有头额空泛疼痛，平素怕冷，易患感冒，饮食不和则胃中隐隐作痛，口淡不渴，食少便溏，每月行经，服用当归调经丸、乌鸡白凤丸，痛经时有缓解，但病情终未获痊愈。舌质淡，苔薄白，脉沉细弱。此属"月经不调三联证"之冲任虚寒、瘀血阻滞证，拟方温经汤加黄芪、大枣。处方：黄芪、党参各 30g，吴茱萸 8g，当归 20g，芍药、川芎各 10g，桂枝、阿胶（烊化）、丹皮、法半夏、麦冬、生姜（切片）各 15g，甘草 10g，大枣 5 枚。每值经期服药 5 剂，每日 1 剂，煎服 3 次。连服 3 个经期后，诸症获愈。以后经汛顺畅，未再见疼痛三证发作。

按语：温经汤为妇科调经的常用方，主要用于冲任虚寒而有瘀滞的月经不调、痛经、崩漏、不孕等。本方证因冲任虚寒，瘀血阻滞，同时气血虚弱所致。冲为血海，任主胞胎，二脉皆起于胞宫，循行于少腹，与经、产关系密切。温经方中吴茱萸、桂枝温经散寒，通利血脉，其中吴茱萸功擅散寒止痛，桂枝长于温通血脉，共为君药。当归、川芎活血祛瘀，养血调经；丹皮既助诸药活血散瘀，又能清血分虚热，共为臣药。阿胶甘平，养血止血，滋阴润燥；白芍酸苦微寒，养血敛阴，柔肝止痛；麦冬甘苦微寒，养阴清热，三药合用，养血调肝，滋阴润燥，且清虚热，并制吴茱萸、桂枝之温燥；党参、甘草益气健脾，加黄芪、大枣共资生化之源，阳生阴长，气旺血充；半夏、生姜辛开散结，通降胃气，以助祛瘀调经，其中生姜又温胃气以助生化，且助吴茱萸、桂枝以温经散寒，以上均为佐药；甘草尚能调和诸药，兼为使药。诸药合用，共奏温经散寒，养血祛瘀之功。

病案二：李某，女，32岁，职工，2010年10月18日就诊。6年前因产后受寒发热住院治疗数日，热退后回家调养。分娩满月后，寒热调摄不慎，经常冷水洗涤，多次受寒感冒，以后则逐渐月经迟至，经行不畅，经血色暗量少，伴行经腹痛，胸胁及两乳痞胀，头痛眠差，胃痛时作，畏食酸冷饮食，口干不思饮，只喜温饮少许。舌质淡，边微夹青，苔薄白，脉沉细兼紧。此属"月经不调三联证"血寒气滞证。拟方温经汤去阿胶加荜茇、高良姜、炙香附、佛手。处方：吴茱萸8g，当归20g，芍药、川芎各10g，党参30g，桂枝、丹皮、法半夏、麦冬、炙香附、佛手各15g，荜茇、高良姜各10g。先嘱服5剂，每日1剂，煎服3次。以后每值经期照方服5剂，连服3个经期后，诸症获愈，经汛如常。

按语：本案患者常年受寒，调摄不当，而致寒凝血瘀，经脉不畅，则致痛经；瘀血不去，新血不生，不能濡润，故唇口干燥；血寒气滞而伴行经腹痛，胸胁及两乳痞胀，是以温经汤去阿胶加荜茇、高良姜、炙香附、佛手，增其散寒理气功效，全方以达温经散寒、行气止痛之效。

病案三：张某，女，28岁，农村妇女，2013年3月8日就诊。生育一胎后行输卵管结扎节育术，术后经血量渐少，曾经闭数月，某医以丹栀逍遥散施治，经汛虽已恢复，但经期常延后，量少色黑有瘀块，经期少腹冷痛较甚，且伴头顶刺痛，须服"头痛粉"等止痛药方能稍有缓解，平素胃脘常痛，易泛酸作呕，畏食酸冷，大便不爽，白带清稀量多，性事冷淡，畏寒喜暖，手足不温。舌质青，舌尖边有瘀斑，舌苔白滑，脉沉细滞涩。此属"月经不调三联证"寒凝血瘀证，拟方温经汤去阿胶加附片、荜茇、丹参、茜草、红花。处方：附片（先煎3h）、党参各30g，吴茱萸8g，当归20g，芍药、法半夏、荜茇、茜草、红花、甘草各10g，桂枝、丹皮、麦冬、丹参、生姜各15g。每日1剂，煎服3次。连续服药10剂，头痛、胃痛均渐缓解。以后嘱每月经期照法服药5剂，再连服3个经期后，诸症获愈，经汛如常。

按语：本例患者经量少，色黑有瘀块，经期少腹冷痛较甚，且伴头顶刺痛，且胃脘常痛，泛酸作呕，畏食酸冷，大便不爽，白带清稀量多，性事冷淡，畏寒喜暖，手足不温，舌质青，舌尖边有瘀斑，舌苔白滑，脉沉细滞涩。当属寒凝血瘀，血行不畅，不通则痛，瘀血阻络而见头痛、胃痛。采用温经汤去阿胶加附子、荜茇、丹参、茜草、红花，意在温经散寒、活血通经。

二十五、不寐

不寐又称失眠，是由于情志、饮食内伤，病后及年迈，禀赋不足，心虚胆怯等病因，引起心神失养或心神不安，从而导致经常不能获得正常睡眠为特征的一类病证。主要表现为睡眠时间、深度的不足以及不能消除疲劳、恢复体力与精力，轻者入睡困难，或寐而不酣，时寐时醒，或醒后不能再寐，重则彻夜不寐。

《内经》中称为"目不瞑""不得眠""不得卧"，并指出不寐的原因，如《素问·病能论》曰："人有卧而有所不安者，何也？岐伯曰：脏有所伤及，精有所之寄，则安，故人不能悬其病也。"《素问·逆调论》还记载有"胃不和则卧不安"，是指"阳明逆不得从其道""逆气不得卧，而息有音者"。后世医家延伸为凡脾胃不和，痰湿、食滞内扰，以致寐寝不安者均属于此。《难经》最早提出"不寐"这一病名，《难经·四十六难》认为老人不寐的病机为："血气衰，肌肉不滑，荣卫之道涩，故昼日不能精，夜不得寐也。"汉代张仲景在《伤寒论》及《金匮要略》中记载了用黄连阿胶汤及酸枣仁汤治疗失眠，至今临床仍有应用价值。张景岳《景岳全书·不寐》较全面地归纳和总结了不寐的病因病机及其辨证施治方法："寐本乎阴，神其主也，神安则寐，神不安则不寐。其所以不安者，一由邪气之扰，一由营气之不足耳。"还认为："饮浓茶则不寐，心有事亦不寐者，以心气之被伐也。"《景岳全书·不寐》中指出："无邪而不寐者……宜以养营养气为主治……即有微痰微火皆不必顾，只宜培养气血，血气复则诸证自退，若兼顾而杂治之，则十曝一寒，病必难愈，渐至元神俱竭而不可救者有矣。""有邪而不寐者，去其邪而神自安也。"《医宗必读·不得卧》将失眠原因概括为"一曰气盛，一曰阴虚，一曰痰滞，一曰水停，一曰胃不和"五个方面。《医效秘传·不得眠》分析病后失眠病机为："夜以阴为主，阴气盛则目闭而安卧，若阴虚为阳所胜，则终夜烦扰而不眠也。心藏神，大汗后则阳气虚，故不眠。心主血，大下后则阴气弱，故不眠，热病邪热盛，神不清，故不眠。新瘥后，阴气未复，故不眠。若汗出鼻干而不得眠者，又为邪入表也。"

【病因病机】

1. 情志所伤或由情志不遂，肝气郁结，肝郁化火，邪火扰动心神，心神不安而不寐。或由五志过极，心火内炽，心神扰动而不寐。或由思虑太过，损伤心脾，心血暗耗，神不守舍，脾虚生化乏源，营血亏虚，不能奉养心神，即《类证治裁·不寐》曰："思虑伤脾，脾血亏损，经年不寐。"

2. 饮食不节，脾胃受损，宿食停滞，壅遏于中，胃气失和，阳气浮越于外而卧寐不安，或由过食肥甘厚味，酿生痰热，扰动心神而不眠。或由饮食不节，脾失健运，气血生化不足，心血不足，心失所养而不寐。

3. 病后、年迈久病血虚，产后失血，年迈血少等，引起心血不足，心失所养，心神不安而不寐。

4. 禀赋不足，心虚胆怯，素体阴盛，兼因房劳过度，肾阴耗伤，不能上奉于心,水火不济,心火独亢;或肝肾阴虚,肝阳偏亢,火盛神动,心肾失交而神志不宁。或因心虚胆怯,暴受惊恐,神魂不安,以致夜不能寐或寐而不酣。

综上所述,不寐的病因虽多,但以情志、饮食或气血亏虚等内伤病因居多,由这些病因引起心、肝、胆、脾、胃、肾的气血失和,阴阳失调,其基本病机以心血虚、胆虚、脾虚、肾阴亏虚进而导致心失所养及由心火偏亢、肝郁、痰热、胃失和降进而导致心神不安两方面为主。其病位在心,但与肝、胆、脾、胃、肾关系密切。

【辨证思路】

不寐的主要病位在心,所以辨脏腑尤为重要。由于心神失养或不安,神不守舍而不寐,但与肝、胆、脾、胃、肾的阴阳气血失调相关。如急躁易怒而不寐,多为肝火内扰;遇事易惊,多梦易醒,多为心胆气虚;面色少华,肢倦神疲而不寐,多为脾虚不运,心神失养;嗳腐吞酸,脘腹胀满而不寐,多为胃腑宿食,心神被扰;胸闷,头重目眩,多为痰热内扰心神;心烦心悸,头晕健忘而不寐,多为阴虚火旺,心肾不交,心神不安等。其次,不寐有虚有实,同时注意辨脏腑虚实,虚证多表现为体质瘦弱,面色无华,神疲懒言,心悸健忘,心胆气虚;实证临床特点为心烦易怒,口苦咽干,便秘溲赤。

【临证治要】

不寐的证治在于补虚泻实,调整脏腑气血阴阳以安神定志。

1. 实证宜泻其有余,如疏肝解郁,降火涤痰,消导和中。心火偏亢者,当治以清心泻火,宁心安神,可用朱砂、黄连、生地、当归等药物,朱砂性寒可胜热,重镇安神;黄连清心泻火除烦;生地、当归滋阴养血,养阴以配阳。可加黄芩、山栀、连翘加强本方清心泻火之功。肝郁化火者,以清肝泻火、镇心安神为法,可选用龙胆草、黄芩、栀子清肝泻火;木通、车前子利小便而清热;柴胡疏肝解郁;当归、生地养血滋阴柔肝;可加朱茯神、生龙骨、生牡蛎镇心安神。肝郁明显者,可加香附、郁金以疏肝解郁。痰热内扰者,治以清化痰热,和中安神,可使用半夏、陈皮、竹茹化痰降逆;茯苓健脾化痰;枳实理气和胃降逆;同时佐以黄连清心泻火。胃气失和者,是以和胃化滞、宁心安神为法。可用山楂、神曲助消化,消食滞;半夏、陈皮、茯苓降逆和胃;莱菔子消食导滞;连翘散食滞所致的郁热。可适当加用远志、柏子仁、夜交藤以宁心安神。

2. 虚证宜补其不足,如益气养血,健脾、补肝、益肾。实证日久,气血耗伤,亦可转为虚证,虚实夹杂者,治宜攻补兼施。其中,阴虚火旺者,应滋阴降火,清心安神,可用六味地黄丸滋补肾阴;同时配合黄连阿胶汤清心泻火,方中选用黄连、黄芩直折心火;芍药、阿胶、鸡子黄滋养阴血。两方共奏滋阴降火之效。若心烦心悸,梦遗失精,可加肉桂引火归原,与黄连共用即为交泰丸以交通心肾,则心神可安。心脾两虚者,治以补益心脾,养心安神,多用人参、白术、黄芪、甘草益气健脾;当归补血;远志、酸枣仁、茯神、龙眼肉补心益脾,安神定志;木香行气健脾,补而不滞。若心血不足,加熟地、芍药、阿胶以养心血;心胆气虚者,以益气镇惊,安神定志为法,常用人参益心胆之气;茯苓、茯神、远志化痰宁心;龙齿、石菖蒲镇惊开窍宁神;酸枣仁养肝,安神,宁心;知母泄热除烦;川芎调血安神。若心悸甚,惊惕不安者,加生龙骨、生牡蛎、朱砂。

3. 在治疗的同时注意配合精神治疗,以消除紧张焦虑,保持心情舒畅。本病因属心神病变,故尤应注意精神调摄,做到喜恶有节,解除忧思焦虑,保持精神舒畅,养成良好的生活习惯,并改善睡眠环境,劳逸结合等,对于提高治疗不寐的效果,改善体质及提高工作、学习效率,均有促进作用。

【典型病案】

病案一:陈某,男,62 岁,1999 年 1 月 10 日初诊。患者诉因情志刺激,睡眠差 2 年余,常服安定片方能入睡 1~2 小时,烦躁易怒,口舌生疮,口干,腰痛,小便频数,舌红苔薄白,脉细。中医诊断:不寐(阴虚火旺,心肾不交)。治以滋阴降火,养心安神为法。方选黄连阿胶汤加减。处方:黄连 10g,黄芩 10g,白芍 15g,阿胶 15g,炒枣仁 15g,炙远志 10g,夜交藤 10g,石菖蒲 10g,白豆蔻 10g,甘草 10g。连服 5 剂,患者睡眠好转,夜间可睡 4~5 小时,腰痛缓解,夜尿 4~5次,口干不喜饮,舌红苔薄白,脉细弦。守上方继服 5 剂,睡眠恢复正常,夜间可睡 5~6 小时,夜尿仍多,舌红苔薄白,脉沉细,继上方加琥珀末 5g,巩固疗效。

按语:阳不交阴、心肾不交,阴虚火旺、肝阳扰动等均为不寐的主要病因。《景岳全书·不寐》云:"阴精血之不足,阴阳不交,而神有不安其室耳。"本患者年过六旬,病程日久,肾阴不足为本,心肝火旺为标,故予治心肾不交、水火失济之专方黄连阿胶汤治之,能收全功,治以养阴泻火,益肾宁心。《注解伤寒论》曰:阳有余,以苦除之,黄连、黄芩之苦以除热;阴不足,以甘补之,鸡子黄、阿胶之甘以补血;酸,收也,泄也,芍药之酸,收阴气而泄邪热也。配合夜交藤、炒枣仁交通心肾、宁心安神,炙远志安神益智、祛痰,予石菖蒲、白豆蔻祛痰健脾,甘草兼顾脾胃、调和诸药。现代研究表明本方有较明显的镇静作用。

病案二:孙某,女,62 岁,2009 年 12 月 15 日初诊。患者 1 年来在无明显诱因下觉全身疲乏无力,肢体倦怠,精神欠佳,心烦,不寐,怕冷,偶有潮热盗汗,无口干苦,纳少,二便调。舌淡苔薄白,脉细弱。中医辨证属阳虚心肾不交证。方予白通汤加白薇、银柴胡。服药 5 剂后复诊,患者诉精神好转,睡眠改善,现感咽痒,咳痰,二便调,纳可,舌淡,苔薄白,脉缓。方改予参附汤合二陈汤加远志。处方：白附片 50g（先煎 3h），桂枝 20g，茯苓 15g，西洋参 15g，陈皮 15g，法半夏 15g，炙升麻 10g，石菖蒲 10g，木香 10g，砂仁 10g，大枣 5g，甘草 10g。再服上方 5 剂而愈。

按语：阳虚心肾不交之不寐，见不寐、心烦、双下肢怕冷等症，临床以白通汤加减治之。方用附子、干姜破阴回阳；葱白辛滑通利，宣通上下，以解阴阳格拒。后患者咳痰，舌仍淡，苔薄白，脉缓。考虑阳虚水湿运化无力，痰湿内生，用参附汤合二陈汤加远志，全方以达温化痰湿，益气健脾，安神定志的功效。

病案三：肖某，女，35 岁，2009 年 12 月 24 日初诊。患者近 5 年睡眠差，不易入睡，醒后不能睡，双侧乳房有包块，心情不好时及行经时双侧乳房疼痛，月经异常，提前 2～3 天，口干，大便干，舌淡苔薄白少津，脉沉缓。中医辨证属心脾两虚证。治以益气养血、健脾安神为法，方予归脾汤加减。处方：黄芪 30g，白术 15g，茯神 15g，当归 20g，炒枣仁 15g，炙远志 10g，木香 10g，龙眼肉 15g，黄芩 10g，丹参 15g，莪术 15g，石菖蒲 10g，炙香附 15g，夜交藤 15g，合欢皮 15g，五味子 8g，大枣 5g，甘草 10g。服药 5 剂后复诊，患者诉睡眠有改善，乳房胀痛减轻，口干，服药时大便调，小便正常，舌淡苔薄白，脉沉缓。继予上方去莪术，再服 10 剂，不寐缓解。

按语：本案系因思虑过度，劳伤心脾，气血亏虚所致。予归脾汤加减治疗以益气补血，健脾养心。心藏神而主血，脾主思而统血，思虑过度，心脾气血暗耗，心血不足则见不寐；舌质淡，脉沉缓均属气血不足之象。《灵枢·决气》曰："中焦受气取汁，变化而赤是为血。"故方中以参、芪、术、草大队甘温之品补脾益气以生血，使气旺而血生；当归、龙眼肉甘温补血养心；茯苓（多用茯神）、酸枣仁、远志宁心安神；香附、木香辛香而散，理气醒脾，与大量益气健脾药配伍，复中焦运化之功，又能防大量益气补血药滋腻碍胃，使补而不滞，滋而不腻；用法中姜、枣调和脾胃，以资化源；同时配伍黄芩、石菖蒲清热以防滋腻；加丹参、莪术加强行气活血之效；夜交藤、合欢皮、五味子以开郁散结，宁心安神。全方共奏益气补血、健脾养心之功，为治疗思虑过度，劳伤心脾，气血两虚之良方。

第五章　方 药 辨 析

第一节　扶阳十大主药

中药十大"主帅"由著名中医学家吴佩衡先生首先提出，收载于吴佩衡著《医药简述》一书中。其是指临证常用而又十分重要的十味中药，即附片、干姜、肉桂、麻黄、桂枝、细辛、石膏、大黄、芒硝、黄连。吴佩衡认为："此十味药品，暂以十大'主帅'名之，是形容其作用之大也，由于少数医家，以为此等药物，性能猛烈，而不多使用，即使偶然用之，而用量较轻，虽对一般轻浅之病亦多获效，但对于严重病患或沉疴痼疾，则疗效不显。据我数十年经验，如能掌握其性能，与其他药物配伍得当，且不违背辨证论治精神，在临床工作中，不但治一般疾病效若桴鼓，并且治大多数疑难重症及顽固沉疴，亦能应手奏效。但如诊断不确，或配伍不当，则不但无效，反而使病情增剧，变证百出，惟是不良后果，只能责之于用之失当，决不能归咎于药性之猛烈，更不能将其化险为夷之巨大作用一笔抹杀也。盖病之当服，乌、附、硝、黄，皆能起死回生；病不当服，参、芪、归、地，亦可随便杀人。故谚云'人参杀人无过，附子、大黄救人无功'，关键在于能否分清虚实寒热，当用不当用而已。至若此等药品组合之方剂，实不胜枚举。简而言之，左有青龙（汤），右有白虎（汤），前有承气（汤）与泻心（汤），后有四逆（汤）和真武（汤）。再推广之，针对不同病情，灵活应用，加减化裁，即可以东挡西杀，南征北剿，而收战无不胜，攻无不克之效。昔贤所谓用药如用兵，药不胜病，犹兵不能胜敌，旨哉斯言。能否胜敌，应视善不善于用兵而定，此不易之理也。"（《医药简述》）因此，吴佩衡把这十味药物统喻为治病救人之十大"主帅"，以其六十余年的临证经验，博而约之地选择了这十味药物，作为辨证论治的用药纲要是十分精当的。

十大"主帅"是仲景《伤寒杂病论》中的常用药物，至今仍然是中医临证应用较为普遍的中药。个人继承并发扬先父临证经验及学术思想，在近五十余年的临床工作中实践并验证了这十味药物的临床效用，且对它们有了更深刻的认识和体会。通过总结临床经验及翻阅梳理古籍，再结合当今社会环境变迁，从先父十大"主帅"中提取附子、桂枝、干姜、肉桂、细辛、麻黄，加砂仁、丁香、吴茱萸、葛根，组成"扶阳十药"，并运用于临床，且在临床生涯中不断证实及炮制改进其临床疗效。现将运用"扶阳十药"经验简括如下。

一、扶阳首药选附子

附子为毛茛科植物乌头子根的加工品，主产于四川、湖北、湖南等地。6月下旬至8月上旬采挖，除去母根、须根及泥沙，习称"泥附子"，加工炮制为盐附子、黑附子（黑顺片）、白附片、淡附片、炮附片。

附子始载于《神农本草经》，经曰："附子味辛温。主风寒，咳逆邪气，温中，破癥坚积聚，血瘕，寒湿，踒……"列为下品。陶弘景谓："乌头与附子同根，附子八月采……乌头四月采，春时茎初生有脑头，如乌鸟之头，故谓之乌头。"《本草纲目》载："乌头有两种，出彰明者即附子之母，今人谓之川乌头是也，其产江左山南等处者，乃本经所列乌头，今人谓之草乌头是也。"乌头性味辛、甘，大热，有毒；归心、肾、脾经。其辛热燥烈，有补火助阳、散寒止痛之功，可通行十二经脉，外则达皮毛而除表寒，里则达下元而温厥冷，有回阳救逆功效，为"回阳救逆第一品药"。主治阴盛格阳，大汗亡阳，吐泻厥逆，肢冷脉微，心腹冷痛，冷痢，脚气水肿，风寒湿痹，阳痿，宫冷，虚寒吐泻，阴寒水肿，阳虚外感，阴疽疮疡以及一切沉寒痼冷之疾。如《本草正义》："其性善走，彻内彻外，凡三焦经络，诸脏诸腑，果有真寒，无不可治。"

郑钦安认为："凡一切阳虚诸症，如少气，懒言，身重，恶寒，声低，息短，舌润，舌黑，二便清利，不思水饮，心悸，神昏，不语，五心潮热，喜饮热汤，便血，吐血，闭目妄语，口臭难禁，二便不禁，遗尿遗屎，手足厥逆，自汗，心慌不寐，危候千般，难以枚举，非姜附何以能胜其任，而转危为安也乎？"

附子的临床应用越来越广，很多学者对其进行的现代学研究有着重大进展。有研究证明：附子可以显著增强慢性衰竭心脏的收缩力，而且具有明显的量效关系，可能与其抑制肾素-血管紧张素-醛固酮（RAAS）系统有关，大剂量时可能有促进心脏左室重构的作用。附子可用于对肾脏病的治疗，对降低蛋白尿及利尿消肿有良好的效果，同时也具有一定的肾毒性，对中、晚期肾衰竭的患者可能会加剧，小剂量无明显效果，故治疗还存在一定的局限性。附子与干姜合用可调控急性心衰大鼠的部分神经激素释放，从而延缓急性心衰的发展。附子和细辛联合使用对心肌细胞钙通道有增强和激活的作用，作用强于单味药，这可能是治疗缓慢性心律失常的机制。

临床使用附子最具争议的论点之一是其用量问题，临床处方用药时，用量无统一见解，主要与患者病情需要和医生的经验相关。《伤寒论》里量为一枚或两枚，如以四川附子的大小来看，供药用者每枚也接近一市两（约30g），肥大者还可达二市两（约60g），但一般记载每剂用量为三至五钱（9～15g），至多不过一两（约30g克）。我根据临床经验，常用量以四川附片来说可为五钱（约15g）至二两（约60g），小儿酌情减量，病性严重或病势危急者还可加量，临床有经验丰富的医者最大剂量使用可超过每剂四两（约120g）。只要辨证准确，方药对证，煎服得宜，并不存在"用量越大，毒性越大"的问题。临床事故的原因大多都与煎煮方法或时间长度不得当相关。另外，辨证不准确，方药不对证，错投药物而造成治疗上的失误，与剂量问题并不相关。附子的使用并不是"多多益善"，需按病情需要以求用最小剂量来达到最大限度的治疗效果，要反对无目的地滥用成风，以杜绝药材的浪费现象。

临床使用附子时，预防中毒是一个重要的环节，据有关实验及临床观察，附子的中毒表现基本上与乌头碱中毒相似。中毒是由于服用未经煮透去毒的附子，亦偶见于皮肤黏膜接触了新鲜附子或用乌头、附子等类药物外敷伤口等情况。但应该注意的是服用未经煮透的附子发生中毒反应与病证选择不当不是同一回事，后者不属于中毒问题。临床应用甘草可通过增加附子的中毒剂量和抑制心肌细胞节律的增加，保护心肌，从而达到减轻附子毒性的作用。世界上本无不偏（毒）之良药，亦无不偏（毒）之疾病。对此，陈修园有经典的解释："凡物性之偏处则毒，偏而至无可加处则大毒。"即物性的偏寒、偏热、偏温、偏凉，这叫毒。偏性小的为小毒，偏至无可加处为大毒。所有中药均有其偏性，故均为毒药，仅仅是毒性轻重而已。偏性极大者为大毒之中药，可纠正部分危重病人身体的寒热阴阳偏性，故可救命。所以附子成了回阳第一品药、救命第一要药，就因为它的大毒，因它偏至了无可加处。附子的极大偏性，也即是这个毒性，正是它回阳救逆之所在。

医者临床应用附子时需能明确辨别附子中毒的临床表现，轻度中毒表现为服后15～30分钟，开始出现口唇、舌尖发麻，两颊蚁行感，唾液增多，继则指（趾）尖端发麻，肢体紧捆感，心慌，呼吸急促，微汗出，脉搏稍快，神志清楚，生命体征平稳；中度中毒表现为上述症状加重，脉细迟无力，出现血压下降、缓慢性心律失常；重度中毒表现上述症状进行性加重，且出现意识模糊或昏迷，血压下降，恶性心律失常如尖端扭转型室速、室颤等。

附子中毒的处理：食用附子出现中毒症状应立即就医，轻度中毒，可口服温水导吐洗胃，并给予心电监护，观察24h；中度中毒，应立即给予温水彻底洗胃至洗胃液清亮，并给予持续心电监护，静脉给予阿托品 0.5～1.0mg，根据病情 0.5～2h 重复一次，使心律保持在 60 次 /min 以上，病情好转后，改为阿托品 0.5mg 肌注；重症患者可发生心室颤动，应按心肺复苏技术积极抢救，给予胸外心脏按压、非同步直流电复律等急救措施，纠正休克，防治多器官功能衰竭，维持水、电解质及酸碱平衡。

对附子中毒的抢救中药也能起到一定的辅助作用，附子中毒主要是煎煮不透所致，附子中毒主要是心脏毒，因此，对于轻中度中毒者，吴佩衡提出可用煮透无毒性的附子汤、四逆汤或参附汤喂服，有强心作用，对抢救附子中毒有效。此外，民间也有用中药治疗的方法，如：甘草绿豆汤、红糖生姜汤、上肉桂 3～10g 泡水频频喂服；新鲜续断全株或新鲜芫荽 30～60g（无新鲜者干品亦可，但需煎汤内服）加入少量温开水捣取汁液频频喂服，亦有一定解救效果。但是附子中毒病情变化快，因此，特别强调对附子中毒的治疗，无论病情轻重，都应及时就医；无论采用哪种治疗方法，都应该进行严密的生命体征观察和持续的心电监护。

二、调和营卫话桂枝

桂枝为樟科植物肉桂的干燥嫩枝。主产于广西、广东及云南等地，春、夏季剪下嫩枝，晒干或阴干，切成薄片或小段用。其性味辛、甘，温，归心、肺、膀胱经，具有发汗解肌，温经通脉，助阳化气，散寒止痛，平冲降气之功。常用于风寒感冒，脘腹冷痛，血寒经闭，关节痹痛，痰饮，水肿，心悸，奔豚等证。《本草汇言》曰："桂枝，散风寒，逐表邪，发邪汗，止咳嗽，去肢节间风痛之药也。气味虽不离乎辛热，但体属枝条，仅可发散皮毛肌腠之间，游行臂膝肢节之处。"《长沙药解》论："桂枝，入肝家而行血分，定经络而达荣郁。善解风邪，最调木气。升清阳之脱陷，降浊阴之冲逆，舒筋脉之急挛，利关节之壅阻。入肝胆而散遏抑，极止痛楚，通经络而开痹涩，甚去湿寒。能止奔豚，更安惊悸。"《医药简述》云："并能化膀胱之气而利小便，四散通经络，走而不守。桂枝一味，仲景用之最广，作用甚大，是领导辛甘化阳之上品良剂。"《药品化义》言："专行上部肩臂，能领药至痛处，以除肢节间痰凝血滞。"古往今来，桂枝在经方中的应用广泛，主要体现在以下几个功效方面：发表散寒治表实，解肌和营疗表虚，温助心阳平惊悸，温通心阳降冲逆，温经通络蠲痹痛，通阳扶脾愈腹痛，通阳化气行蓄水，通经活络散血瘀。桂枝与不同药物的合用可扩大其在临床的应用范围，与附子相伍，通阳散寒，温经止痛，可见于主治表阳已伤，风湿困表，身体烦痛，不能转动的桂枝附子汤或甘草附子汤。临床常用药对配伍还有桂枝配芍药、桂枝配甘草、桂枝配茯苓、桂枝配当归等。

桂枝的现代药理研究显示：桂枝具有抗病毒作用，桂枝煎剂对抑制流感亚洲京科 68-1 株和孤儿病毒（ECHO11）有显著效果。在鸡胚中，对流感病毒也有显著抑菌、抗菌作用；桂枝醇的提取物能在体外抑制枯草杆菌、大肠杆菌和金黄色葡萄球菌，有效浓度为 25mg/ml 以下，对于白色葡萄球菌、伤寒杆菌、志贺痢疾杆菌、肺炎球菌、变形杆菌、产气杆菌、炭疽杆菌、霍乱杆菌、肠炎沙门菌、霍乱弧菌均有抑制作用。桂枝内的桂皮醛、桂皮酸钠还可以扩张皮肤血管，增加散热，提高痛阈值。其内桂皮醛还可以扩张血管，使散热增加，调节血液循环，并使血液流向体表，加强麻黄的发汗、利尿作用，使用含桂枝的五苓散给麻醉犬注射，能使麻醉犬的尿量明显增加，单用桂枝静注时利尿作用比其他四种药品单用效果显著，因此认为桂枝是五苓散的主要利尿成分。桂枝内的挥发油可以抑制 IgE 所导致的肥大细胞颗粒反应，并降低补体活性，有抗炎、抗过敏作用。

三、搜剔寒湿伍细辛

细辛又名细参、烟袋锅花、小辛、少辛、细草，为马兜铃科植物辽细辛、细辛及汉城细辛的带根全草。《神农本草经》将之列为上品，因其根细，味辛，故得名。其主要分布于东北、山西、陕西、山东、安徽、浙江、江西、河南、湖北、四川等地，通常以东北产者质优。

细辛性味辛，温；入肺、肾经。具有解表散寒，祛风止痛，温肺化饮，通窍之功，主治风寒表证，头痛，牙痛，风湿痹痛，痰饮咳喘，鼻渊，口疮。《本草纲目》有云："细辛，辛温能散，故诸风寒风湿头痛、痰饮、胸中滞气、惊痫者，宜用之。口疮、喉痹、齿诸病用之者，取其能散浮热，亦火郁则发之之义也。辛能泄肺，故风寒咳嗽上气者宜用之。辛能补肝，故胆气不足，惊痫、眼目诸病宜用之。辛能润燥，故通少阴及耳窍，便涩者宜用之。""细辛这味药，温散三阴经之风寒湿之邪，通关节，利九窍，配合姜附甘，纳阳归肾，暖子宫，止咳化痰，开提肺气并治慢性偏头风疼，鼻塞不通，（鼻膜炎）久治不愈等等。其分量由一钱至二、三钱或至一两，都不至出大汗，如能在辨证论治中掌握八纲八法，用之得当，诚良剂也。"（《医药简述》）

现代药理研究表明：细辛具有解热、镇痛、抗炎、强心、平喘祛痰、抗菌、抗惊厥、抗衰老、提高机体代谢、免疫抑制和局部麻醉等药理作用。细辛镇痛作用与抑制一氧化氮（NO）的释放、抑制前列腺素 E_2（PGE_2）合成及清除自由基有关。一些研究显示，细辛的镇痛作用有阿片受体的参与，与乙酸乙酯高度相关，有人对细辛的主要作用做了较为全面的阐释，认为细辛对中枢系统的影响主要体现在解热、镇痛、镇静、催眠、抗惊厥和局部麻醉等方面。细辛的提取物能明显减少醋酸引起的小鼠扭体的次数及明显提高小鼠痛阈值，大剂量可使动物睡眠。细辛挥发油与戊巴比妥钠、水合氯醛混合使用能使清醒动物进入深度睡眠状态，有效对抗电刺激和士的宁所致的惊厥，并显著延长戊四唑惊厥潜伏期及死亡时间；细辛挥发油具有良好的表面麻醉和局部浸润麻醉的效果。对心血管系统的影响主要体现在双向调节血压、强心、抗心肌缺血等作用上。细辛挥发油制剂具有降压作用，实验表明：基础血压偏低时，细辛挥发油不出现降压作用，偏高时则血压下降明显；细辛提取物对狗左室泵功能和心肌收缩功能具有明显的改善作用，其水煎剂可加快动物心脏搏动频率，但对搏动强度无明显影响。对呼吸系统的影响表现在服用大剂量细辛散剂后出现呼吸先兴奋后抑制的生理变化，细辛挥发油对组胺和乙酰胆碱所引起的支气管痉挛有明显的对抗作用，细辛醇浸剂给兔静注，可对抗吗啡所致的呼吸抑制。细辛能改善衰老小鼠的生殖功能，明显抑制衰老小鼠血清睾酮含量的下降，具有延缓衰老的作用。细辛还具有抗炎、免疫抑制作用，对抗排异反应较为显著。细辛提取物对黄萎菌、番茄灰霉病菌的菌丝生长和孢子萌发均具有极强的抑制作用。

《本草别说》中记载："细辛非实阴者不得为真，若单用末，不可过一钱，多则气闷塞不通则死。"一钱相当于 3g，是临床常用剂量，但不拘泥于此，现代用量在 6g，临床无明显毒副作用，可能与细辛人工种植及炮制相关。有研究证明细辛水煎液能明显诱发小鼠骨髓嗜多染红细胞微核和小鼠精子畸形，具有致突变作用。临床使用时应当小剂量，避免产生医疗纠纷。

临床上细辛的常用方剂配伍：①麻辛附子汤，细辛助麻黄解表，助附子散寒，主治太少两感证；②柴葛桂枝汤、杏苏二陈汤，细辛解表散寒，温肺化饮；③黄芪防己汤、补中桂枝汤，细辛祛风散寒止痛。常用药对配伍：①配干姜、五味子，温肺化饮；②配附子，祛风除湿，散寒止痛；③配生石膏，清热泻火，通络止痛；④配羌活、白芷，散寒止痛，通鼻窍；⑤配藁本、防风，治厥阴头痛；⑥配小茴香、荔枝核，治疝气及阴肿。

四、温阳化湿用干姜

干姜为姜科植物姜的干燥根茎，全国大部分地区有产，主产四川、贵州等地。干姜性味辛，热；归脾、胃、心、肺经。《药性论》曰："治腰肾中疼冷，冷气，破血，去风，通四肢关节，开五脏六腑，去风毒冷痹，夜多小便；治嗽，主温中，霍乱不止，腹痛，消胀满冷痢，治血闭。病人虚而冷，宜加用之。"干姜能燥湿温中健胃，行郁降浊阴之气，补益火土，消纳饮食，暖脾胃而温手足，调阴阳而止呕吐，降冲逆而平咳嗽，提脱陷而止滑泻。适用于脾胃寒证，亡阳证，心腹冷痛，呕吐泄泻，肢冷脉微，寒饮咳喘，风寒湿痹，寒性出血，寒积便秘，水肿病等。

干姜可以通过调控参与自由基代谢相关基因的表达，即下调超氧阴离子生成催化酶基因水平，上调抗氧化酶基因及氧化应激相关基因表达水平，减少自由基的生成，促进自由基的清除，发挥一定的抗自由基损伤、抗溃疡作用；下调花生四烯酸代谢相关基因表达，发挥一定的抗炎镇痛作用，这可能是其"温中散寒止痛"、临床用治慢性胃肠炎等病证的分子机制之一，为阐释干姜温中功效的现代内涵提供了分子水平的依据。

现代医学证明干姜有改善心功能、改善局部血液循环、抗缺氧作用。其具有延迟血栓的形成，明显抑制血小板聚集的作用，并且存在剂量依赖关系。干姜通过降低细胞乳酸脱氢酶（LDH）释放，从而减少心肌细胞的损伤；其所含挥发油及部分辛辣成分，可以促进局部的血液循环，起到保护创面、促进愈合等作用。干姜能有效的抗晕动，其醇提物、姜粉通过刺激温度调节受体及胆碱能受体、组胺受体，激发胃、肠、肝、胰等脏器功能亢进，发挥收缩肠管效应，致回肠收缩明显，同时对肠道平滑肌运动有双向调节作用，能显著促进正常和抑制状态的小鼠小肠运动，对亢进状态的小鼠小肠运动有明显抑制作用，从而减轻晕动病患者的胃肠道症状。另外，干姜醇提物可以通过调节中枢神经和自主神经功能，增强胃黏膜的防御能力，发挥镇吐作用。研究显示干姜有降低外周阻力、减轻心脏后负荷的作用；高剂量能改善室壁张力和舒张末期容积，提高左心室舒张功能，并降低左室前负荷，使心肌耗氧量减少，有利于冠脉血流流向易缺血的心内膜下心肌，从而改善心脏的冠脉循环。

附子与干姜是温热剂最为经典的配伍之一，《本经疏证》云："有姜无附，难收斩将夺旗之功；有附无姜，难取坚壁不动之效。"柯琴在《伤寒来苏集》中亦言："生附配干姜，补中有发。"《汤液本草》中言"附子味辛大热，为阳中之阳，故行而不止，非若干姜止而不行也；附子善走，过于发散；干姜偏于守中"，附子有毒，配伍干姜后，干姜能减低附子毒性。《唐本草》中已有明确记载，姜可解附子之毒；《本草拾遗》中言"姜汁解毒"。附子煎剂能显著增加实验心衰大鼠的心输出量，增强心肌收缩力，改善其血液动力学，配伍干姜后作用增强，而干姜煎剂单用无强心作用。研究结果表明，附子与干姜配伍后，多种乌头类生物碱煎出量总和呈增加趋势。附子与干姜配伍对干姜辣椒素含量的影响的研究表明，与干姜单煎液相比，配伍生附子、白附片和黑顺片后干姜热性成分辣椒素的含量均有所上升。

常用方剂配伍：①真武汤，若下利者，去芍药之酸寒，加干姜以温运脾阳；

若咳者，加干姜温脾气，化寒饮。②理中汤辈，干姜温中扶阳。③大建中汤，干姜温中散寒，和胃止呕。④桃花汤，干姜温中散寒。⑤小青龙汤，干姜温肺化饮。⑥四逆汤辈，干姜温阳祛寒，回阳救逆。

常用药对配伍：①配附子，"引附子，则入肾，能通脉回阳"（《本草害利》）。②配肉桂，温中散寒而止痛，又能下行温肾阳。③配半夏，"干姜得半夏则止呕"（《赤水玄珠》）。④配细辛、五味子，温肺化饮。⑤配吴茱萸、高良姜，温中散寒。⑥配川椒，温中散寒止痛，逐湿驱蛔杀虫。⑦配白术、茯苓，健脾除湿，温中散寒。⑧配人参、甘草，温中补虚。⑨配阿胶、灶心土，温经止血。

五、温脾纳肾选肉桂

肉桂亦称中国肉桂，为樟科植物肉桂的干燥树皮，出自《唐本草》。多于秋季剥取栽培5～10年的树皮和枝皮，晒干或阴干，主产于云南、广西、广东、福建。其性大热，味辛、甘；归肾、脾、心、肝经。《本草汇言》云："肉桂，治沉寒痼冷之药也。凡元虚不足而亡阳厥逆，或心腹腰痛而吐呕泄泻，或心肾久虚而痼冷怯寒，或奔豚寒疝而攻冲欲死，或胃寒蛔出而心膈满胀，或气血冷凝而经脉阻遏，假此味厚甘辛大热、下行走里之物，壮命门之阳，植心肾之气，宣导百药，无所畏避，使阳长则阴自消，而前诸症自退矣。"肉桂补命门相火，能益阳消阴，适用于沉寒痼冷，四肢厥逆，腰膝痹痛，虚寒恶食，泻利消谷，霍乱转筋，腹痛疝瘕。《医药简述》论及："凡虚火上浮，有引火归原之效，如牙痛、咽痛、心胃痛、霍乱吐泻等症……常服肉桂可以温肝暖血，强心健胃。至于月经不调，经来腰腹疼痛，崩漏，带下，心腹疼痛，产后虚寒诸病证，以及种种虚寒不足之证，服之颇效。"

现代研究证明肉桂的药理作用主要表现在对消化系统、心血管系统、免疫系统等方面，有镇痛、抗菌和抗肿瘤的作用。肉桂对体内和体外的细菌或真菌均有抑制作用，真菌对肉桂油最敏感，又以青霉的表现最为突出。肉桂油具有广谱抑菌作用，其抑制效果由强至弱为：真菌、酵母、细菌，且在酸性条件下的抑菌效果最好；肉桂精油的抗菌成分还具有很好的热稳定性。肉桂在心血管系统方面具有扩张血管、抗凝、降压的作用，另外桂皮油中的桂皮酸有升高白细胞作用，肉桂降血糖作用目前尚无确切研究证明，但已有研究显示肉桂中非挥发性成分可能具有降糖作用。肉桂还具有镇静、解痉、解热、抗肿瘤及壮阳作用；能驱虫、杀菌，起消毒作用；在食品方面常用作香料、保鲜剂、抗氧化剂。肉桂还具有良好的体内、体外抗肿瘤作用，其对体外培养的人皮肤黑色素瘤（A375）、乳腺癌（SKBr-2HL）、食管癌（Eca-109）细胞的增殖具有良好的抑制作用，在适当范围内可以恢复肿瘤小鼠的免疫功能。肉桂能增强消化功能,排除消化道积气,缓解胃肠道痉挛性疼痛,抑制胃溃疡性改变。

肉桂常用方剂配伍:①桂附理中汤,肉桂温补脾肾之阳。②右归饮、肾气丸,肉桂温补肾阳而祛寒。③十全大补汤、人参养荣汤,扶正补虚,鼓舞阳气。④潜阳封髓丹,温中散寒,引火归原。⑤加味香砂六君子汤、柴胡疏肝汤,温阳散寒,健胃暖肝。

常用药对配伍:①配人参、炮姜、附子,治中寒腹痛;②配丁香,温中散寒;③配附子,温肾助阳,引火归原;④配干姜,温中散寒;⑤配小茴香,暖肝温肾,行气止痛;⑥配沉香,散寒止痛;⑦配黄柏,温中化气,燥湿清热,交通心肾。

六、芳香化湿引砂仁

砂仁始载于《药性论》,为历代常用中药,是姜科植物阳春砂、绿壳砂或海南砂的干燥成熟果实,以广东省阳春县产阳春砂仁最为著名,称为道地南药砂仁,也为该药材的上乘之品,其花、果、根、茎、叶均可入药,《本草图经》曰:"缩砂蜜生南地,今惟岭南山泽间有之……"其炮制始见于金代张元素的《医学启源》,书中有"捣细用"的记载。

砂仁的功效始载于甄权《药性论》,其记载功效重在化湿开胃,温脾止泻,理气止痛。现代药性学认为砂仁性芳香,具健胃理气、温脾暖肾功效,能下气止痛,宽胸脯,疏气滞,化宿食,除呕逆,并治虚劳冷泻。

现代医学研究证明,砂仁对大鼠胃及肠道均有较强的促动效应,其机制可能是通过增加血液及胃肠组织中胃动素(motilin,MTL)、P物质(substance P,SP)的含量而实现的。砂仁可作为肠道菌群调理药物,协助临床医生早期干预治疗。砂仁挥发油能增加氨基己糖和磷脂的含量,加强黏膜层稳定性,防止溃疡的产生和复发,还能下调血小板活化因子的表达,从而防止溃疡的形成,有研究者报道砂仁挥发油可提高溃疡愈合率,明显升高大鼠血清的超氧化物酶活性,有效地清除氧自由基,稳定细胞膜,亦下调丙二醛的含量,防止其造成微循环障碍。其改善大鼠胃的病理组织学表现机制可能与抑制胃蛋白酶对黏膜的腐蚀作用相关,增强胃黏膜屏障的稳定性,改善胃黏膜微循环,促进胃黏膜的修复和重建。另外,砂仁对未成年雌性SD大鼠有诱导骨纵向生长的作用;能有效抑制异常增高的体液免疫,而提高功能低下的细胞免疫。

七、温中降逆公丁香

丁香一名出自《开宝本草》,云:"丁香,二月、八月采。按广州送丁香图,树高丈余，叶似栎叶，花圆细，黄色，凌冬不凋。医家所用惟用根。子如钉子，长三、四分，紫色，中有粗大如山茱萸者，俗呼为母丁香，可入心腹之药尔。"《雷公炮炙论》曰："凡使（丁香），有雌雄，雄颗小，雌颗大，似枣核。方中多使雌，力大，膏煎中用雄。"丁香为常绿乔木，属桃金娘科植物，主产于坦桑尼亚、马来西亚、印度尼西亚等地，广泛分布于马来群岛和非洲，我国广东、广西等地有栽培。其性辛，味温；入肺、脾、胃、肾四经。主温中，暖肾，降逆。主治呃逆、呕吐、反胃、痢疾、心腹冷痛、疝癖、疝气、癣症。

公丁香（丁香花蕾）蒸馏所得的挥发油（丁香油）对多种致病性真菌、杆菌、流感病毒具有抑制作用，并具有驱虫、健胃、抗惊厥、降低血压、抑制呼吸的作用。丁香的酚结构成分都具有很强的抑菌活性，同一种植物的不同部位（如根、茎、叶、果等）所含的活性物质，对同一种病原菌的抑制作用可能存在差别，它们的分子结构特征与微生物细胞磷脂双分子生物膜分子结构特征相似，使细胞膜磷脂双分子层变得敏感，细胞膜通透性增强，活细胞的组成成分外漏或酶系统受损而造成细胞的死亡，对汉逊氏酵母菌、青霉、黑曲霉、金黄色葡萄球菌、枯草芽孢杆菌、大肠杆菌有很强的抑菌作用，最低抑菌质量浓度为3.12～12.5mg/ml。对植物病原菌的菌丝生长和孢子萌发均有一定的抑制作用。丁香精油可抑制大肠杆菌和金黄色葡萄球菌，其作用机制可能是渗透或在结构破坏后进入到细胞内部和胞内物质发生作用，抑制了细菌DNA及蛋白的正常合成，导致细菌的生长受到抑制甚至死亡；公丁香精油及油树脂均具有较好的抗氧化能力。

八、暖肝止痛吴茱萸

吴茱萸为芸香科植物吴茱萸、石虎或疏毛吴茱萸的干燥近成熟果实。始载于《神农本草经》，列为中品。野生于山地、路旁或疏林下，为常绿灌木或小乔木，主要分布于长江流域及华南一带和陕西等地。吴茱萸，其味辛、苦，性热，有小毒，归脾、胃、肾经，为温中散寒、疏肝止痛的常用药，用于厥阴头痛、寒疝腹痛、寒湿脚气、经行腹痛、脘腹胀痛、呕吐吞酸、五更泄泻、高血压等症。清•徐灵胎《神农本草经百种录》："吴茱萸味辛温，主温中下气，风寒上逆，止痛，散寒湿之痛，咳逆寒热，寒邪入肺。除湿血痹，辛能燥湿，温能行血也。逐风邪，开腠理，辛香散风通窍。吴茱萸味极辛，辛属金，金平木，故为驱逐肝风之要药。但肝风有二，一为挟寒之风，一为挟火之风，吴茱萸性温，于挟寒之风为宜，此又不可不审也。"其在方剂中的主要配伍意义表现在通痹止痛、暖肝止痛、温脾暖胃、温肾助阳、温暖胞宫、温中止泻、降逆止呕、温脏杀虫、引火下行、佐制寒凉、引经报使等方面。

《本经》言其止痛，《珍珠囊补遗药性赋》亦言本品可用治："胸中冷气闭塞而不利……心气刺疼而不止。"如《圣济总录》之茱萸丸，即以本品配伍桂心、当归，以辛温散寒、通阳开痹而止痛，用治心中寒、心背彻痛等症。《内经》曰"肝主筋"，若寒凝肝脉、气机郁滞则可导致寒疝疼痛等症，张子和在《儒门事亲》中即强调"治疝皆归肝经"。《神农本草经疏》曰："凡脾胃之气喜温而恶寒，寒则中气不能运化……或为腹内绞痛。"

吴茱萸有小毒，研究证明黄连生物碱类成分是细胞色素 P450（CYP450）酶的底物。有实验通过研究吴茱萸次碱（RUT）对黄连生物碱体外肝代谢的影响发现：RUT 对 5 种黄连生物碱体外肝代谢存在抑制作用。吴茱萸汤出自《伤寒论》，现代临床上主要用于治疗多种头痛，吸收成分中影响药效的主要成分是柠檬黄素 -3-O-β-D- 葡萄糖苷（limocitrin-3-O-β-D-glucoside，Lcs），人参皂苷 Rg$_1$（ginsenoside Rg$_1$，Rg$_1$），人参皂苷 Rb$_1$（ginsenoside Rb$_1$，Rb$_1$）、吴茱萸苦素（rutaevine，Rv）、柠檬苦素（limonin，Li）、吴茱萸碱（evodiamine，Ev）及吴茱萸次碱（rutaecarpine，Ru），其中 Rg$_1$，Rv，Ev 及 Ru 对多数药效指标具有正向改善作用，可能是影响吴茱萸汤治疗偏头痛作用的主要成分。吴茱萸碱对高脂饮食诱导的肥胖具有良好的预防作用，其作用机制可能与调节血清、血管组织和 DRG 中 CGRP 和 TRPV1 的表达有关。吴茱萸碱还可以通过抑制 KB-α 的磷酸化阻断 NF-κB 信号通路，促进细胞凋亡，抑制细胞增殖，增加耐药细胞对 DDP 的敏感性，提高化疗的作用。

九、祛风解肌话葛根

我国最早的药学专著《神农本草经》将葛根列为中品，并记载了葛根的性味和功效。其载葛根具有解肌退热、透疹、生津止渴、升阳止泻的功效。在辨证论治体系的指导下，临床应用于表证发热、项背强痛，麻疹不透，热病口渴，阴虚消渴，热泄热痢，脾虚泄泻等证。

葛根首载于《神农本草经》，其谓："主消渴，身大热、呕吐、诸痹、起阴气、解诸毒。"《名医别录》谓："疗伤寒中风头痛，解肌，发表，出汗，开腠理，疗金疮，止胁风痛。""生根汁，疗消渴，伤寒壮热。"《本草汇言》谓："葛根，清风寒，净表邪，解肌热，止烦渴，泻胃火之药也。尝观发表散邪之药，其品亦多，如麻黄拔太阳营分之寒，桂枝解太阳卫分之风，防风、紫苏散太阳在表之风寒，藁本、羌活散太阳在表之寒湿，均称发散药也，而葛根之发散，亦入太阳，亦散风寒，又不同矣，非若麻、桂、苏、防，辛香温燥，发散而又有损中气之误也；非若藁本、羌活，发散而又有耗营血之虞也。"现多认为葛根味甘、辛，性凉；归脾、胃经；有解肌退热，透疹，生津止渴，升阳止泻之功效。因葛根能直接扩张血管，使外周阻力下降，而有明显的降压效果，能较好地缓解高血压患者"项紧"的症状。

现代药理研究表明，葛根中含黄酮类化合物达 12%，其中主要有大豆苷（daidzin，黄豆苷），大豆苷元（daidzein）及葛根素（puerarin），其次为大豆苷元 4′，7- 二葡萄糖苷（daidzein 4′，7-diglucoside）、葛根素木糖苷等。葛根有改善脑血管循环、改善冠脉循环和心肌营养、抗心律失常、抑制血小板聚集、降血压、降血糖、降温及解热、消炎镇痛、松弛肠道平滑肌、β- 肾上腺素受体阻滞等作用。临床用于治疗冠心病所致心绞痛、心律失常、椎 - 基底动脉供血不足、高血压病、糖尿病、耳源性突发性耳聋、感冒、流感、麻疹、带状疱疹、偏头痛、眼底疾病、肠道感染、跌打损伤等。

葛根作为重要的药食同源的中药之一，不仅完全抑制了骨量的减少，而且在高剂量增加骨量的同时，葛根不同于雌二醇显著刺激子宫，而具有与雌二醇相当的抗骨质疏松作用，有可能成为预防和治疗女性闭经后骨质疏松症安全而有效的食品或药物。葛根制剂还广泛应用于高血压和心脏病的预防和治疗，现已有葛根素开发的葛根素注射剂，临床应用于心脑血管疾病如心律失常、心肌缺血、高血压等的治疗。其对血管内皮保护作用机制则为葛根素抑制脂质过氧化、清除超氧离子自由基、抑制醛糖还原酶活性，明显减慢内皮细胞中糖胺代谢，降低血浆内皮素和血小板表面活性，抑制血小板聚集和黏附，降低血脂、胆固醇、血黏度并抗血栓形成，从而对内皮细胞具有一定的保护作用；另外葛根素与受体结合后完全抑制肾上腺素对腺苷酸环化酶（AC）的激活作用，包括增强心肌收缩力，降低血压及眼内压，扩张冠状动脉，增加冠脉血流量，改善缺血区的血流，降低心肌耗氧量，增加氧的供应，这是葛根素心血管药理作用的分子基础。葛根素还能以电压依赖性方式抑制心肌细胞膜上的钙离子通道电流，使钙离子内流减少，起到抗心律失常的作用。经研究，葛根素还能改善缺血再灌注损伤，其中乙酰葛根素可抑制高迁移率族蛋白 1（HMGB1）、Toll 样受体 4（TLR4）、NF-κB（P65）的蛋白表达，抑制 HMGB1 的核释放及 NF-κB（P65）亚基自胞浆至胞核的转位，为其抗炎机制之一。

十、散寒解表功麻黄

麻黄为麻黄科植物草麻黄或木贼麻黄的草质茎。麻黄始载于《本经》，列为中品。《别录》谓："麻黄生晋地及河东。立秋采茎阴干，令青。"陶弘景云："今出青州、彭城、荥阳、中牟者为胜，色青而多沫。"性味辛、微苦，温；归肺、膀胱经。

具有发汗散寒,宣肺平喘,利水消肿之功。《本草经疏》:"麻黄,轻可去实,故疗伤寒,为解肌第一。专主中风伤寒头痛,温疟,发表出汗,去邪气者,盖以风寒湿之外邪,客于阳分皮毛之间,则腠理闭拒,荣卫气血不能行,故谓之实,此药轻清,故能去其壅实,使邪从表散也;咳逆上气者,风寒郁于手太阴也;寒热者,邪在表也;五脏邪气缓急者,五缓六急也;风胁痛者,风邪客于胁下也,斯皆卫实之病也。卫中风寒之邪既散,则上来诸证自除矣。其曰消赤黑斑毒者,若在春夏,非所宜也。破坚积聚,亦非发表所能。洁古云:去荣中寒邪,泄卫中风热,乃确论也。多服令人虚,走散真元之气故也。"生麻黄发汗解表和利水消肿之力强,多用于风寒表实证,胸闷喘咳,风水浮肿,风湿痹痛,阴疽,痰核。蜜麻黄性温偏润,辛散发汗作用缓和,增强了润肺止咳之功,以宣肺平喘止咳力胜,多用于表证已解,仍气喘咳嗽。麻黄绒作用缓和,适于老人、幼儿及虚人风寒感冒。蜜麻黄绒作用更为缓和,适于表证已解而喘咳未愈的老人、幼儿及体虚患者。

麻黄是发汗解表第一要药,因其有发汗、加快心率和一定的升压作用,常为临床医生所畏惧。个人认为中医治病"补偏救弊",一般习俗认为用补药似乎安全,用祛邪药有一定风险,实际上并非如此。凡临床治疗宜重视"病邪"的祛除,过早用补有敛邪之碍,当然,祛邪与扶正是相辅相成的。但能熟练地掌握麻辛之类,做到适宜适时药到病除,也是不容易的。《吴佩衡医案》太阳伤寒表实证按语:"世有畏麻、桂如蛇蝎者,以为其性温而易伤津化燥,不知表寒实证无麻黄之辛温,何以开发腠理,祛邪外出……不畏邪之伤于人,而畏药性之辛温,实为姑息养奸之弊也。"

第二节　扶阳常用辅药

临床除常用十大扶阳药以外,还常常用到一些具有相同药性的辅药,这些药物不但能够增强扶阳药物的临床主要功效,还能使扶阳主药药力专一,更能发挥其自身特有疗效。扶阳药与辅药结合,药味颇精,所谓"随拈二三味,皆是妙法奇方也"。其中,扶阳主药是附子、桂枝、干姜、肉桂、细辛、麻黄、砂仁、丁香、吴茱萸、葛根等,辅助用药则为半夏、杜仲、牛膝、黄芪、柴胡等。现列举如下:

一、降逆止呕用半夏

半夏始载于《神农本草经》,是历代常用中药之一,为天南星科植物半夏的干燥块茎。据炮制加工方法不同,分为清半夏、姜半夏、法半夏等。除内蒙古、新疆、青海、西藏尚未发现野生的外,全国各地均有分布。

半夏功效首载于《神农本草经》，谓："主伤寒寒热，心下坚，下气，喉咽肿痛，头眩胸胀，咳逆，肠鸣，止汗。"后世多认为半夏味辛性温，有毒；归脾、胃、肺经；有燥湿化痰，消痞散结，降逆止呕之用；生用外治痈肿痰核。如《药性论》中记载半夏功效："消痰涎，开胃健脾，止呕吐，去胸中痰满，下肺气，主咳结。新生者摩涂痈肿不消，能除瘤瘿。气虚而有痰气，加而用之。"《主治秘要》云："燥胃湿，化痰，益脾胃气，消肿散结，除胸中痰涎。"主治病症：主咳喘痰多、呕吐反胃、胸脘痞满、头痛眩晕、夜卧不安、瘿瘤痰核、痈疽肿毒。

现代医学研究表明，半夏主要成分有大黄酚、丁二酸、正十六碳酸-1-甘油酯、3-O-（6′-O-棕榈酰基-β-D-吡喃葡萄糖基）豆甾-5-烯、对二羟基苯酚、羟甲基糠醛、邻二羟基苯酚及β-谷甾醇、胡萝卜苷。现代临床经验表明，在一般临床剂量范围内，半夏配伍川乌、草乌或附子不会出现毒性增强或疗效降低，但临床应用时还需慎重，以免发生不良反应。半夏具有神经毒性，其水溶性成分加入乙酸铅后，沉淀的物质中含有引起蛙及小鼠骨骼肌痉挛和使蛙瞳孔散大的物质；滤液中则含有使蛙产生中枢性及箭毒样骨骼肌松弛的物质。生半夏误服微量即可中毒，所以生半夏按毒性中药管理，临床需炮制后使用。此外，半夏还有对局部黏膜强烈刺激性、肾毒性、妊娠胚胎毒性、致畸等作用。半夏对人体多个系统均有药理作用，如对呼吸系统有镇咳、消痰作用，对消化系统有镇吐、催吐、抗溃疡作用等，对循环系统有抗心律失常及抗凝作用等，并有抗肿瘤及抗早孕等作用。

二、化湿醒脾参苍术

苍术始载于《神农本草经》，是历代常用中药之一，为菊科植物茅苍术或北苍术的干燥根茎。主产于江苏、河南、河北、山西、陕西，以产于江苏茅山一带者质量最好，各地药圃广有栽培。大体可以分为两大类，即北方产的北苍术和南方产的南苍术。春、秋二季采挖，除去泥沙，晒干，除去须根。

《神农本草经》谓："主风寒湿痹，死肌痉疸。"《名医别录》记载有："主头痛，消痰水，逐皮间风水结肿，除心下急满及霍乱吐下不止，暖胃消谷嗜食。"现代多认为苍术味辛、苦，性温；归脾、胃、肝经；功效燥湿健脾，祛风散寒，明目；主治脘腹胀满、泄泻、水肿、脚气痿躄、风湿痹痛、风寒感冒、夜盲等症。

现代药理研究表明，苍术的化学成分主要包含挥发性和非挥发性成分两类。挥发性成分主要有萜类化合物、炔类化合物、有机酸及其酯类以及其他成分；非挥发性成分主要有多糖类、糖苷类、氨基酸类、矿物质及微量元素等。现代药理研究表明，苍术所含挥发油有祛风健胃作用，所含苦味也有健胃、促进食欲的作用,还有抗胃溃疡、抗缺氧、保肝、利尿、调节免疫、抗衰老等一系列作用。

三、温肠止泻肉豆蔻

肉豆蔻是历代常用中药之一,本品为肉豆蔻科肉豆蔻属植物肉豆蔻的干燥种仁。为热带著名的香料和药用植物,原产马鲁古群岛,热带地区广泛栽培。中国台湾、广东、云南等地已引种试种。冬、春两季果实成熟时采收。

肉豆蔻功效首载于《药性论》,其谓:"能主小儿吐逆不下乳,腹痛;治宿食不消,痰饮。"《开宝本草》载有"温中,治积冷心腹胀痛,霍乱中恶,呕沫,冷气,消食止泄,小儿乳霍"之效。现代多认为肉豆蔻味辛,性温;归脾、胃、大肠经;功效有涩肠止泻,温中止泻;主治虚泻、冷痢、脘腹胀痛、食少呕吐、宿食不消等症。

现代药理研究表明,肉豆蔻含挥发油 2%～9%,包括 d- 莰烯及 α- 蒎烯等。其脂肪中,肉豆蔻酸含量达 70%～80%,并含有毒物质肉豆蔻醚。肉豆蔻醚、榄香脂素对正常人有致幻作用,而另一芳香性成分洋檫木醚则无此作用,肉豆蔻醚对人的大脑有中度兴奋作用,但与肉豆蔻不完全相同。后者可引起血管状态不稳定、心率变快、体温降低、无唾液、瞳孔缩小、情感易冲动、孤独感、不能进行智力活动等不良反应。肉豆蔻及肉豆蔻醚能增强色胺的作用,体内及体外试验均对单胺氧化酶有中度的抑制作用;其萜类成分有抗菌作用。

四、和解少阳伍柴胡

柴胡首载于《神农本草经》,是历代常用中药之一,本品为伞形科植物柴胡或狭叶柴胡的干燥根。按性状不同,分别习称"北柴胡"及"南柴胡"。春、秋二季采挖,除去茎叶及泥沙,干燥后用。

《神农本草经》谓:"(柴胡)主心腹肠胃中结气,饮食积聚,寒热邪气,推陈致新。"《滇南本草》云:"伤寒发汗解表要药,退六经邪热往来,痹痿,除肝家邪热、痨热,行肝经逆结之气,止左胁肝气疼痛,治妇人血热烧经,能调月经。""发汗用嫩蕊,治虚热、调经用根。"现代多认为柴胡味苦、辛,性微寒;归肝、胆经;有解表退热,疏肝解郁,升阳举陷之功效。主治寒热往来,胸满胁痛,口苦耳聋,头痛目眩,疟疾,下利脱肛,月经不调,子宫下垂等症。

现代药理研究表明,迄今已从柴胡中分离鉴定出约 60 种皂苷类化合物,上百种挥发油类化合物及多糖类成分,主要有三萜皂苷、挥发油和多糖、黄酮、木脂素、脂肪酸、香豆素、植物甾醇等多种成分。主要具有镇静、安神、镇痛、镇咳、解热、抗炎、保肝、抗菌、抗病毒、促酶分泌、抗肿瘤、抗氧化、调节免疫、抗惊厥、抗血小板凝集等诸多作用。

五、益气固表绵黄芪

黄芪，又名绵芪。本品为豆科植物蒙古黄芪或膜荚黄芪的干燥根。产于内蒙古、山西、甘肃、黑龙江等地。春、秋二季采挖，除去须根及根头，晒干。由于长期大量采挖，近几年来野生黄芪的数量急剧减少，有趋于绝灭的危险。为此国家确定该植物为渐危种，列属三级保护植物。

《本草汇言》记载："补肺健脾，实卫敛汗，驱风运毒之药也。"《医学衷中参西录》中记载："能补气，兼能升气，善治胸中大气下陷。"现多认为黄芪味甘，性微温；归脾、肺经；有补气健脾，升阳举陷，益卫固表，利尿消肿，托毒生肌之功效；用于气虚乏力，食少便溏，中气下陷，久泻脱肛，便血崩漏，表虚自汗，气虚水肿，痈疽难溃，久溃不敛，血虚萎黄，内热消渴，慢性肾炎蛋白尿，糖尿病等。

现代药理研究表明，黄芪含有黄芪皂苷、黄酮、多种氨基酸和微量元素，能促进机体代谢、抗疲劳、促进血清和肝脏蛋白质的更新；具有明显利尿作用，且具有显著增强心肌收缩力、扩张冠状动脉、保护心肌细胞、改善心脏功能等作用；还能清除自由基，减少过氧化脂质，增加超氧化物歧化酶活性，抑制血小板凝集，降低血液黏稠度，改善微循环，增强肾上腺素皮质功能，改善肾脏功能；亦能防止肝糖原减少，保护肝脏。黄芪注射液为中药黄芪提取物制成的针剂，具有益气养元、扶正祛邪、通脉养心、健脾利湿的作用，比黄芪的应用更加广泛，在临床上常用于肝硬化、过敏性鼻炎、病毒性心肌炎等心肺疾病。

六、温中理气用乌药

乌药系樟科山胡椒属植物乌药的干燥块根，主产于浙江、江西、湖南等省。乌药为传统常用中药，具有温中散寒、理气止痛的功效。

乌药首载于《本草拾遗》，其谓："主中恶心腹痛，宿食不消，天行疫瘴，膀胱肾间冷气攻冲背膂，妇人血气，小儿腹中诸虫。"《药品化义》谓："乌药，气雄性温，故快气宣通，疏散凝滞，甚于香附。外解表而理肌，内宽中而顺气，以之散寒气，则客寒冷痛自除；驱邪气则天行疫瘴即却；开郁气，中恶腹痛，胸膈胀满，顿然可减；疏经气，中风四肢不遂，初产血气凝滞，渐次能通，皆藉其气雄之功也。功能顺气解郁，散寒止痛。"《本草新编》谓："乌药，产妇虚而胎气不顺者，切不可用，用则胎立堕。人以为顺气用之，谁知乌药能顺胎气之实，而不顺胎气之虚乎？不独胎气，凡气虚者，俱不能顺，惟血虚而带郁滞者宜之耳。"《本草求真》谓："乌药，功与木香、香附同为一类，但木香苦温，入脾爽滞，用于食积则宜；香附辛苦，入肝、胆二经，开郁散结，每于忧郁则妙；此则逆邪横胸，无处不达，故用以为胸腹逆邪要药耳。"现多认为乌药味辛，性温；归肺、脾、肾、膀胱经；有行气止痛，温肾散寒之功效；临床上常用于治疗气逆胸腹胀痛、宿食不消、反胃呕食、寒疝、脚气、小便频数等症。历史上素以浙江天台所产者为道地药材，故有"天台乌药"或"台乌药"之称。

现代研究证明乌药具有抗炎镇痛、抗病毒、抑菌、抗氧化、抗疲劳、调节消化道、松弛内脏平滑肌、改善中枢神经系统功能、调理妇科病症、抗肿瘤等药理作用。乌药 LEF（抗炎活性组分）能有效地抑制继发性肿胀、风寒湿痹证肿胀以及炎性组织中前列腺素 E_2（PGE_2）的生成，显示乌药有良好的抗风湿作用，机制可能是下调机体 T 淋巴细胞和巨噬细胞的功能；其通过竞争性或非竞争性抑制脯氨酰内肽酶（PEP），下调对如升压素、P 物质和促甲状腺素释放激素的水解，从而改善学习和记忆过程；有抗乙酰胆碱的收缩效应，能解除平滑肌痉挛，松弛膀胱逼尿肌，缓解膀胱刺激症状，也有兴奋大脑皮质作用，温肾缩尿；有兴奋和增强胃运动节律作用，促进胃肠动力，缓解胃肠痉挛；乌药的水和醇提取物对单纯疱疹病毒也有明显的抑制作用；乌药叶总黄酮能通过清除自由基，抑制脂质过氧化产生，从而保护 CCl_4 所致小鼠急性肝损伤；乌药叶总黄酮有较明显的降血脂作用，可改善肝细胞脂肪变性，对脂肪肝有较好的治疗作用。

七、行气止痛理川芎

川芎为伞形科植物川芎的干燥根茎。其性温，味辛、微苦。具有活血行气、祛风止痛的功效。主治血瘀气滞所致月经不调，痛经闭经，或肝郁气滞而致血行不畅的胸胁疼痛，头痛，风寒湿痹，跌打肿痛等疾病。临床主要用于治疗心脑血管、呼吸、泌尿系统及妇科方面的疾病。风湿为患，久病必瘀，方药配伍川芎可活血化瘀，助通络除痹。

古代对川芎记载很多，首载于《左传》，入药始于《神农本草经》，其谓："主治中风入脑头痛、寒痹、妇人血闭无子。"《名医别录》谓："除脑中冷动，面上游风去来，目泪出，多涕唾，忽忽如醉，诸寒冷气，心腹坚痛，中恶，卒急肿痛，胁风痛，温中内寒。"《本草汇言》谓："芎䓖，上行头目，下调经水，中开郁结，血中气药。常为当归所使，非第治血有功，而治气亦神验也。凡散寒湿，去风气，明目疾，解头风，除胁痛，养胎前，益产后，又癥瘕结聚，血闭不行，痛痒疮疡，痈疽寒热，脚弱痿痹，肿痛却步，并能治之。味辛性阳，气善走窜而无阴凝黏滞之态，虽入血分，又能去一切风，调一切气。同苏叶，可以散风寒于表分，同芪、术，可以温中气而通行肝脾,同归、芍,可以生血脉而贯通营阴,若产科、眼科、疮肿科,此为要药。"《本草纲目》记载:"芎,血中气药也。肝苦急以辛补之,故血虚者宜之;辛以散之,故气郁者宜之。"现多认为川芎味辛,性温;归肝、胆、心包经;有活血行气,祛风止痛之功效;临床多用于月经不调,痛经,经闭,难产,胞衣不下,产后恶露腹痛,肿块,心胸胁疼痛,跌打损伤肿痛,头痛眩晕目暗,风寒湿痹,肢体麻木,痈疽疮疡等病症。

中医很早就有关于川芎治疗冠心病的记载,《素问·脏气法时论》云:"心病者,胸中痛,胁支满,胁下痛,膺背肩胛间痛,两臂内痛。"根据冠心病心绞痛"气虚血瘀"的病机特点,治疗以益气温阳、化痰祛瘀为主。川芎功效活血散瘀,行气开郁,散风止痛,为理血之要药。现代研究亦表明川芎及川芎为主的复方对冠心病心绞痛有良效。其具有确切的抗心肌缺血、舒张血管、抑制血小板体内外聚集的作用,对冠脉内皮血管内皮细胞损伤有保护等药理作用。川芎阿魏酸有较明显的扩张冠脉,增加冠脉血流量,降低心肌耗氧量,抑制血小板凝集、对已凝集的血小板可解聚、降低血小板的表面活性等药理作用;阿魏酸还能降低高脂大鼠血清总胆固醇,升高高密度脂蛋白胆固醇水平等。川芎可以通过阻滞HS766T 细胞 G0/G1 期,抑制细胞增殖,抑制胰腺癌 HS766T 细胞的体外增殖,通过增加合成期细胞百分比促进细胞凋亡的产生。

八、补肝益肾怀牛膝

怀牛膝为苋科植物牛膝的干燥根。怀牛膝类药材属于苋科多年生草本植物,是我国传统大宗药材中的重要一类,主要以干燥根入药。在我国,怀牛膝使用历史悠久,早在汉代,就有中药类书籍将其记录在内,如我国最早的药学专著《神农本草经》,书中将怀牛膝列为上品。而《中国药典》中将牛膝分为川牛膝及怀牛膝两类,川牛膝味甘、平、微苦,具有利尿通淋、通利关节、逐瘀通经的作用;怀牛膝的主要特征为味苦、酸、平,具强筋骨、补肝肾、引血下行及逐瘀通经的作用。

《神农本草经》谓:"主寒湿痿痹,四肢拘挛,膝痛不可屈,逐血气,伤热火烂,堕胎。"《名医别录》谓:"疗伤中少气,男肾阴消,老人失溺,补中续绝,填骨髓,除脑中痛及腰脊痛,妇人月水不通,血结,益精,利阴气,止发白。"《滇南本草》谓:"止筋骨疼,强筋舒筋,止腰膝酸麻,破瘀坠胎,散结核,攻瘰疬、退痈疽、疥癞、血风、牛皮癣、脓窠。"《本草备要》谓:"酒蒸则益肝肾,强筋骨,治腰膝骨痛,足痿筋挛,阴痿失溺,久疟,下痢,伤中少气,生用则散恶血,破癥结,治心腹诸痛,淋痛尿血,经闭难产,喉痹齿痛,痈疽恶疮。"现多认为牛膝味苦、甘、酸、平;归肝、肾经;可活血通经,补肝肾,强筋骨,利水通淋,引火(血)下行。牛膝有川牛膝和怀牛膝之分,两者都能活血通经,补肝肾,强筋骨,利尿通淋,引火(血)下行。但川牛膝长于活血通经,怀牛膝偏于补肝肾、强筋骨。临床多用于治疗经闭,痛经,腰膝酸痛,筋骨无力,淋证,水肿,头痛,眩晕,牙痛,吐血,衄血等症。

现代医学证明,怀牛膝水煎液能显著增加维甲酸所致骨质疏松大鼠的活动能力,阻止维甲酸所造成的大鼠骨矿物质的丢失,增加其骨中有机矿物质的含量,提高骨密度。怀牛膝中多糖类物质作用于人体内,能够起到抑制肿瘤转移、增强免疫力、保护肝脏及升高血液中白细胞水平等作用。怀牛膝的水煎液能够起到抑制肝胰岛素酶基因 mRNA 表达的作用,进而降低肝胰岛素活性;另外,怀牛膝还能够增加脑神经生长因子基因 mRNA 的表达,糖尿病的发生主要是因为体内胰岛 B 细胞增加凋亡,从而使其细胞功能受损,而脑神经生长因子能够促进细胞生长,降低胰岛 B 细胞的凋亡数量,从而能够保证胰岛 B 细胞发挥正常功能。对于炎症后期结缔组织,怀牛膝能够起到抑制其增生的作用,但是抑制作用的强度与合成释放 TNF-α 及抑制一氧化氮这两个因素有关。怀牛膝中的皂苷成分除了具有抗炎作用外,研究表明其还具有镇痛作用,其镇痛作用强度与怀牛膝中的皂苷含量相关。还有研究提示,怀牛膝水提取液具有潜在的降血脂作用;怀牛膝通过增强免疫功能、改善中枢神经免疫调控障碍等方式减轻重型颅脑损伤。有学者指出,关于类风湿关节炎等疾病的防治,可开发怀牛膝皂苷作为防治药品。

九、益肾生精有杜仲

杜仲为杜仲科植物杜仲的干燥树皮,在《神农本草经》中被列为上品,经云:"主腰脊痛,补中益精气,坚筋骨,强志,除阴下痒湿,小便余沥。"《本草纲目》载:"杜仲,古方只知滋肾,惟王好古言是肝经气分药,润肝燥,补肝虚,发昔人所未发也。盖肝主筋,肾主骨,肾充则骨强,肝充则筋健,屈伸利用,皆属于筋。"杜仲色紫而润,味甘微辛,其气温平,甘温能补,微辛能润,故能入肝而补肾,子能令母实也。按庞元英《谈薮》言:一少年得脚软病,且疼甚,医作脚气治不效。路钤孙琳诊之,用杜仲一味,寸断片折,每以一两,用半酒半水一大盏煎服,三日能行,又三日痊愈。琳曰,此乃肾虚,非脚气也,杜仲能治腰膝痛,以酒行之,则为效容易矣。其味甘,性温。有补益肝肾、强筋壮骨、调理冲任、固经安胎的功效。可治疗肾阳虚引起的腰腿痛或酸软无力,肝气虚引起的胞胎不固、阴囊湿痒等症。

《中华人民共和国药典》（2010年版一部）记载：杜仲，补肝肾，强筋骨，安胎，用于肝肾不足，腰膝酸痛，筋骨无力，头晕目眩，妊娠漏血，胎动不安。杜仲是名贵滋补药材，其有效成分中除了含有大量已知活性的药用成分外，还含有多种营养物质，营养物质是杜仲保健作用的重要物质基础。杜仲用于许多慢性腰部疾病，包括腰部软组织、腰椎、后腹膜脏器、盆腔等的慢性病，如腰肌劳损、腰椎骨质增生症、慢性肾病、慢性尿路感染、慢性盆腔炎、慢性强直性脊柱炎、慢性腰椎间盘突出症等，都有慢性腰酸腰痛的症状。病人腰痛腰酸，喜按喜暖，中医辨证为肾虚或肾督亏损，杜仲与川断、补骨脂、菟丝子等同用，有改善症状的效果。这种腰痛腰酸不是消炎止痛片所能缓解的；另外，杜仲是安胎的良药，并能治疗妊娠腰酸腰痛。

现代药理实验证明杜仲具有抗癌和抑癌之功效，其有效成分与其所含的木脂素、苯丙素及环烯醚萜类化合物有关。杜仲所含的丁香脂素双糖苷在淋巴细胞白血病P388（Ps）系统中有较好的活性，对人鼻咽癌（KB）和鼠淋巴细胞白血病（P388）均有生长抑制活性。日本学者研究了杜仲茶的抗变异作用（antimutagenicity），发现该作用与绿原酸等抗变异性成分有关，揭示了杜仲对肿瘤预防的重要意义。杜仲水煎液可使实验动物血中嗜酸性粒细胞及淋巴细胞显著降低，血糖和血浆皮质醇含量升高，促进肝糖原堆积，导致胸腺萎缩。杜仲具有兴奋垂体-肾上腺皮质系统、增强肾上腺皮质功能的作用，说明杜仲作为助阳补肾药是有科学依据的。"肾"与机体免疫功能也存在一定联系，杜仲水煎液对细胞免疫具有双向调节作用，既能激活单核巨噬细胞系统和腹腔巨噬细胞系统的吞噬活性，增强机体的非特异免疫功能，又能对迟发型超敏反应起抑制作用。比较杜仲及其不同炮制品水提液增强免疫的作用，发现炮制后杜仲的作用强于生杜仲。有学者推测杜仲叶乙醇提取物对治疗细胞免疫功能降低引起的疾病可能有一定的疗效。

杜仲降低血压的作用是近代研究发现后才运用的，它对原发性高血压和肾性高血压都有疗效。现临床上降压药很多，很少使用杜仲制剂来治疗高血压。但杜仲改善头晕头痛、身体困重等症状的效果较好。对慢性肾病、狼疮性肾炎，我们临床常用杜仲、川断与接骨木、落得打等药同用，短期内可改善腰酸腰痛，长期服用可减少蛋白尿。其机制可能与杜仲能促进肾上腺皮质功能，提高体内激素水平，改善肾小球血流等有关；其对肾性高血压也有一定协助降低的作用。

十、壮阳补火补骨脂

补骨脂为豆科植物补骨脂的果实，分布于山西、陕西、安徽、浙江、江西、河南、湖北、广东、四川、贵州、云南等地。经过加工炮制后为盐补骨脂，其味辛、苦；性温；归肾经、心包经、脾经、胃经、肺经。补骨脂始载于《雷公炮炙论》，就其药性云：“性本大燥，毒。”这之后历代本草均言其无毒。古籍记载补骨脂作用为温肾助阳，《日华子本草》谓：“兴阳事，治冷劳，明耳目。”《药性论》曰：“治男子腰疼膝冷囊湿，逐诸冷顽痹，止小便利，腹中冷。”《本草品汇精要》载：“固精气。”《本草经疏》谓：“补骨脂，能暖水脏，阴中生阳，壮火益土之要药也。”现认为其可补肾助阳，治肾虚冷泻、遗尿、滑精、小便频数、阳痿、腰膝冷痛、虚寒喘嗽等症。

现代药理研究表明补骨脂具有抗肿瘤作用，补骨脂素在体内外对乳腺癌 EMT6 有显著的生长抑制作用；学者发现补骨脂素对胃癌细胞 BGC-823 的抑制作用强于异补骨脂素，能抗白血病；补骨脂总香豆素具有平喘作用，能显著延长过敏性哮喘和药物性哮喘的潜伏期，降低动物死亡率；其调节环磷酸腺苷（cAMP）、环磷酸鸟苷（cGMP）的含量及其比值变化是补骨脂总香豆素抗哮喘炎症的作用机制之一；补骨脂素凝胶对实验性白癜风亦有良好的治疗作用，可用于治疗白癜风，并且临床上治疗白癜风多数是补骨脂制剂与其他药物或治疗手段联合应用，如：复方补骨脂酊与泼尼松联合治疗。补骨脂水煎剂可改善去卵巢骨质疏松大鼠骨代谢指标和血清细胞因子水平，可用于骨质疏松的治疗；实验研究证明：补骨脂素能显著降低大鼠前列腺增生模型的前列腺湿重，显著缩小前列腺体积，抗前列腺增生作用明显，其作用机制可能是通过抑制前列腺细胞雌激素受体和雄激素受体的表达而实现的。有研究证明，补骨脂不同炮制品的水提物均能显著减少环磷酰胺引起的白细胞的降低，并且盐炙盐蒸效果最为明显；补骨脂素光敏反应分别表现为细胞生长抑制、功能抑制、细胞凋亡等；动物实验显示，补骨脂素可以引起小鼠子宫质量减轻、卵巢功能降低、排卵减少、雌激素水平降低等生殖毒性，补骨脂提取物可以抑制发育大鼠的雄性激素水平增长，使大鼠睾丸和附睾的重量及体重明显减轻。

十一、滋补精血肉苁蓉

肉苁蓉是一种寄生在沙漠树木梭梭根部的寄生植物，从梭梭寄主中吸取养分及水分。主产于新疆、内蒙古阿拉善盟，甘肃、宁夏也有分布。其味甘、咸；性温；归肾经、大肠经。《本草经疏》云：肉苁蓉，滋肾补精血之要药，气本微温，相传以为热者误也。甘能除热补中，酸能入肝，咸能滋肾，肾肝为阴，阴气滋长，则五脏之劳热自退，阴中寒热痛自愈。肾肝足，则精血日盛，精血盛则多子。妇人癥瘕，病在血分，血盛则行，行则癥瘕自消矣。膀胱虚，则邪客之，得补则邪气自散，腰痛自止。久服则肥健而轻身，益肾肝补精血之效也，若曰治痢，岂滑以导滞之意乎，此亦必不能之说也。肉苁蓉功效为补肾阳，益精血，润肠道。主治肾阳虚衰、精血不足之阳痿，遗精，白浊，尿频余沥，腰痛脚弱，耳鸣目花，月经衍期，宫寒不孕，肠燥便秘等症。

现代药理研究发现，肉苁蓉的成分主要可分为苯乙醇苷类、环烯醚萜类、木脂素类、多糖类、氨基酸类、多种生物碱等，富含人体所需微量元素。其中苯乙醇总苷是肉苁蓉中主要活性成分，具有提高男性性功能、治疗女性宫寒不孕、抗氧化、抗衰老、提高免疫力、增强记忆力等功能。肉苁蓉能补肾壮阳及通便，其成分中甜菜碱及麦角甾苷具有雄性激素样作用；肉苁蓉可以促进蛋白质合成，抑制氨基酸和蛋白质分解，提高运动训练大鼠血红蛋白含量和糖原的储备，从而起到抗疲劳作用；肉苁蓉总苷能明显提高亚急性衰老小鼠超氧化物歧化酶（SOD）的活性，并明显降低小鼠脑、肝中的脂质过氧化物的含量，具有明显抗氧化及延缓衰老的作用，肉苁蓉多糖能显著提高衰老大鼠肝线粒体抗氧化能力，改善线粒体能力代谢，从而发挥抗衰老作用；肉苁蓉多糖能通过增强 B 细胞淋巴瘤 -2（Bel-2）的表达及抑制半胱氨酸天冬氨酸蛋白酶 -3（Caspase-3）的表达，抑制海马神经元的凋亡，改善阿尔茨海默病模型大鼠学习记忆能力，增强记忆力；研究显示肉苁蓉总苷可明显增强 D- 半乳糖致衰小鼠的免疫功能，具有良好的免疫调节功效。

十二、补肾强筋巴戟天

中药巴戟天是茜草科巴戟天属植物巴戟天的干燥根，味甘、辛，微温，具有补肾阳、强筋骨、祛风湿等功效，用于阳痿遗精、宫冷不孕、月经不调、少腹冷痛、风湿痹痛、筋骨痿软等症。

巴戟天首载于《神农本草经》，被列为上品。其主要化学成分有蒽醌类化合物、多糖类、氨基酸等。近年来对巴戟天及其多种提取物的药理活性进行了深入的研究，表明其具有多方面的药理作用，尤其是抗肿瘤作用和抗凝血作用显著。研究表明巴戟天具有壮阳作用，通过实验研究表明巴戟天低聚糖能显著提高果蝇性活力和羽化率，认为巴戟天低聚糖具有一定的补肾壮阳作用；对免疫系统的作用，通过对巴戟天低聚糖的研究发现，其对小鼠胸腺 T 淋巴细胞增殖反应有明显的促进作用，表明巴戟天中低聚糖类成分有促进细胞免疫的作用；从巴戟中得到的 citrifolinoside 和 citrifolininA（环烯醚萜类化合物），对紫外线（UVB）诱导的、在肿瘤诱发和生长中起重要作用的蛋白活化剂 AP-1 有显著的抑制作用，巴戟天水提液能够提高荷瘤小鼠机体的抗肿瘤功能；水晶兰苷为巴载天的抗炎镇痛成分，其溶液能显著缩短小鼠疼痛反应的时间，具有明显的抗炎镇痛作用；另外，水晶兰苷还能显著地消除由角叉菜胶诱导的大鼠脚趾水肿；巴戟天醇提物可改善血淤时的血流动力学，抑制血小板聚集，存在抗凝血作用；还具有明显的抗氧化作用，巴戟天提取液具有明显的抗自由基活性，对羟基及氧自由基均有良好的清除作用。

十三、醒脾和胃石菖蒲

石菖蒲为天南星科多年生草本植物石菖蒲的干燥根茎，《神农本草经》将其列为上品，其味辛、性温，具芳香之气。行散之力强，为宣气通窍之佳品，既能芳香化湿、醒脾健胃，又可化浊祛痰、开窍宁神，为涤痰开窍之要药。

石菖蒲入药始载于《神农本草经》，谓其："主风寒湿痹，咳逆上气，开心孔，补五脏，通九窍，明耳目，出音声。"《名医别录》谓："主耳聋，痈疮，温肠胃，止小便利，四肢湿痹，不得屈伸，小儿温疟，身积热不解，可作浴汤。聪耳目，益心智。"《滇南本草》谓："治九种胃气，止疼痛。"《本草纲目》谓："治中恶卒死，客忤癫痫，下血崩中，安胎漏，散痈肿。捣汁服，解巴豆、大戟毒。"现多认为石菖蒲味辛、苦，性温；归心、胃经；有开窍醒神，化湿和胃，宁神益智之效；临床多用于治癫痫，痰厥，热病神昏，健忘，声音嘶哑，气闭耳聋，心胸烦闷，胃痛，腹痛，风寒湿痹，痈疽肿毒，跌打损伤等病症。

现代药理研究表明，石菖蒲主要含挥发油、氨基酸、糖类、脂肪酸、无机元素等化学成分，具有免疫、抑菌、抗癌、抗突变等药理作用，对中枢神经系统、心血管系统、呼吸系统、消化系统等均有一定的药理活性，临床上广泛用于癫痫、惊厥、热病神昏、健忘、老年痴呆等，是为数不多的脑病良药。石菖蒲水煎剂可促进消化液的分泌，制止胃肠异常发酵，并能缓解肠管平滑肌痉挛，促进消化，调节胃肠运动。煎剂和挥发油能镇静，催眠，抗惊厥；配合冰片能减轻神经细胞缺血、缺氧损伤，提取液还可显著抑制由缺血-再灌注诱导的脑神经细胞凋亡，起到一定程度的神经元保护作用，以挥发油的效果最显著；也能提高血脑屏障通透性，具有醒脑开窍的作用；其醇提物的水溶液和挥发油对心脏有抑制作用，能降低蛙心收缩频率和幅度；能抑制血小板聚集，增强红细胞变形能力，与丹参作用相似，其作用机制可能是通过作用于血小板环磷酸腺苷（cAMP）系统，增强腺苷酸环化酶（AC）活性，抑制磷酸二酯酶（PDE）活性，升高血小板内cAMP水平及降低血小板对聚集因子二磷酸腺苷（ADP）的敏感性，此外还与改善红细胞能量代谢有关。

第三节 常用药对

　　药对又称对药，是临床用药中相对固定的两味药物的配伍形式，在方剂配伍中能起到相辅相成的作用。《神农本草经》于中药配伍效应上便记载有：药"有相须者，有相使者，有相畏者，有相恶者，有相反者，有相杀者"。在运用方式及禁忌上，经文建议"当用相须、相使者良，勿用相恶、相反者"。而在使用有毒药物时，经文则曰："若有毒宜制，可用相畏、相杀者，不尔，勿合用也。"因此，研究并总结出"药对"这种中药雏形配伍，能够衍生许许多多的灵验新方。我在临证处方中，通过长期疗效观察及配伍经验总结，发现某些药对确实能发挥意想不到的良效，现总结如下。

一、川芎配细辛之散寒止痛

　　川芎，始载于《神农本草经》，原名芎䓖，性味辛温，归肝、胆、心包经。其辛散，温通，香窜，走而不守，可上行颠顶，下达血海，外彻皮毛，旁通四肢，既能活血，又能行气，有较强的活血行气、祛风散寒作用，从而达到止痛之效，为血中气药。《神农本草经》云："川芎味辛、温，主中风入脑头痛，寒痹，筋脉缓急，金疮，妇人血闭无子。"《本草崇原集》言："川芎辛散温行，不但上彻头脑而治风，且从内达外而散寒。"细辛性辛温、烈，外可解表散寒，内可温肺化饮，上疏头风，下通肾气，善于通利耳鼻诸窍，散寒止痛，故为宣通内外、发散风寒的要药。

　　川芎配细辛用于治疗风湿病时，川芎一则血中气药，入血分以活血行气止痛，二则辛散温通而祛风止痛；细辛气味香窜，升散之力颇强，具有较强的散寒止痛功效。两者合用，以细辛之升散引川芎之辛温，在细辛祛风散寒的基础上，止痛作用增强。对于细辛的用量，古人云："细辛不过钱。"即细辛用量不能超过3g，我常在临床用药时将细辛由3g增至8g，未发现不良反应。当然细辛的用量在临床上不能一味求大，当其主要起止痛作用时可酌量增加，应根据病人的自身情况辨证用药。川芎配细辛药对在临床上适用于一切风湿痹痛。

二、黄芪配防己之除湿止痛

　　防己味苦、辛，性寒，主入肺、脾、膀胱经，其苦寒降泄，能利水消肿，使水湿下行，味辛能散，功可祛风，以祛外袭之风邪。《本草求真》云："防己，辛苦大寒，性险而捷，善走下行，长于除湿、通窍、利道……乃疗风水要药。"《医林纂要•药性》言其"功专行水决渎，以达于下"。黄芪味甘性温，入肺脾二经，具有升发之性,能补气升阳,固表止汗,利水消肿。黄芪善走肌表,是治疗表虚及虚性水肿之药。张山雷在《本草正义》中赞其"能直达人之肤表肌肉,固护卫阳,充实表里,是其专长,所以表虚诸病,最为神剂"。

两药配伍,一为补气升阳,益气行水,利水消肿;一为祛风湿,利小便,消水肿。益气固表与祛风行水并行,一升一降,升降调和,扶正祛邪,相得益彰。使表气得固,风邪得除,水道通利,风湿诸症得解。临床多用于肢体沉重、疼痛麻木等症之湿痹。

三、羌活配秦艽之祛风止痛

羌活辛温,味薄升散,能散能行,遍达肢体,既能发汗解表,治疗外感风寒所引起的发热恶寒、头背痛、项强等症;又能祛风湿、止疼痛,用于治疗风寒湿邪侵袭所致的肢节疼痛、肩背酸痛。《珍珠囊》道:"去诸骨节疼痛。"秦艽性苦寒,既能祛风除湿,又能舒筋活络,祛风而不燥烈,故被称为"风中之润剂",偏于走上肢,对于风湿痹证之新痹、久痹、寒痹均可使用,又称为"三痹必备之品"。《神农本草经》道:"主寒热邪气,寒湿风痹,肢节痛,下水,利小便。"此外秦艽还具有清虚热之功。

羌活味薄升散,宣散表邪;秦艽苦寒降泄,祛风除湿。二药伍用,并走上焦,一辛温,一苦寒,相辅相成,共奏祛风湿、止疼痛、清虚热之功,而不伤胃。我在临床上取此药对用于风寒湿邪引起的各种风湿痹证而兼有虚热者,尤其用于治疗上半身疼痛之风湿痹证,效果颇佳。

四、独活配怀牛膝之祛风除湿,益肾通痹

独活记载于《神农本草经》上品,又名独摇草,因其"一茎直上,不为风摇"而得名。独活味辛、苦,性微温,入膀胱、肾经。本品气味浓烈,芳香四溢,苦燥温通,能温通百脉,调和经络,通筋骨而利关节,故被医家称为"祛风除湿,散寒止痛之要药",可通达全身,升中有降,更善下行,尤其善于祛在里在下的风寒湿邪。怀牛膝在《神农本草经》中列为上品,因根茎形似牛膝而得名。味甘、苦、酸,性平,入肝、肾经。功效为活血祛瘀,补肝肾,强筋骨,利尿通淋,引血下行。能行能补,善于下行而引诸药下行,长于活血祛瘀,通络止痛,又善于引血下行,尤其善于治疗腰以下腰膝关节酸软疼痛。特别是独具引血下行的作用,被历代医家广泛应用。明•缪希雍《本草经疏》云其"能走能补,性善下行",清•张璐《本草逢原》云"丹溪言牛膝能引诸药下行,筋骨痛风在下者宜之"。

独活、牛膝二药合用,相使配对,一则擅入足少阴经,能益肾壮骨,祛风除

湿,通痹止痛,具有扶正祛邪、通利关节功效。我在临床常将二者用于痹证日久,肝肾两虚,症见腰膝酸痛、动作不利等,尤其用于症见下肢疼痛的风湿痹证。对于独活、怀牛膝的用量一般为15g,取其"治下焦如权,非重不沉"之意,使药物直达病所,因势利导,祛邪通痹。

五、海桐皮配海风藤之祛风湿,通经络

海桐皮味辛、苦,性平,入肝经。有祛风湿、通经络的功效,用于风湿痹痛、四肢拘挛、腰膝疼痛等症。《本草纲目》云:"能行经络,达病所。"《海药本草》道:"主腰脚不遂,顽痹腿膝疼痛。"海风藤味辛、苦,性微温,入肝经。本品能祛风除湿、通经络,用于风湿痹痛、关节不利、筋脉拘挛、腰膝疼痛及跌打损伤疼痛。二药性、味、功效相似,且同走肝经,故两者配伍常相须而行,起协同之功,使其祛风湿、通经络、止疼痛的力量增强。临床广泛用于各种风湿痹证。

六、附子配桂枝之温经散寒止痛

桂枝辛温,有温通经脉、散寒止痛之功,同时还具有发汗解表、助阳化气功效。附子辛热燥烈,功能补火助阳,散寒止痛。

附子辛热、气味雄烈,桂枝辛散温通,此二者相伍,相使为用,共奏温经通络、温阳化气、祛风除湿、散寒止痛之功。二者配伍可见于桂枝附子汤、甘草附子汤等方中,临床用治风寒湿痹、足膝痿软、经脉拘挛、行动不便之证,功效卓著。

附子为大辛大热有毒之品,从古至今,历来受许多医家的重视,并用于临床中每获奇效。由于附子为有毒之品,对其剂量和应用,也一直存在争议。我认为,用附子不是量越大越好,而是要以最小的剂量达到最大的治疗效果。临床只要辨证准确,方药对证,煎煮得法,并不存在"用量越大毒性越大"的问题。对于附子剂量的使用也不必刻意于大、小之别,而应注意病情的需要与否以及病人的个体差异,辨证审症用药。

七、菖蒲配豆蔻之温中行气、化湿和胃

石菖蒲即菖蒲,辛温无毒,功擅开窍宁神,化湿和胃,因菖蒲辛温芳香,又能化湿祛痰,透达关节,且能健脾,祛内生之湿,故能治风寒湿痹。《神农本草经》言菖蒲"主风寒湿痹"。《名医别录》云主"四肢湿痹不得屈伸"。我用石菖蒲于风湿病中主要是取菖蒲温中、化湿和胃之功,因其辛温,用在脾胃,可助阳散寒化湿,助脾阳而启运化,脾之转化正常,阳气流通,通则不痛。白豆蔻,又名白蔻仁、波蔻,其性味辛温,入肺、脾、胃经。本品气味芳香,有化湿温中、行气

止呕之功，尤以"温化"见长。《本草通玄》说："白豆蔻，其功全在芳香之气。"常用于治疗湿阻脾胃，湿阻气滞或脾胃虚寒之胸脘胀满、反胃呕吐，舌苔浊腻等症。

菖蒲和豆蔻具芳香之气，归脾胃经，性温而作用于中焦，有温中、化湿、和胃之功，相须伍用，直达中焦，中焦属土，土旺则脾健，从而增强温中行气、化湿和胃之功。我在治疗风湿病辨证化裁中加入化湿和胃药物，其寓意有二：其一是顾护脾胃，因为许多病人在口服了治疗风湿病的药物后，会出现不同程度的恶心、呕吐、不思饮食、胃部不适等胃肠道反应，化湿和胃药有利于减轻风湿病药物对胃肠道刺激而顾护脾胃；其二是促进运化，脾胃为气血生化之源，芳香化湿之品能开胃醒脾，使脾升胃降协调，运化正常，气血生化有源而滋养先天，同时通过促进脾胃运化以促进胃肠对药物的吸收。

八、白芍配桂枝之调和营卫

桂枝、白芍的配伍首见于张仲景之名方桂枝汤，主治太阳中风证，治风寒外感，卫强营弱，营卫不调。方中桂枝辛散而温，宣通卫阳，解肌祛风，祛邪于外，走表调卫；白芍酸收而凉，敛阴和营，走里调营，二者等量相配，一动一静，一刚一柔，一散一收，使卫阳通畅而不伤营阴，营阴收敛而不滞卫阳；二药配伍一开一合，一表一里，使发汗而不伤阴，止汗而不留邪，于解表中寓养阴之意，和营中有调卫散邪之功。故具有调和营卫之效，此二药为桂枝汤中调和营卫之核心药对，正如《医宗金鉴》所云："桂枝君芍药，是发散中寓敛汗之旨，芍药臣桂枝，是于和营中有调卫之功。"临床桂枝配芍药，二者相制为用，解表而不伤阴，敛阴而不碍邪，共奏解肌发表、调和营卫之效。

九、公丁配肉桂之温中健胃

公丁香味辛，性温，归脾、胃、肺、肾经。功用温中降逆，补肾助阳。用于脾胃虚寒，呃逆呕吐，食少吐泻，心腹冷痛，肾虚阳痿等症。肉桂补元阳，暖脾胃，除积冷，通血脉。主治命门火衰，肢冷脉微，亡阳虚脱，腹痛泄泻，寒疝奔豚，腰膝冷痛，经闭癥瘕，阴疽，流注，及虚阳浮越，上热下寒。《珍珠囊》言其："去卫中风邪，秋冬下部腹痛。"《医学启源》曰："补下焦不足，治沉寒肩冷及表虚自汗。"公丁香配伍肉桂具有温中健胃、降逆止呕的作用，常用于治疗中焦虚寒，腹痛呕吐，二者配伍温中力量加强，具有事半功倍的效果。

十、远志配麦冬之养阴敛汗

麦冬最早出自《神农本草经》上品，以块根入药。《本草汇言》谓："清心润肺之药。主心气不足，惊悸怔忡，健忘恍惚，精神失守。"麦冬善滋养心阴，清解心热，能解除火热之邪气困扰心志的弊端，从而安定心神。远志最早记载于《神农本草经》上品，谓"利九窍，益智慧，耳目聪明，不忘，强志，倍力"。《药品化义》谓"凡痰涎伏心，壅塞心窍……为睡卧不宁，为恍惚惊怖……暂以此豁痰利窍，使心气开通，则神魂自宁"。远志味辛、苦，性温，性善通达，可利心窍，逐痰涎，既能开心气而宁心安神，又能通肾气而强志不忘，为交通心肾、安神益智的佳品。远志和麦冬相配，一散一收，养阴而不腻，豁痰而不燥，二者相配具有养阴敛汗之效。

十一、淫羊藿配薏苡仁之补肾祛风利水

淫羊藿，为小檗科多年生草本淫羊藿、心叶淫羊藿或箭叶淫羊藿的茎叶。性味辛、甘、温，归肝经、肾经。《日华子本草》记载："治一切冷风劳气，补腰膝，强心力，丈夫绝阳不起，女子绝阴无子，筋骨挛急，四肢不任，老人昏耄，中年健忘。"《医学入门》云："补肾虚，助阳。治偏风手足不遂，四肢皮肤不仁。"薏苡仁有利水渗湿，健脾止泻，除痹，排脓，解毒散结的作用，味甘、淡，性凉，归脾、胃、肺经。《本草经疏》谓："性燥能除湿，味甘能入脾补脾，兼淡能渗湿，故主筋脉拘急痉挛不可屈伸及风湿痹，除筋骨邪气不仁，利肠胃，消水肿，令人能食。"二者相配，一温一凉，一补一渗，协同用于风寒湿痹较重者，具有很好的祛风湿、利水湿、补肾的功效。

十二、蜂房配骨碎补清上焦虚火

露蜂房味甘，性平。具有攻毒杀虫、祛风止痛之功效。常用于疮疡肿毒，乳痈，瘰疬，皮肤顽癣，鹅掌风，牙痛，风湿痹痛。骨碎补入肝、肾经；苦，温；补肾，活血，止血。治肾虚久泻及腰痛，风湿痹痛，齿痛，耳鸣，跌打闪挫，骨伤，阑尾炎，斑秃，鸡眼。上焦虚火常因为阳气不足于下，虚火上炎于上焦及头面，露蜂房配伍骨碎补既能补益肾精，又能清上焦虚火，是治疗上火下寒型的常用组合。

十三、大、小蓟之凉血止血兼利尿

大蓟性寒，味甘苦，凉血止血，散瘀消肿。用于兼有瘀肿之各种出血及跌打损伤，对于外伤出血、痈肿疮毒等方面疗效较好。小蓟，性寒、凉，味苦，凉血止血，祛瘀利尿。用于各种出血热证，湿热黄疸，肾炎。利尿退黄，消肿，尤其对治疗血淋、血尿效果极佳。清代张璐指出："大蓟、小蓟皆能破血，大蓟根

主女子下赤白沃,止吐血鼻衄,凉而能行,行而带补,兼疗痈肿。小蓟根专于破血,不能消肿,有破宿血生新血之功,吐血血崩之用,但其力微,只可退热,不似大蓟能破瘀散毒也。"二者相配,既能凉血止血,又能利尿,是治疗血尿的常用组合。

十四、仙茅配白茅根补肾气兼活血养血

仙茅具有温肾壮阳、祛除寒湿的功效。主治阳痿精冷,小便失禁,脘腹冷痛,腰膝酸痛,筋骨软弱,下肢拘挛,更年期综合征。白茅根有凉血止血、清热利尿功效。用于血热吐血,衄血,尿血,热病烦渴,肺热咳嗽,胃热呕吐,湿热黄疸,水肿尿少,热淋涩痛。二者配伍可治疗肾气亏虚所致尿中带血症,具有补益肾气、活血养血之功。

第四节　经方释义

何谓经方? 中医界有两种说法。一是指《汉书·艺文志·方技略》所记载"医经、经方、神仙、房中"的经方十一家,包括《五藏六府痹十二病方》三十卷,《五藏六府疝十六病方》四十卷,《五藏六府瘅十二病方》四十卷,《风寒热十六病方》二十六卷,《泰始黄帝扁鹊俞拊方》二十三卷,《五藏伤中十一病方》三十一卷,《客疾五藏狂颠病方》十七卷,《金疮疭瘛方》三十卷,《妇人婴儿方》十九卷,《汤液经法》三十二卷,《神农黄帝食禁》七卷,原书今俱已失传。另一种说法,也是中医学界最为普遍的说法,是指汉代张仲景所著《伤寒杂病论》(后世分为《伤寒论》及《金匮要略》二书)所记载之方剂。所谓经方乃是相对于宋、元以后出现的时方而言。其中《伤寒论》载方113首,《金匮要略》载方262首,除去重复的,共计178方,用药151味。

经方是"医方之祖",后世中医学家称《伤寒杂病论》为"活人之书""方书之祖",赞誉张仲景为"医圣"。古今中外的中医学家常以经方作为母方,依辨证论治的原则而化裁出一系列的方剂。经方的特点可概括为"普、简、廉、效"。个人常用的麻黄汤、桂枝汤、奔豚汤、大小青龙汤、大小建中汤等都是经方。

一般研究经方是分类研究,如将经方分为桂枝汤类、麻黄汤类、葛根汤类、柴胡汤类、泻心汤类、白虎汤类、承气汤类、陷胸汤类、抵当汤类、五苓散类、苓桂剂类、四逆汤类、理中汤类、附子汤类等。个人在临床诊疗之余,亦对经方有所发挥,在经方基础上找准病机,随症加减,收获颇丰,现将个人临床常用经方列举如下。

一、桂枝汤

桂枝汤系仲景《伤寒杂病论》名方，被誉为《伤寒论》群方之冠，其功用为解肌发表，调和营卫。主治外感风寒表虚证。方药组成：桂枝、芍药、甘草、生姜、大枣，配伍简捷，法度严谨。其中桂枝散风寒，解肌表，芍药敛阴和营，一散一收，调和营卫气血；大枣养胃；生姜温中散寒；甘草调和诸药，补中益气。

本方以发热、汗出、恶风、脉浮缓为辨证要点，但见上症，即可辨证为外感风寒表虚证，桂枝汤主之，但用于解表还需啜热粥以资汗源。如《伤寒论》桂枝汤治太阳表虚证时注明："服已须臾，啜热稀粥一升余，以助药力。温覆令一时许，遍身漐漐微似有汗者益佳。""若一服汗出病差，停后服，不必尽剂。"

桂枝汤原方及加减复方在现代临床运用广泛，仅《伤寒论》就有27方之多。在治疗范围上涵盖内、外、妇、儿、五官、口腔等临床多科疾病。如加重桂枝用量，或再加姜黄、细辛、威灵仙，可用治风寒湿痹痛；加当归、丹参、鸡血藤、细辛，则可用治冻疮、冬季皮炎。在证型上也不单针对外感风寒表虚证，其对久病不愈等原因所造成的卫阳不足、营卫亏虚等病证亦有显著疗效，临床应用较为灵活。但凡表实无汗，或发热不恶寒，汗多而烦渴，或内有湿热者，皆不宜使用，此为桂枝汤使用注意原则，临床当辨识得当。

二、桂枝附子汤

太阳病，发汗遂漏不止，其人恶风，小便难，四肢微急，难以屈伸者，桂枝加附子汤主之。（《伤寒论》）

桂枝加附子汤组成即为桂枝汤加炮附子一枚：桂枝、芍药、生姜、甘草、大枣、附子。其功效在桂枝汤调和营卫的基础上，增加一道固表扶阳功效，主治太阳病误汗后所见病症。

柯韵伯有曰："发汗太过，阳无所止息，而汗出不止矣。"汗多亡阳，玄府不闭，风乘虚入，故复恶风；津液外泄，不能润下，故小便难；四肢者，诸阳之本，阳气者，柔则养筋，开阖不得，寒气从之，故筋急而屈伸不利。此离中阳虚，不能敛液，当用桂枝汤补心之阳，阳密则漏汗自止，恶风自罢矣；坎中阳虚不能行水，必加附子以回肾之阳，阳回则小便自利，四肢自柔矣。汗漏不止，与大汗出同，而来由则异。服桂枝后大汗出，而大烦渴，是阳陷于里，急当滋阴，故用白虎加参以和之；用麻黄汤遂漏不止，是阳亡于外，急当扶阳，故用桂枝加附以固之。要知发汗之剂，用桂枝不当，则阳陷于里；用麻黄不当，则阳亡于外。因桂枝汤有芍药而无麻黄，故虽汗大出，而玄府仍能自闭，断不致亡阳于外耳。

本方扶阳解表，为复阳敛汗、固表止汗，治太阳中风兼阳虚证之要方。桂枝汤可滋阴和阳，调和营卫，加附子复阳固表，适用于汗出过多，阳气受损，津液暂亏的证候。其加入附子不在温阳，而在于益气扶阳固表，而桂枝附子汤则减芍药之敛阴留邪，重附子之温阳散寒，故用以治风湿痹痛。如腰背拘急酸痛，中风半身强直，手足痿弱者。另因本方非回阳救逆之剂，故大汗亡阳者不宜用。

三、麻黄汤

麻黄汤为解表散寒的代表方，其辛温发散、解表散寒功用，用之得当，于外感寒邪之实证，可述"覆杯而愈"的效果。但此方的掌握应用常非易事，宜在临证中细心体验。

麻黄汤组成：麻黄三两、桂枝三两、炙甘草一两、杏仁七十个。其中麻黄为君，麻黄中空外直，宛如毛窍骨节，能驱骨节之风寒，悉从毛窍而出，为卫分发散风寒之第一品；桂枝为臣，桂枝枝条纵横，宛如经别孙络，能入心化液，通经络而出汗，为营分解散风寒之第一品；杏仁为佐，杏仁为心果，温能助心散寒，苦能入心下气，为逐邪定喘之第一品；甘草为使，甘草性平，外拒风寒，内和气血，为安内攘外之第一品。

其病机是体实之人感受外邪时没有及时采取保护措施，以至于体表津液壅滞，不得宣透，形成郁而发热的状态。太阳伤寒，风寒之邪紧束肌表，阳气外浮与邪相争，因而发热；卫阳被遏，营阴郁滞，太阳经脉运行受阻，故见头痛，身疼腰痛，骨节疼痛；营卫外滞，卫外功能失常，故恶风寒；寒主收引，其性凝闭，寒束于表，肌腠闭塞，所以无汗；肺合皮毛，皮毛闭塞，影响及肺，肺气郁而不宣，故喘。发热恶寒的病机是由卫阳受伤，表皮的津液凝聚为水湿停蓄体表，里部津液外运，壅浮于肌表与邪交争，太阳气实不得宣透，津液不能正常运行，则由正气变为客邪，出现正邪交争的局面。

表实郁热，应发散实邪，麻黄性辛温，最善开鬼门，对表实无汗者，需配伍桂枝，解肌发表效力方著。若用辛凉苦寒之药，必致寒凝气滞，或引邪入里。在《伤寒论》及《金匮要略》里用麻黄者28方，其功用大体可有如下方面：①发汗解表；②平喘止咳；③分消表里；④利水退肿；⑤祛痹止痛；⑥通心肾阳气。其配伍应用，配桂枝能使皮肤血管扩张，发汗作用较强；配杏仁、甘草可以平喘镇咳。其不用姜、枣者，以生姜之性横散于肌，碍麻黄之迅升；大枣之性泥滞于膈，碍杏仁之速降。麻黄汤为纯阳之剂，过于发散，如单刀直入之将，用此却当一战成功，不去则不载而招祸，故可一不可再。

四、麻黄细辛附子汤

麻黄细辛附子汤出自《伤寒论》少阴病篇，功用主助阳解表。主治素体阳虚，外感风寒，症见怕冷较甚，微发热，无汗头痛，脉不浮而反沉者。素体阳虚，应不发热，今反发热，并恶寒剧甚，虽厚衣重被，其寒不解，是外受风寒，邪正相争所致。表证脉当浮，今脉象反沉微，兼见神疲欲寐，是知阳气已虚。此阳虚外感，表里俱寒证。

本方剂由麻黄、细辛、炮附子组成。方中麻黄辛温，发汗解表，散寒宣肺为君药；附子辛热，温肾助阳为臣药，二药配合，相辅相成，为助阳解表的常用组合；细辛归肺肾二经，芳香气浓，性善走窜，通彻表里，协二药辛通上下，既助麻黄解表，又配合附子逐里之寒饮，为佐药。合用则具宣上温下、开窍启闭之功，其补散兼施，表散外感风寒之邪，温补在里之阳气，组方严谨，功效颇专。

临床上本方既是主治少阴阳虚、外感风寒的代表方、基础方，又是治疗大寒客犯肺肾所致咽痛声哑的常用方。临床上以恶寒甚，发热轻，神疲欲寐，脉沉为辨证要点。现代医学研究认为麻黄附子细辛汤具有抗炎、抗过敏、抗氧化的作用，可灵活用于感冒，流行性感冒，支气管炎，病窦综合征，风湿性关节炎，过敏性鼻炎，暴盲，暴喑，喉痹，皮肤瘙痒等病。但使用注意：若少阴阳虚而见下利清谷，四肢厥逆，脉微欲绝等症，则应遵仲景"先温其里，乃攻其表"的原则，否则误发其汗，必致亡阳危候，不可不慎。

五、大黄附子汤

大黄附子汤是仲景治疗"胁下偏痛，发热，其脉弦紧，此寒也，当以温药下之"的名方。该方由大黄、炮附子、细辛三药组成，方中附子辛甘大热，入气分，兼入血分，其性善走，为通行十二经纯阳之要药，大黄苦辛大寒，入血分，兼入气分，"迅速善走，直达下焦，深入血分，无坚不破，荡涤积垢，有犁庭扫穴、攘除奸凶之功"，二者共为君药；细辛辛温宣通，散寒止痛，助附子温里散寒，是为臣药；大黄性味虽属苦寒，但配伍附子、细辛之辛散大热之品，则寒性被制而泻下之功犹存，为去性取用之法。三味协力，而成温散寒凝、苦辛通降之剂，合成温下之功。张路玉曰："三承气汤，为寒下之柔剂；白散、备急丸，为热下之刚剂；附子泻心汤、大黄附子汤，为寒热互结、刚柔并济之和剂。近世但知寒下一途，绝不知有温下一法。盖暴感之热结，可以寒下；久结之寒结，设其人禀质素虚，虽有实邪固结，敢用刚猛峻剂攻击之乎？故仲景又立附子泻心汤，用芩、连佐大黄，以祛膈上之热痞，即兼附子之温以散之；大黄附子汤，用细辛佐附子，以攻胁下寒结，即兼大黄之寒导而下之，寒热合用，温攻并施，此圣法昭然，不可思议者也。"

本方证因寒邪与积聚结于肠道所致。寒性收引，入于体内，耗伤阳气，阳气不得温煦推动，则气血阻滞，气郁化火，故发热；阳气不能布散四肢，则见手足逆冷；寒邪阻于肠道，故见腹痛；大肠传导失司，故大便不通；寒邪凝滞厥阴，则胁下偏痛。治以温阳通便为法，附子配伍细辛助阳除积，缓大黄之肃寒，大黄得附、辛之热，逐下之功犹存，方中附子用量大至三枚，则意在温阳通便，临证用药当细心体会。

六、大建中汤

《金匮要略》曰："心胸中大寒痛，呕不能饮食，腹中寒，上冲皮起，出见有头足、上下痛而不可触近，大建中汤主之。"大建中汤组成有蜀椒、干姜、人参、胶饴，功用温中补虚，降逆止痛。主治中阳衰弱、阴寒内盛之脘腹剧痛证。方中蜀椒味辛大热，温脾胃，助命火，并能散积杀虫；干姜辛热，温中助阳，散寒降逆；人参补益脾胃，扶助正气；重用饴糖建中缓急，并能缓和椒、姜燥烈之性。

大建中汤证为脾胃阳衰，中焦寒盛，以心胸中大寒痛，上冲皮起，出现有头足、上下痛而不可触近，呕不能饮食为主症。其补虚散寒之力远较小建中汤为峻，且有降逆止呕作用，用治中阳衰弱，阴寒内盛之腹痛呕逆。在临床上常常用于治疗中焦虚寒所引起的多种急腹症和危重症，亦可见于肠胃痉挛、急慢性胃炎、胃及十二指肠溃疡、胃下垂、慢性非特异性结肠炎、术后腹痛不适等病症，只要辨证准确都可以收到立竿见影的效果。

七、防己黄芪汤

防己黄芪汤为祛湿剂，具有益气祛风、健脾利水之功效。主治表虚不固之风水或风湿证，是治疗风湿、风水属表虚证之常用方。临床应用以汗出恶风，身重微肿，或肢节疼痛，小便不利，舌淡苔白，脉浮为辨证要点。若兼喘者，加麻黄以宣肺平喘；腹痛肝脾不和者，加芍药以柔肝理脾；冲气上逆者，加桂枝以平冲降逆；水湿偏盛，腰膝肿者，加茯苓、泽泻以利水退肿。临床常用于治疗慢性肾小球肾炎、心源性水肿、风湿性关节炎等属风水、风湿而兼表虚证者。由防己一两（12g）、黄芪去芦一两一分（15g）、甘草炒半两（6g）、白术七钱半（9g）组成。

本方所治风水或风湿，乃因表虚卫气不固，风湿之邪伤于肌表，水湿郁于肌腠所致。风性开泄，表虚不固，营阴外泄则汗出；卫外不密故恶风；湿性重浊，水湿郁于肌腠，则身体重着，或微有浮肿；内湿郁于肌肉、筋骨，则肢节疼痛；舌淡苔白，脉浮为风邪在表之象。风湿在表，当从汗解，表气不足，则又不可单行解表除湿，只宜益气固表与祛风行水并施。方中以防己、黄芪共为君药，防己祛风行水，黄芪益气固表，兼可利水，两者相合，祛风除湿而不伤正，益气固表而不恋邪，使风湿俱去，表虚得固；臣以白术补气健脾祛湿，既助防己祛湿行水之功，又增黄芪益气固表之力；佐入姜、枣调和营卫；甘草和中，兼可调和诸药，是为佐使之用。诸药相伍，祛风与除湿健脾并用，扶正与祛邪兼顾，使肌表得固，脾气得健，风邪得除，水湿得运，则风水、风湿之证自愈。

张秉成《成方便读》卷三有言："此治卫阳不足，风湿乘虚客于表也。风湿在表，本当以风药胜之，从汗出而愈，此为表虚有汗，即有风去湿不去之意，故不可更用麻黄、桂枝等药再发其汗，使表益虚。防风、防己二物，皆走表行散之药，但一主风而一主湿，用各不同，方中不用防风之散风，而以防己之行湿。然病因表虚而来，若不振其卫阳，则虽用防己，亦不能使邪逐去而病愈，故用黄芪助卫气于外，白术、甘草补土得于中，佐以姜、枣通行营卫，使防己大彰厥效。服后如虫行皮中，上部之湿欲解也。或腰以下如冰，用被绕之，令微汗出瘥，下部之湿仍从下解，虽下部而邪仍在表，仍当以汗而解耳。"

方剂用法：上锉麻豆大，每服15g，生姜四片，大枣一枚，水盏半，煎八分，去滓温服，良久再服，服后当如虫行皮中，以腰以下如冰，后坐被中，又以一被绕腰以下，温令微汗，瘥。现代用法：作汤剂，加生姜、大枣，水煎服，用量按原方比例酌定。此方后世更多用于脾气虚的水肿症，若水湿壅盛肿甚者，非本方所宜。

八、四逆汤

四逆汤为《伤寒杂病论》之经典方。主要功效为温经散寒，回阳救逆。方药组合看似简单，实则能疗大疾。1800多年来，于临床仍有很大的实用价值。四逆汤加减变方较多，在《伤寒论》中统称为四逆辈，总不离姜附为本，有的是剂量增减，有的是药味加减，于危重病证则配以苦寒反佐，此等组方论治原则，实为中医学之典范。能将此类方剂归纳比较，则能从中寻求出一定的规律。

四逆汤由附子、干姜、甘草组成，功用回阳救逆，主治心肾阳衰寒厥证。外有表邪而发热者，汗出之后，热当去；今大汗出热反不去，知不是表邪发热，而是虚阳浮越于外的假热现象。阳亡于外，阴寒内盛，故下利；寒主收引，故腹内拘急疼痛；由于阳虚不能温煦四末，故四肢疼痛，甚则厥逆而恶寒。原方以炙甘草为君，有其用意，至于四逆加人参汤，人参是养阴生津之用，足证人参不是扶阳药而是益气养阴之品，故阳脱用人参，于理不通，回阳救逆则四逆为对证，至于后世扩大治疗适应证，均是在仲景学说的基础上的发挥，另可参阅郑钦安《医法圆通》及《吴佩衡医案》，对临床诊疗能有一助。

本方临床应用以四肢厥逆、神衰欲寐、面色苍白、脉沉微细为辨证要点。寒气盛者，重用附子、干姜；体虚脉弱者，加党参、黄芪；腰痛者，加桑寄生、杜仲；下肢浮肿、小便不利者，加连皮茯苓、泽泻；汗多、面红、脉微者，可加龙骨、牡蛎以镇摄固脱。本方常用于心力衰竭、心肌梗死、急性胃肠炎吐泻过多，或因误汗、过汗所至的休克等属阳衰阴盛者；本方加味亦可用于顽固性风湿性关节炎。四逆汤临床应用广泛，但需要随症配伍，且需在用量用法上加以斟酌。根据阳虚程度的不同选择附子的用量，制附子一般10～20g，如血瘀为主而阳虚不甚，或阴亏甚于阳虚，可减少附子用量为5g。若服药后出现呕吐拒药者，可将药液置凉后服用。本方纯用辛热之品，中病手足温和即止，不可久服。真热假寒者忌用。附子生用有毒，应把握好剂量，且须久煎。

当归四逆汤为《伤寒论》厥阴病篇的主要方剂，主要针对血虚感寒病证。本方有温经散寒、养血通络之功效，故凡寒凝血瘀（或血虚）之证候可用之，如妇女寒入阴分之闭经、痛经及月经不调；厥阴受寒之头痛；胃寒气滞之胃脘痛以及近代医学的某些自身免疫病，如红斑狼疮、皮肌炎、硬皮病、类风湿关节炎、雷诺病、过敏性紫癜等均有过临床治验报道。若在方中加入吴茱萸、荜茇、附子则温阳散寒作用尤甚。中医有谓寒则血凝滞，热则血流通。但凡滞则闭、热则通，人体经脉脏腑气血总以通行为顺，闭滞为逆。在临证治疗中此系不可不认真把持的要则。

九、小柴胡汤

小柴胡汤系仲景《伤寒论》治少阳半表半里证方，为典型和解剂。方剂配伍由柴胡、黄芩、人参、半夏、炙甘草、生姜、大枣构成。

少阳病证为伤寒或中风五六日之后，出现往来寒热等症。因邪正相争在半表半里，正盛则热，邪盛则寒，故寒热交替出现。胆之经脉循行两胁，邪气犯之，经气不畅，故见胸胁苦满；胆热犯胃，胃气失和，故默默不欲饮食；热郁则心烦；胃气上逆则喜呕。以上均为小柴胡汤的主证。其他诸证，如邪郁胸胁，未犯胃腑，则烦不呕；热邪伤津则口渴；肝胆气郁，横逆犯脾，故腹中痛；胁下痞硬与胸胁苦满病机相同，但证情更重；胆与三焦经脉相连，邪入少阳，三焦亦可阻滞，故令水道不利；水饮内停，饮邪凌于上，则见心下悸；蓄于下，膀胱气化失常，则小便不利；不渴与身有微热，乃里和而表未解；咳因肺气不利。凡此，均系邪入少阳所致。

少阳病，邪居表里之间，不可发表，亦不可攻里，只宜枢转达邪，使邪气借太阳肤表而解，一则疏通少阳经气，再则枢转达邪，外散而解，所谓和解，只相对于发表与攻下而言，实质本方总的趋势仍是向外解散的作用。如《伤寒论》："凡柴胡汤病证，而下之，若柴胡证不罢者，复与柴胡汤，必蒸蒸而振，却复发热汗出而解""少阳中风，两耳无所闻……不可吐下"，都宜小柴胡汤，疏通少阳经气，枢转达邪，外散而解。但小柴胡汤不似桂麻之发散，亦不似硝黄之攻下。汗下俱不宜者，故立小柴胡汤以升发少阳之郁邪，使清阳达表而解散之（钱潢《伤寒溯源集》）。柯韵伯云："夫邪在半表，势已向里，未有定居，故有或为之证，所以方有加减，药无定品之可拘也。"（《伤寒附翼》卷下）少阳病，邪居半表半里，邪有向里之趋势，正气亦有抗邪外出之契机，邪气虽居半表半里，但出入不定，不能久留，故依据病机的转变，可在小柴胡汤方基础上予以加减化裁，不离和解本义，又兼顾出表入里之转化，可谓既原则又灵活。除上述《伤寒》《金匮》方例外，后世之逍遥散、柴胡疏肝散等，亦从此演化而来。另外，甲状腺疾患，颈侧淋巴肿大以及双耳鸣聋，部分亦与少阳经气郁遏、痰瘀壅滞有关，故以小柴胡汤为基本方，加入化痰消瘀、软坚散结或芳香开窍之品予以施治。

十、竹叶石膏汤

竹叶石膏汤为清热剂，具有清气分热、益气和胃生津之功效。主治伤寒、温病、暑病余热未清、气津两伤证，症见身热多汗，心胸烦热，气逆欲呕，口干喜饮，气短神疲，或虚烦不寐，舌红少苔，脉虚数。热病后期，高热虽除，但余热留恋气分，故身热有汗不解，脉数；余热内扰，故心胸烦热；气短神疲、脉虚数为气虚的表现。临床常用于治疗流行性脑脊髓膜炎后期、夏季热、中暑等病症。

本方由竹叶、石膏、人参、麦冬、半夏、甘草、粳米组成。方中竹叶清透气分余热，石膏味辛甘、性大寒，能清阳明气分内盛之热，除壮热烦渴、止呕共为君药；人参配麦冬，补气养阴生津，为臣药；半夏和胃降逆止呕，为佐药，半夏性温，与清热生津药配伍使用，消除其温燥之性，使降逆止呕的功效增强，使人参、麦冬补而不滞，使石膏清而不寒；甘草、粳米和脾养胃，缓石膏、竹叶苦寒重降之性，以防寒凉伤中之弊，为使药。全方药味精练而配伍有序，使热清烦除，津生渴止，实为清气分余热之良剂。

我常在临床对痛风病急性期热重于湿证者选用该方，以期清热除湿、通络止痛。若胃阴不足，胃火上逆，口舌糜烂，加石斛、天花粉清热养阴生津；胃火炽盛，消谷善饥，舌红脉数者，可加知母、天花粉以增强清热生津之效；气分热犹盛，可加知母、黄连，增强清热之力。本方清凉质润，如内有痰湿，或阳虚发热，均应忌用。

十一、承气汤类方

承气方是中医以"承气汤"为方名的一系列常用中药方剂。"承气"作汤剂方名，见于《伤寒杂病论》。后世认为，胃家实热之邪，使气机上下不能相承。承气类方推陈之中蕴含出新之义，攻补兼施，胃调腑气降顺，所以以承气名之。

《伤寒论》中承气汤有阳明三下法（小承气汤、调胃承气汤、大承气汤）、阳明三急下法及少阴三急下法，其病证均属于热邪灼津（阴）、实热内结之证，只不过证候分大小缓急之不同，用方用量有异。阳明三急下与少阴三急下，病原皆同，证候亦无太大差异，只是阳明三急下着眼在通下腑中热结以顾护脾阴之亏减，而少阴三急下是通下腑中热结以救少阴之真阴耗竭，此为"同源异派，皆归同宗"，这也是仲景六经辨证的一种既有原则又有灵活的特色。

大承气汤为攻下法代表方，主要病机是胃腑结热。方中大黄苦寒泻热通便，攻下除实为君；芒硝咸寒，泄热润燥软坚，助大黄荡涤泻下为臣药，二药相须为用，增强泻热通便的作用；枳实苦微寒，消痞破结，厚朴苦温，行气除满，二药相合，调畅气机，消痞除满，有助硝黄泻下为佐药。四药相合，泻下行气并重，共奏峻下热结之功。六腑以通为用，胃气以下降为顺，本方药性峻猛，承顺胃气下行，故方名"大承气"。《温病条辨》说："承气者，承胃气也……曰大承气者，合四药而观之，可谓无坚不破，无微不入，故曰大也。"

小承气汤机制和大承气汤基本相同，唯有轻重之别，仍以苦寒泻下为主。方中去咸寒之芒硝，减枳朴用量，故泻热通腑之力逊于大承气汤，称为微和之剂。主治痞、满、实之阳明腑实轻证。

调胃承气汤不用枳、朴，而大黄、芒硝并用，且以甘草与大黄同煎，其功缓下，主治阳明腑实证，燥、实同见而无痞、满之证。《素问》谓"热淫于内，治以咸寒，佐以甘苦"。方中芒硝咸寒除热；大黄苦寒荡实；甘草味甘可缓硝黄走泻之势，勿使速下而收留中泻热之功，故而名之曰调胃。所以调胃承气汤应该是和剂而非泻下剂。

桃核承气汤是仲景活血化瘀中之首方，治疗邪在太阳不解，传入下焦，瘀热互结之"下焦蓄血"证。本方由调胃承气汤加桃仁、桂枝组成，具有破血逐瘀、荡涤瘀热、调理胃肠之功效。方中以桃仁与大黄并用为君，桃仁活血破瘀，大黄破瘀泻热，两者相配，瘀热并治；芒硝泻热软坚，助大黄下瘀泻热；桂枝通行血脉，助桃仁活血行瘀，配于寒凉破血方中，亦可防止寒凉凝血之弊，共为臣药；炙甘草护胃安中，缓诸药峻烈之性，以为佐使。五药相伍，共奏破血下瘀之功。

承气汤类除药味不同外，还有剂量不同，煎煮及服法不同，都有比较意义。

用比较的方法来学习研究古方今用,是一种好的学习方法。"比较"是加工、整理经验材料所不可缺少的逻辑方法之一,通过比较,事物的异同更加鲜明化,也便于学习和记忆。古代王充在《论衡》中曾说道:"相刃相割,利钝乃知;两论相订,是非乃见。"用比较方法针对中医典籍的内容学习研究,是在方法学方面的一个进步。

十二、真武汤

真武汤又名玄武汤,出自仲景《伤寒论》,主治少阴里寒,肾阳虚衰,寒水停蓄不能化散,遂致水气上逆,损及脾阳又上犯凌心之证。本方为温肾扶阳、化气利水之基础方。由于寒水内泛亦能阻隔阳气之收纳,故不仅能治寒水凌心之心悸怔忡,亦能治脾阳虚之食少便溏,还能治阳虚发热证。

方剂由茯苓、芍药、白术、生姜、附子组成。方中熟附子温肾助阳;茯苓泄水利尿;白术健脾化湿;白芍柔肝缓中;生姜散寒降气。诸药配合,降逆下焦水邪,使之通行其道。喻嘉言曰:亡阳而用真武以救之者,盖真武北方司水之神,方中四味,是行水收阴,崇土回阳之剂,故能收拾分驰离绝之阴阳,互镇于北方少阴之位也。盖人身阳根于阴,真阳飞越,亟须镇摄归根耳。

临床应用以小便不利,肢体沉重或浮肿,舌质淡胖,苔白,脉沉为辨证要点。若水寒射肺而咳者,加干姜、细辛以温肺化饮,五味子以敛肺止咳;阴盛阳衰而下利甚者,去芍药之阴柔,加干姜以温里散寒;水寒犯胃而呕者,加重生姜用量以和胃降逆,或再加吴茱萸、半夏以助胃止呕。本方常用于慢性肾小球肾炎、心源性水肿、甲状腺功能低下、慢性支气管炎、慢性肠炎、妇女带下等属脾阳虚,水湿内停者。其在临床中的应用已扩展到内外妇儿多个领域,涉及循环、呼吸、泌尿、神经等系统疾病。

十三、小青龙汤

"伤寒表不解,心下有水气,干呕,发热而咳,或渴,或利,或噎,或小便不利,少腹满或喘者,小青龙汤主之。"伤寒表不解,心下有水气,是言外有发热恶寒、头项强痛、无汗等外感风寒表实证,而内又有水饮停聚于心下的证情。由于外寒引动伏饮,壅塞于肺故咳喘;水停心下影响及胃,胃气上逆则干呕。然因水液的运行与很多的脏腑都有密切的关系,故水停心下亦常致所涉及的脏腑发生病变,出现一些兼证。

小青龙汤方剂由麻黄、芍药、细辛、干姜、甘草、桂枝、五味子、半夏组成,功用为解表散寒,温肺化饮。主治外感风寒,内停水饮证。风寒束表,皮毛闭塞,卫阳被遏,营阴郁滞,故见恶寒发热、无汗、身体疼痛。素有水饮之人,一旦感受外邪,每致表寒引动内饮,水寒相搏,内外相引,饮动不居,水寒射肺,肺失宣降,故咳喘痰多而稀;水停心下,阻滞气机,故胸痞;饮动则胃气上逆,故干呕;水饮溢于肌肤,故浮肿身重。故治宜解表与化饮配合,一举而表里双解。方中麻黄、桂枝相须为君,发汗散寒以解表邪,且麻黄又能宣发肺气而平喘咳,桂枝化气行水以利里饮之化;干姜、细辛为臣,温肺化饮,兼助麻、桂解表祛邪;佐以五味子敛肺止咳,芍药和营养血,二药与辛散之品相配,一散一收,既能增强止咳平喘之功,又可制约诸药辛散温燥太过之弊;半夏燥湿化痰,和胃降逆,亦为佐药;炙甘草兼为佐使之药,既可益气和中,又能调和辛散酸收之品。方剂配伍严谨,开中有阖,宣中有降,能外散风寒,内化水饮。

本方证以恶寒发热、无汗、喘咳、痰多而稀、舌苔白滑、脉浮为辨证要点。外寒证轻者,可去桂枝,麻黄改用炙麻黄;胸闷胁胀者,加厚朴、枳壳;因蕴热而见烦躁者,加石膏、黄芩;若鼻塞,清涕多者,加辛夷、苍耳子;水肿较重,小便不利,加茯苓、猪苓。临床应用证实,凡见咳、喘、痰、满,或甚则喘息不得卧,或肢体浮肿因"外感风寒,内有寒饮"所致者,均可辨证应用本方,必获良效。现代医家灵活运用本方治疗呼吸系统疾病,如流行性感冒、肺炎、哮喘、百日咳等均可取得较好疗效。此外,小青龙汤亦可用于治疗失音、心悸、气胸、急性肾炎、肾病综合征、荨麻疹等。本方辛散温化之力较强,临证须视患者体质强弱酌定剂量,不可贪功冒进大剂,阴虚干咳无痰或肺热咳喘者不宜使用。

十四、温经汤

温经汤出自《金匮要略》,其功用温经散寒,养血祛瘀。主治冲任虚寒、瘀血阻滞证。方剂组成:吴茱萸、当归、芍药、川芎、人参、桂枝、阿胶、牡丹皮、生姜、甘草、半夏、麦冬。

本方为妇科调经的常用方,主要用于冲任虚寒、瘀血阻滞的月经不调、痛经、崩漏、不孕等。冲为血海,任主胞胎,二脉皆起于小腹。妇女月经与冲任关系密切,冲任虚寒,血凝气滞,故小腹冷痛,月经不调,或因宫寒而久不受孕。若瘀血阻滞而致血不循经,或冲任因虚而致失固,则月经先期,或一月再行,甚或崩中漏下;若寒凝血瘀而致经脉不畅,则月经后期甚或经停不至;失血阴伤,新血不能化生,则唇口干燥,甚至傍晚发热,手心烦热。本证属虚实寒热错杂,故非纯用祛瘀之法所宜,当以温经散寒与养血祛瘀并用,使血得温而行,血行瘀消,诸症可愈。

方中吴茱萸辛苦大热,入肝胃肾经,辛则能散,苦能降泄,大热之性又能温散寒邪，故能散寒止痛；桂枝辛甘温，能温经散寒，通行血脉。两药合用，温经散寒、通利血脉之功更佳，共为君药；当归、川芎、芍药俱入肝经，能活血祛瘀、养血调经；丹皮味苦辛，性微寒，入心肝肾经，活血祛瘀，并退虚热，共为臣药；阿胶甘平，气味俱阴，能养肝血而滋肾阴，具养血止血润燥之功；麦冬甘苦微寒，能养阴清热，两药合用，养阴润燥而清虚热，并制吴茱萸、桂枝之温燥；人参、甘草味甘入脾，能益气补中而资生化之源，阳生阴长，气旺血充；半夏辛温，亦入脾胃，可通降胃气而散结，与参、草相伍，健脾和胃，有助于祛瘀调经；生姜亦为辛温之品，温里散寒，与半夏合用，温中和胃，以助生化，共为佐药；甘草又能调和诸药，兼为使药。诸药合用，温经散寒以活血，补养冲任以固本，则瘀血去，新血生，虚热退，月经调而病自除。

本方的配伍特点有二：一是方中温清补消并用，但以温经化瘀为主；二是大队温补药与少量寒凉药相配，动静结合，阴阳相配，能使全方温而不燥，刚柔相济，以成温通、温养之剂。

临床应用以月经不调，小腹冷痛，经血夹有瘀块，时有烦热，舌质暗红，脉细涩为证治要点。若小腹冷痛甚者，去丹皮、麦冬，加艾叶、小茴香，或以肉桂易桂枝，以增强散寒止痛之力；气滞甚者，加香附、乌药以理气止痛；漏下色淡不止者，去丹皮，加炮姜、艾叶以温经止血；气虚甚者，加黄芪、白术以益气健脾；阴虚内热甚者，加银柴胡、地骨皮以清虚热。本方不仅用于妇产科疾病，如功能性子宫出血、慢性盆腔炎、痛经、不孕症等属冲任虚寒、瘀血阻滞者，也用于冠心病稳定型心绞痛、糖尿病周围神经病变、胃脘痛、咳嗽、头痛等内科疾病。月经不调属实热或无瘀血内阻者禁用。

第六章　扶阳实践与学术传承探讨

第一节　扶阳学派兴起对中医振兴的推动

扶阳学派的创始人为清末名医郑钦安，自郑钦安以下，扶阳学术思想迎来一个大的发展，出现了一大批名医及著作，形成了鲜明的扶阳流派学术特色。后经亲传，传人众多，比较著名的有云南名医吴佩衡，上海名医祝味菊，四川名医唐步祺、范中林、卢铸之、龚志贤等。当代传人更众，在此不一一列举。扶阳学派的代表著作有郑钦安的《医理真传》《医法圆通》《伤寒恒论》，详细阐述了扶阳学派的基本学术思想和辨治思路，理法方药俱备，搭建了扶阳学派的框架，并有临床指导意义。其传人的著作有：唐步祺著《郑钦安先生医书集注》《金匮要略恒解》，卢铸之书《卢氏医学心法》《卢氏临证实验录》，吴佩衡撰《伤寒论新注》《吴佩衡医案》，祝味菊著《伤寒质难》《祝味菊医案选》，范中林的《范中林六经辨证医案选》等，从不同角度阐述并丰富了扶阳学派，亦丰富了中医药的理论及临床体系。

扶阳学派推崇阳气，善用扶阳方法治病，投以大剂量的附子、干姜、肉桂等药物，这些药物的使用是建立在阳虚阴盛证型精确辨证的基础上实施的治疗措施。这些实际操作也在一定程度上纠正了时医喜补畏攻、恣用寒凉的流弊，在中医学界产生了重大影响。郑钦安在药物应用上重用附子、干姜、肉桂、桂枝、吴茱萸等，在方剂的应用上擅用四逆汤、白通汤、真武汤、甘草干姜汤、理中汤、建中汤等扶阳方剂。吴佩衡、范中林、祝味菊、唐步祺等医家都传承了郑氏学术思想，将扶阳学术思想推向全国各地。如吴佩衡由川入滇，被誉为云南四大名医之一，以"推重阳气，擅用附子，崇尚经方，善用峻药"的学术思想而独步医林，为后世学习扶阳学术思想留下了宝贵的学术经验。吴氏擅用附子，胆识过人，对失治、误治的疑难重症病例，每以大剂附子力挽沉疴，处方每剂附子辄用60g，重则每剂250～500g，剂量之大，世所罕见，名闻天下，人称"吴附子"。范中林亦深受郑钦安学术思想的影响，擅于用大剂量附子，而有"范火神"的称号。

祝味菊由川入沪，将扶阳思想带入上海中医界，而成沪上名医，其重视阳气，擅用附子，人誉"祝附子"，祝氏具有鲜明特色的学术思想在上海独树一帜，而有"祝派"之称。四川名医补晓岚人称"火神菩萨"，其认为人体"阳胜于阴"，主张治病重在扶阳，固守正气，立方用药以温补脾肾为主，即姜、桂、附子等温热之药。受祝味菊影响，后成为沪上名医的徐小圃，将扶阳思想的应用发挥到儿科甚多，里证重用姜、附，外证广用麻、桂，尤其擅用麻黄宣肺平喘，时人有"徐麻黄"之称，并称"儿科扶正以阳气为主"。目前，随着扶阳思想的弘扬光大，学派梯队也正在不断发展壮大。

中华人民共和国成立以来，尤其是进入 21 世纪以来，国家大力支持中医药事业的发展，截至 2013 年由中华中医药学会主办的"扶阳论坛"已经开办了五届，既促进了扶阳学术思想的传播，又活跃了中医学术氛围。随着互联网的普及，网络上各种关于扶阳学术思想的中医药论坛的建立，使中医学者及中医爱好者突破了时空等条件的限制，可以方便地讨论、交流和学习，加速了扶阳学术思想的传播。近代民国时期的一些名医的著作陆续出版，更是对扶阳学术思想的传播起到了积极的促进作用。此外还有大量中医学者关于扶阳学术思想的各种研究课题、研究论文及著作的出版，都极大地丰富了扶阳学术思想的文献。所以，一个世纪以来，许多的中医人士热衷于钻研扶阳学术思想，并在临床实践中反复验证了这样的观点，渐渐形成了一个令世人瞩目的扶阳学派。这个扶阳学派又再一次丰富了中医药的理论及临床体系。扶阳学派历史悠久，临床效果显著，我们可以预见，随着中医事业的进一步复兴，扶阳学派必将绽放出更为耀眼的光芒！

第二节 论学术流派传承与发展

学术流派是历史发展的产物，其不仅存在于曲艺、绘画、音乐、文学、宗教等领域，亦存在于医学领域，特别是具有中华民族传统文化瑰宝之称的中医学，历来重视学术流派的建设和传承发展。中医学所经历的数千年的发展过程，就是中医学术流派形成和发展的过程。中医学术流派是受中医学理论的指导，经长期中医临床实践自然而然形成的，具有学术理论体系较为完备、学术思想和主张特征鲜明、医疗特色优势突出、拥有一定传承人员等特点的医学群体和派别。中医文化博大精深，历经千年，继承创新，学术传承，流派涌现，发扬壮大，精彩纷呈。不同中医学术流派都有自己的风格和特长，主要体现在对中医学术理论、学术观点的差异化认识和行之有效的独具特色的医疗实践，具体体现在中医理论认识、中医辨证分析、临床用药等的别具一格，标新立异。随着传承人员的不断传承发展和继承创新，对整个中医学科的发展也起到很好的推动和促进作用。

在中医学发展的历史长河中，由于各种特殊原因造就了不同医学流派各自的突出特点，后人则根据其代表性特征予以相应的称谓，以彰显其特色。最早且最具有代表性的流派代表人物当属金元时期的刘完素、张从正、李东垣和朱丹溪，后世称为"金元四大家"。刘完素倡导火热论，临证善用寒凉药物治疗疾病，被称为寒凉派；张从正形成了以攻邪祛邪法为主治病的独特风格，被称为"攻下派"；李东垣重视脾胃在人体的重要作用，善于运用补益脾胃、调理脾胃的理论和方法诊治疾病，被称作"补土派"；朱震亨在治疗上提倡滋阴降火之法，被称为"滋阴派"。在中医学的发展过程中，由于各个时期所处的客观历史条件、时代背景、文化背景、地域背景及社会生产力的迥异，学派的划分也没有固定的标准和方法。近现代以来，医学流派的划分和称谓呈现一定的规律，有因地域差异而命名的新安医学流派、岭南医学流派、燕京医学流派、易水学派等；又有因从事学科的不同而被命名为伤科学派、皮外科学派、正骨学派、推拿学派、疡科学派、经方学派、伤寒学派、温病学派等。上述诸多具有不同特点的中医学术流派，人才辈出，名医涌现，创新发展了中医学理论。虽然各学派持有不同的学术观点、学术主张，但各医学流派的中医理论均同源于《黄帝内经》。因此，医学流派之间并不是彼此独立的，而是相互交叉、相互渗透，不断吸收他派之长，创新发展自身之不足，并从不同角度促进了中医学理论体系的发展和完善。

国家"十一五"科技支撑计划项目"当代名老中医学术流派分析整理研究"，对中医学术流派的划分提出了6点标准。就个人认为，所谓的中医学术流派应该具备三个条件。首先，要具备医学群体中代代相传而形成的具有系统完整的学术思想、学术理论体系，这是最关键的核心内容。学术思想需要不断地创新，学派与学派之间所表现的不同之处就在于其鲜明的学术思想特点相对不同。其次，中医学术流派要重视学术思想传承的主体，即学术传承人、学术继承人。最后，要有学术思想传承的媒介，即所谓的学术专著、期刊论文等文字资料和音频、视频等影像资料，这是学派学术思想得以源源不断继承和发展之根本。中医学术流派的传承和发展必须具备上述三者要素，否则不能称之为学术流派，学术流派也不能得到延续性的继承、发展、创新。如何才能更好地让学术流派传承下去，不至于昙花一现，能够经久不衰地传承给后来的嫡传弟子和其他医学同仁，使之不断发扬光大。我认为在流派传承工作中，最需要做好以下几点工作,这是学术流派传承发展工作中的重要任务。

第一,传承学术思想、医疗经验的同时,注重流派文化和中医精神的继承。在特定的历史条件下,学派创始人或奠基人通过理论 - 实践、实践 - 自身理论的不断探索和总结完善,从而形成了具有反映其自身医疗学术道德、学术理论、临床用药经验、诊疗优势特色明显的流派医疗和文化体系,既能够被广大的医学同仁认同和支持,也能够被广大社会群众接受和认可,进而产生了一定社会影响力。学术流派的学术思想不仅仅包括医学理论、医技术数、思维方法等核心内容,还包括大医之道、大医精诚、人文素养等中医精神和传统文化的内涵。因此,除了传承学术流派的中医药学术经验外,也应注重传承中医流派的文化,提高传承人的文化素养和精神境界。

第二,学术流派的学术思想在得到不断传播的同时,不仅其流派影响力要不断发展壮大,还应注重学术传承人才队伍建设。首先,要形成相对广泛而稳定的学术群体,并在学术群体中需选取优秀的人员作为学术传承人或继承人,建立结构优良的高素质流派传承团队,为学术队伍的形成打下坚实的人才基础。其次,学术传承人必须是热爱中医药事业,具有扎实中西医学理论基础,认同和熟悉本学派的学术思想,有与学术流派发展密切相关的科学研究方向,并以传承和创新发展学派创始人的学术思想为己任。除此之外,传承人还应该具备良好医德医风、吃苦耐劳、孜孜不倦的优良品质和严谨求实、勇于创新、不断攀登的科学精神。

第三,注重传承资料的收集、整理和保存,重视学术流派传承数据库的建设。中医药学术流派在传承其学术思想过程中,不论是师徒传承,科班教学授课传承,还是家系传承,都需要有与学术和临床相关的教材、著作、学术期刊、影像资料等作为学术思想的媒介载体进行传授。因此,必需编写学术流派相关的教材,编撰专著,撰写论著及科研论文,刻录相应的音频、视频影像资料等,进而建立完善的学术流派传承数据库体系,对于其学术思想的完整、学术体系的建立具有至关重要的意义。

第四,创新中医学术流派传承人才培养模式。在古代,中医药学的传承主要是经师徒授受、家传的传承模式。在新形势下,除既有的师徒、家系传授的传承模式外,应充分利用现代中医药高校的功能和办学条件,在高校中设立中医药学专业创新人才培养模式的特色班,将科班教育和师承教育有机结合起来,为中医药创新人才培养开辟新途径。如云南中医学院设立的"佩衡班",安徽中医药大学设立的"新安医学特色班",创新院校教育与传承教育相结合的人才培养模式,有助于医学流派的传承和发扬,更有助于中医药学的发展和腾飞。

学术流派形成和发展并不是一蹴而就的，而是经过了几代传承人的不懈努力，就像一个"百年老店"一样，需要不断地传承、发展、总结、积累、沉淀，方可成为后世一笔宝贵医学财富和重要的非物质文化遗产。对于每个传承者而言，在经历不断地反复实践和经验总结的传承过程后，都会获得自己的心得体会。因此，要鼓励所有传承者积极开展学术交流和探讨，提出自己独到的学术认识和见解、学术观点和主张，进行激烈地讨论和临床再实践的验证，进而不断完善前辈的学术思想和学术理论体系，创新学派的学术观点和主张，拓展学术流派的研究和发展方向，扩大学派的影响力，进而推动中医药学的不断发展。早在几年前，尽管有比较著名的某学者提出中医不科学，要求取缔中医，但这纯属是对中医的诋毁。中医药历经几千年的传承发展而未失传和灭绝，并为中华民族的繁衍生息作出了巨大贡献。这本身就说明了中医就是一门科学，并将永远传承下去。吾辈在传承和发展中医药的过程中，要坚决与不良的学术风气、焦躁的学术现象、不端的学习和学术态度作斗争，捍卫中医药的科学内涵和中医药科学研究的学术尊严，维护中医药学及其学术流派积极健康发展。

第三节　扶阳学术传承探要

中医扶阳学术理论来源于中国古代哲学的重阳思想，是中医学理论的核心部分之一。扶阳学派认为阳气为人身立命之根本，是人体生命活动的原动力。古代医家便提出"存得一分阳气，便有一分生机""有阳则生，无阳则死"，保护了阳气，就能保全性命，深刻体现了阳气对人体生命的重要性。在自然界中，天地造化万物，不离阴阳。阳气无论是对于人体，还是在自然界阴阳化生及阴阳平衡过程中，均起主导作用。在治疗上，尤其重视人体的真阳，擅长应用附、姜、桂等温热药物以达到扶阳、温阳之目的，擅长辨治阳虚阴寒之证。

在悠久的中医历史岁月中，扶阳学术流派相对于其他学术流派来说，是一个相对比较年轻的学术流派。扶阳学术思想最早源于张仲景《伤寒论》，书中多处可见扶阳、温阳、回阳的治法和方药，非常重视顾护人体的阳气。到清末期，伤寒大家郑钦安在继承前人扶阳学术思想的基础上，结合长期临床实践，著书立说，初步形成扶阳学术理论体系，成为扶阳学术流派创始人，后通过收徒授学、薪火传承于吴佩衡、卢铸之、唐步祺、范中林等著名中医药学专家，进一步传承扶阳学术思想，使扶阳学派源源流传而渐成学派体系。扶阳学术思想最初兴于四川，流传于云南，在四川、云南一带声名鹊起，逐步影响至全国中医药学界。扶阳学派声名远播，是众多中医学术流派中发展比较生机盎然的一支新生力量。让一个年轻的中医学派逐步成长壮大，成为一个有较大学术影响力、知名度的中医学派，使扶阳学术思想被广大中医学者所认可和接受，让更多的患者因扶阳学术理论指导下的有效诊疗方法而获益，是每一位扶阳学派传承人和扶阳学术爱好者的使命和责任。

为了促进中医学术流派得到更好的继承和发展，2013 年国家中医药管理局启动了全国中医学术流派传承工作室建设项目，公布了第一批全国中医学术流派传承工作室的建设单位，吴佩衡扶阳学术流派工作室也名列其中，提供了相应的建设经费，为扶阳学术流派的传承和发展奠定经济基础。如何使扶阳学术流派经久不衰、代代流传？本人从自身学医经历和从医生涯出发，对扶阳学术流派的传承进行了深入思考和探讨，以供诸多中医学派和广大中医学者参考。

1. 传承经典　中医药是一个伟大的宝库，必须深入挖掘扶阳学派相关中医药经典专著。古有《黄帝内经》《伤寒杂病论》《伤寒恒论》《医理真传》《医法圆通》等典籍名著，今有吴佩衡《伤寒论条辨》《吴佩衡医案》等著作，书中蕴藏着许多未知的智慧需要我们去开采和发掘。屠呦呦研究员通过对中医古籍的研究，在《肘后备急方》中受到启发，从中药青蒿中提取了抗疟新药青蒿素，并因此荣获 2015 年诺贝尔生理学或医学奖，成为了第一位获得诺贝尔科学奖项的中国本土科学家，第一位获得诺贝尔生理学或医学奖的华人科学家。另外，还有很多从中药中提取的具有良好临床疗效和安全性的中药活性成分药物，并已成功用于临床，比如雷公藤多苷片、白芍总苷胶囊等。由此可见，中医药是大有前途、大有可观的。但现在各种书籍资料可谓是汗牛充栋，铺天盖地，我们在研读经典的时候，应该是有选择、有的放矢、批判性的研究学习。

2. 资料整理、队伍建设　在现代信息化社会，信息资源相当丰富，知识获取途径多元化，比如来自网络、期刊数据库、电子图书、影像资料等，整个社会比较焦躁，缺乏足够的耐心进行中医药学习，潜心研究中医药的人员越来越少，部分名老中医学术经验面临失传的危险。因此，亟须重视和加强传承人才的培养。党中央、国务院十分重视中医药的传承工作。《中医药创新发展规划纲要（2006—2020 年）》指出："中医药创新发展的基本任务是：继承，创新，现代化，国际化……做好中医药继承工作的主要任务是……收集整理名老中医的学术思想、临床经验和用药方法并进行系统研究"。2011 年 2 月印发的《医药卫生中长期人才发展规划（2011—2020 年）》指出："支持老中医药专家医术经验继承工作"，开展国家级、省级名老中医药专家学术经验继承工作，加强老中医药专家学术经验继承人的培养，有利于收集整理名老中医的学术思想、临床经验、用药方法等，编成册或著成书，以传后人。

3. 人才培养 在现代医学高等教育体制下，大多数传承人都接受过系统的中西医教育学习，接受过中医药现代化的思想教育，在传承中医扶阳学术流派学术思想过程中，要避免可能出现中医药西化的倾向，这样才利于扶阳学术思想的传承。特别是在疾病诊疗过程中，我们既需要现代化的医学诊疗技术，同时也需要中医的整体观念和辨证论治，应将中医临床思维、诊疗方法与现代科学技术有机融合起来，更好地为中医临床服务。因此，扶阳学术的传承应该注重传统中医文化、中医临床思维传承，严格掌握辨证遣方的原则和规律，处方用药注重君臣佐使的配伍关系，同时要关注现代药理研究，拓展对组分中药配伍的临床应用和科学研究。

4. 增进学派交流和共荣 要认识到各个学术流派之间只是在应用中医理论对疾病的认识上相对不同，彼此并不是水火不容、势不两立的。尽管在学术上有分歧，有各自不同的见解，这是不可避免的；但是各学派之间应放下争议，增进学术交流和思想碰撞，求同存异，互相包容，互相学习，取长补短，共同进步。任何学派最终将是殊途同归，都是为了更好地为广大患者服务，提高人民群众的健康生活质量。

5. 正确对待中西医之争 对于中医和西医互相褒贬、互相诋毁的问题，有一些中医学者批评西医药的不良反应大、治疗费用贵等问题，反过来有一些西医大夫也会说中医不科学、中药的各种不良反应等，其实中医学、西医学是两门不同的学科，只是认识疾病的理论和方法不一致，其实任何事情都要辩证地去看待，二者各有利弊、各有长短，我们要互相取长补短，为我所用，不应该互相攻击，这样不利于整个医学的发展和进步。

6. "扶阳学派"之名 "扶阳学派"，顾名思义就是中医重阳的思想，治疗上善用温热药物以温阳、扶阳等，但在文献中、会议论坛上，有部分学者对"扶阳学派"的称呼或命名上有神话、夸大的成分，有将其命名为"火神派"的说法，个人是不赞成这样的称呼或命名的，应根据实事求是、客观的原则来看待，个人觉得称之为"扶阳学派"是比较恰当的。

第四节 扶阳实践中值得注意的几个问题

虽然许多中医临床医生在中医院校系统学习过中医基本理论知识、基本技能，甚至能够非常熟悉的背诵《伤寒论》《金匮要略》等经典著作，但是在临诊辨证、组方配伍、遣方选药的具体临床过程中，还存在临床思维欠缺、处方用药不合理等这样或那样的一些问题，并可能由此导致误诊误治，尤其是在辨证方面，一旦辨证发生错误，必然造成连锁反应而出现选方用药不当，进而造成"失之毫厘、谬以千里"的后果。随着现代社会扶阳学派的兴起和扶阳治法被广泛的临床应用，特别是受到广大年轻医生及青年医学生的热衷和追捧，亟待解决好培养他们的正确中医临床思维及合理地辨证选方用药等扶阳实践的核心问题。现就扶阳临床实践过程中比较常见、容易混淆又值得注意的关键问题作以简要阐释，希望能够引起已从事临床工作多年的医生的重视，并对即将进入临床的年轻医生有所帮助。

一、扶阳实践，辨证为要

明确辨别阳虚证、阴寒证，准确鉴别真寒假热证、真热假寒证。

（1）阴寒证：阴寒是人体内脏功能衰减，代谢低下，抗病及防御致病因素能力减弱，对外界环境适应性降低以及神经系统活动过程处于抑制占优势的状态。疾病的性质为寒证。造成机体阴气偏盛，出现畏寒喜暖，腹痛泄泻，形寒肢冷，浮肿，痰液清稀，口淡不渴，舌淡苔白，脉沉等表现，其性质属寒，由于阴偏盛，常常耗伤阳气，导致阳气损伤，从而出现恶寒、腹痛、溲清便溏等。

（2）阳虚证：阳虚是由于阳气的虚衰，阳虚不能制阴，阳气的温煦功能减弱，经络、脏腑等组织器官的某些功能活动也因之而减弱衰退，血和津液的运行迟缓，水液不化而阴寒内盛。阳虚则寒，可见到面色㿠白、畏寒肢冷、舌淡、脉迟等寒象，还可见喜静蜷卧、小便清长、下利清谷等虚象。

阳虚证与阴寒证，虽然在病机上有所区别，但两者往往是互有关联的，有时则是互为因果。在临床上阳虚与阴寒有其一定的脉证表现，有如面色淡白无华或夹青色，少气无力，倦怠无神，动则心慌心跳，自汗，力不从心，食少便溏，溺清，易感风寒，或见形寒怕冷，恶寒蜷卧，手足厥逆，喜暖向阳，多衣重被，寒甚则栗，口润不渴，或渴喜热饮不多，舌淡（或兼夹青色）苔白滑腻不燥，脉多见沉、迟、细、弱、虚、紧等象。

（3）真热假寒证：患者表现为四肢厥冷、脉沉等假寒症状。但病人又有心胸烦热，腹部扪之灼热，口干欲冷饮，身虽寒而不欲近衣或不恶寒反恶热等反映热盛本质的症状。由于阳热之邪，深藏于里，阳气被遏，郁闭于内，不能外透，格阴于外的一种病理状态。疾病本质属热。

（4）真寒假热证：由于阴寒之邪盛极于内，阳气被拒而浮越于外，相互格拒、排斥的一种病理状态。其疾病的本质虽然是阴寒内盛，但临床症状有浮热、口渴、手足躁动不安、脉洪大等假热之象，故又称真寒假热。病人身虽热，却反而喜盖衣被，口虽渴而饮水不多，喜热饮或漱水而不欲饮，手足躁动，但神态清楚，脉虽洪大，但按之无力。

因此，要做到准确辨证，分清阴阳，辨清寒热，就需要扎实地掌握中医基础理论、中医诊断学、中医内科学等基础知识，还要透彻理解和领悟阴阳、寒热、虚实的辨证要点。

二、扶阳首药重附子，合理使用效倍宏

附子是剧毒药物，是一味被古人认为像洪水猛兽的药物。因此，古往今来的医生对它的使用都非常谨慎。由于地域不同，用药习惯的差异，附子的使用剂量在全国各地差异显著。此外，由于附子起效剂量与毒性剂量存有矛盾的这一问题，导致文献记载对附子褒贬不一。附子有毒无毒是相对"有是证，用是药"，对证用药，辨证准确，用药得当，即使是选用毒性药物，药物亦能够发挥其峻猛、强大的药理功效达到治疗效果，有毒之药就成了有益之品；若辨证不准，导致用药错误，即使补益药也能成为有害之品。

对于附子的用量，目前尚无统一定论。主要视患者病情需要而定，处方用药剂量与医生的经验密切相关。《伤寒论》里常常提到用一枚、两枚，如以四川附子的大小来看，供药用者每枚也接近一市两左右（约 30g），肥大者还可达二市两之多（约 60g）。但一般药书记载每剂用量为三至五钱（9～15g），至多不过一两（约 30g）。根据我们的经验，常用量以四川附片来说，可为五钱（约 15g）至二两（约 60g），小儿酌情减量，病性严重或病势危急者还可加量，主要发挥其专注、强大、峻猛的治疗作用以祛除寒邪。我们曾用过最大剂量每剂八两（约 240g）。只要辨证准确，方药对证，煎服得法，并不存在"用量越大，毒性越大"的问题。发生事故的原因主要是煎煮不透导致乌头碱中毒。另外，就是认证不准，方药不对证，错投药物而造成治疗上的错误，与剂量问题并不相关。当然，我们也反对使用附子"多多益善"的偏向，而是要按病情需要以求用最小剂量来达到最大限度的治疗效果，要反对无目的地滥用成风，以杜绝浪费药材的现象。

三、附子应用的禁忌与注意事项

附子的临床应用很广，但它并不是万能药，有适应证也必然有其不适宜或禁忌证。对待附子也如同对待其他任何一种药物一样，必须以客观的科学态度来加以评价，用一分为二的观点来分析它的药理特性和临床效用。因此，对于

附子的适应证与禁忌证问题，也就会有一个客观的标准。现仅原则性的提出如下几点意见：

(1) 实证、热证、阴虚证禁用。

(2) 风寒感冒有发热时不配合解表药物则不宜用。

(3) 原因未明或辨证不清的发热证候暂不使用。

(4) 煎煮不透不能服用。

(5) 孕妇慎用。

(6) 制剂品种不纯或霉烂变质者不能用。

(7) 不能无目的地随意滥用。

四、全面认识"扶阳"

大部分学者认为，所谓"扶阳"就是使用"姜、附、桂"才是真正的扶阳，而用其他治法或其他药物则不是。个人认为这样的认识并不完全，养阴、清热之法也可以是扶阳，正所谓《景岳全书》："善补阳者，必于阴中求阳，则阳得阴助而生化无穷；善补阴者，必于阳中求阴，则阴得阳升而源泉不竭。"阴阳二者之间具有互相依存、互相转化的特殊关系，阳虚会损及阴，阴虚亦可损及阳，故临证往往不能单纯地补阴或补阳，而是补阳当于阴中求阳气之生，补阴当于阳中求阴之长。阳气的功能活动需要以阴气为物质基础，故在补阳的同时佐以滋阴，则阳气得到阴气的资助而生生不息；阴气的不断化生需要阳气的推动、温煦，故在补阴的同时佐以补阳，则阴气得到阳气的鼓动、气化而泉源不竭。

寒热二者可以相互转化。寒邪郁久可化热，热证过用或久用寒凉、苦寒药物可转化为寒证。在临床中，若遇见寒热错杂的患者，治疗当既要散寒除湿，又要清热，此时，如若扶阳散寒过于清热，则容易导致内热加剧；唯有散寒清热并重，热证消除，才有利于扶阳散寒。在我们的实践过程中，常常遇到内寒外热证、上热下寒证、真寒假热证等，在治疗上应该先治其标，消除热象，方能更好地治本、扶阳散寒，才不至于因治疗不当而"闭门留寇"。

"扶阳学派"在发展过程中，既备受世人的关注，同时也引发许多争议。最多的争议是认为扶阳理论偏激，用药过于重视温法，重扶阳而忽视养阴，滥用大剂量附子、桂枝、干姜等温热药物，弊大于利。此类看法难免失之偏颇，主要是他们对扶阳学派理论及临床用药缺乏深入的学习了解，导致了种种误解和质疑的产生。任何学派的理论和治则治法只是相对其他学派而言的，在临床实践中最终都遵循"辨证论治"和"整体观念"的原则。因此，在使用温热药物的过程中，常常也加入反佐药以消除格拒，从阴引阳。

中医的生命在于学术，学术的根本在于临床，临床水平的高低在于疗效，疗效才是最终评判治疗的金标准。因此，无论何门何派，只要临床有较好疗效，则可为广大患者服务，为我所学、为我所用。